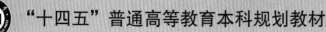

"十四五"普通高等教育本科规划教材

供本科护理学类专业用

社区护理学

第 3 版

U0257509

主　编　陈长香　侯淑肖

副主编　丁永霞　田玉梅
　　　　晏晓颖　张　利

编　委 （按姓名汉语拼音排序）

陈长香（华北理工大学护理与康复学院）　　孙　静（北京大学护理学院）

程　蕾（广州医科大学护理学院）　　　　　田玉梅（湖南医药学院护理学院）

丁永霞（山西医科大学护理学院）　　　　　王　丽（苏州大学护理学院）

郭　军（遵义医科大学）　　　　　　　　　王艳东（华北理工大学护理与康复学院）

郝习君（华北理工大学护理与康复学院）　　辛小林（承德医学院）

侯淑肖（北京大学护理学院）　　　　　　　闫贵明（天津医科大学护理学院）

焦凌梅（海南医学院）　　　　　　　　　　晏晓颖（广东药科大学护理学院）

刘维维（首都医科大学护理学院）　　　　　张　锋（长治医学院）

吕雨梅（哈尔滨医科大学护理学院）　　　　张　利（蚌埠医学院护理学院）

北京大学医学出版社

SHEQU HULIXUE

图书在版编目（CIP）数据

社区护理学 / 陈长香，侯淑肖主编 . —3 版 . —北京：
北京大学医学出版社，2023.1
ISBN 978-7-5659-2663-1

Ⅰ . ①社… Ⅱ . ①陈… ②侯… Ⅲ . ①社区 - 护理学 -
医学院校 - 教材 Ⅳ . ① R473.2

中国版本图书馆 CIP 数据核字（2022）第 098578 号

社区护理学（第 3 版）

主　　编：陈长香　侯淑肖
出版发行：北京大学医学出版社
地　　址：(100191) 北京市海淀区学院路 38 号　北京大学医学部院内
电　　话：发行部 010-82802230；图书邮购 010-82802495
网　　址：http://www.pumpress.com.cn
E - m a i l：booksale@bjmu.edu.cn
印　　刷：北京瑞达方舟印务有限公司
经　　销：新华书店
责任编辑：毛淑静　　责任校对：靳新强　　责任印制：李　啸
开　　本：850 mm×1168 mm　1/16　印张：16.75　字数：480 千字
版　　次：2006 年 8 月第 1 版　2023 年 1 月第 3 版　2023 年 1 月第 1 次印刷
书　　号：ISBN 978-7-5659-2663-1
定　　价：42.00 元

第3轮修订说明

国务院办公厅印发的《关于加快医学教育创新发展的指导意见》提出以新理念谋划医学发展、以新定位推进医学教育发展、以新内涵强化医学生培养、以新医科统领医学教育创新；要求全力提升院校医学人才培养质量，培养仁心仁术的医学人才，加强护理专业人才培养，构建理论、实践教学与临床护理实际有效衔接的课程体系，提升学生的评判性思维和临床实践能力。《教育部关于深化本科教育教学改革全面提高人才培养质量的意见》要求严格教学管理，把思想政治教育贯穿人才培养全过程，全面提高课程建设质量，推动高水平教材编写使用。新时代本科护理学类人才培养及教材建设面临更高的要求和更大的挑战。

为更好地支持服务高等医学教育改革发展、本科护理学类人才培养，北京大学医学出版社有代表性地组织、邀请全国高等医学院校启动了本科护理学类专业规划教材第3轮建设。在各方面专家的指导下，结合各院校教学教材调研反馈，经过论证决定启动27种教材建设。其中修订20种教材，新增《基础护理学》《传染病护理学》《老年护理学》《助产学》《情景模拟护理综合实训》《护理临床思维能力》《护理信息学》7种教材。

修订和编写特色如下：

1. 调整参编院校

教材建设的院校队伍结合了研究型与教学型院校，并注重不同地区的院校代表性；由知名专家担纲主编，由教学经验丰富的学院教师及临床护理教师参编，为教材的实用性、权威性、院校普适性奠定了基础。

2. 更新知识体系

对照教育部本科《护理学类专业教学质量国家标准》及相关考试大纲，结合各地院校教学实际修订教材知识体系，更新已有定论的理论及临床护理实践知识，力求使教材既符合多数院校教学现状，又适度引领教学改革。

3. 创新编写特色

本着"以人为中心"的整体护理观，以深化岗位胜任力培养为导向，设置"导学目标"，使学生对学习的基本目标、发展目标、思政目标有清晰了解；设置"案例""思考题"，使教材贴近情境式学习、基于案例的学习、问题导向学习，促进学生的临床护理评判性思维能力培养；设置"整合小提示"，探索知识整合，体现学科交叉；设置"科研小提示"，启发创新思维，促进"新医科"人才培养。

4. 融入课程思政

将思政潜移默化地融入教材中，体现人文关怀，提高职业认同度，着力培养学生"敬佑生命、救死扶伤、甘于奉献、大爱无疆"的医者精神，引导学生始终把人民群众生命安全和身体健康放在首位。

5. 优化数字内容

在第 2 轮教材与二维码技术初步结合实现融媒体教材建设的基础上，第 3 轮教材改进二维码技术，简化激活方式、优化使用形式。按章（或节）设置一个数字资源二维码，融拓展知识、微课、视频等于一体。设置"随堂测"二维码，实现即时形成性评测及反馈，促进"以学生为中心"的自主学习。

为便于教师、学生下载使用，PPT 课件统一做成压缩包，用微信"扫一扫"扫描封底激活码，即可激活教材正文二维码、导出 PPT 课件。

第 2 轮教材的部分教材主编因年事已高等原因，不再继续担任主编。她们在这套教材的建设历程中辛勤耕耘、贡献突出，为第 3 轮教材建设日臻完善、与时俱进奠定了坚实基础。各方面专家为教材的顶层设计、编写创新建言献策、集思广益，在此一并致以衷心感谢！

本套教材供本科护理学类专业用，也可供临床护理教师和护理工作者使用及参考。希望广大师生多提宝贵意见，反馈使用信息，以逐步完善教材内容，提高教材质量。

前　言

社区护理是 21 世纪护理发展的重要方向之一，是在护理学、临床医学、社会学、公共卫生学、预防医学、康复医学等相关学科理论基础上综合发展起来的新兴交叉学科。近年来，随着我国经济的快速发展，人民生活水平的不断提高及人们对医疗、卫生、保健服务需求的日益提高，社区卫生服务已然成为我国卫生领域中一项最基础、最前沿的工作。社区护理作为社区卫生服务的重要组成部分，逐步彰显出重要功能，在实现人人享有初级卫生保健的目标中起着重要作用。

本教材共 14 章。在章节设计上，按照社区护理的基本理论及方法、社区群体及家庭健康、社区重点人群的护理、社区特殊人群的护理、社区卫生服务等为主要思路来组织编写。本教材在改版中引入国内外社区护理的先进理论思想，结合我国社区护理实践现状，创新性地设置了网络资源在社区护理中的应用、延续护理、社区紧急救护培训、公共卫生服务及大数据驱动下的新型康复护理技术等内容。为了避免与其他教材重复，删除了常见社区意外事件的紧急救护及常见传染病护理内容。本教材还将社区临终护理调整为社区安宁疗护，结合国内外相关理论与实践研究进展，对章节内容进行了更新调整。

随着人口老龄化的不断加剧，老年人口数量不断增加。2021 年我国人口普查显示 60 岁及以上人口占 18.7%（其中 65 岁及以上人口高达 13.5%），社区老年人的健康管理与保健显得尤为重要。本教材增加了老年人健康需求，老年人自我、家庭、社区的健康管理，老年人家庭成员的伦理道德规范，老年人常见健康问题及护理等内容，为提升护理人员的社区老年照护技能提供理论基础，促进健康中国背景下的健康老龄化和积极老龄化。

本教材编写得到了北京大学医学出版社的大力支持，感谢各位编者的支持与合作。本教材力求把握前沿，聚焦创新，理论联系实际，文字结构严谨，语句精炼通顺，但由于时间紧迫、水平有限，书中难免有疏漏和不妥之处，殷切期望广大师生和同行提出宝贵意见，以便再版时修订完善。

陈长香

目　录

◆ 第一章　绪论 …………………… 1

　　第一节　社区与社区卫生服务………… 2

　　第二节　社区护理 …………………… 9

◆ 第二章　社区护理管理 …………… 16

　　第一节　概述 ………………………… 16

　　第二节　社区护理相关政策法规与组织

　　　　　　机构 ……………………… 21

　　第三节　社区护理工作中的风险识别与

　　　　　　防范 ……………………… 24

◆ 第三章　流行病学在社区护理中的

　　　　　　应用 ……………………… 29

　　第一节　概述 ………………………… 29

　　第二节　流行病学方法在社区护理中的

　　　　　　应用 ……………………… 33

◆ 第四章　社区健康教育和健康促进

　　　　　　……………………………… 41

　　第一节　概述 ………………………… 42

　　第二节　社区健康教育 ……………… 49

　　第三节　社区健康促进 ……………… 60

　　第四节　社区健康咨询 ……………… 63

◆ 第五章　社区健康护理 …………… 67

　　第一节　社区护理评估 ……………… 68

　　第二节　社区护理诊断……………… 75

　　第三节　社区护理计划……………… 78

　　第四节　社区护理计划的实施与评价

　　　　　　……………………………… 79

　　第五节　社区健康档案的建立与应用

　　　　　　……………………………… 81

◆ 第六章　家庭健康护理 …………… 86

　　第一节　概述 ………………………… 87

　　第二节　家庭护理 …………………… 92

　　第三节　家庭访视 …………………… 99

　　第四节　居家护理 …………………… 102

　　第五节　延续护理 …………………… 104

◆ 第七章　社区儿童及青少年保健 …108

　　第一节　概述 ………………………… 108

　　第二节　社区儿童保健 ……………… 111

　　第三节　社区青少年保健 …………… 121

◆ 第八章　社区妇女保健 …………… 128

　　第一节　概述 ………………………… 128

　　第二节　围婚期妇女保健 …………… 129

　　第三节　孕产期妇女保健 …………… 133

　　第四节　围绝经期妇女保健 ………… 141

◆ **第九章 社区中老年人保健** ………**147**

　第一节 社区中年人保健…………… 147

　第二节 社区老年人保健…………… 151

　第三节 社区老年人健康管理……… 158

　第四节 老年人常见健康问题及护理

　　　　………………………… 161

◆ **第十章 社区常见慢性病患者的**
　　　　护理与管理………**169**

　第一节 概述………………………… 169

　第二节 常见慢性病患者的社区护理

　　　　与管理………………… 176

◆ **第十一章 社区康复与护理** ………**197**

　第一节 概述………………………… 198

　第二节 社区常用康复治疗技术及护理

　　　　配合………………… 200

　第三节 社区常见病、伤、残者及术后

　　　　患者的康复护理………… 205

◆ **第十二章 社区传染病患者的护理**
　　　　与管理………**217**

　第一节 概述………………… 218

　第二节 传染病的社区流行病学管理

　　　　……………………… 222

　第三节 突发公共卫生事件的社区管理

　　　　……………………… 226

◆ **第十三章 社区灾害应急管理与护理**
　　　　………………………**230**

　第一节 社区灾害………………… 230

　第二节 社区灾害管理…………… 232

　第三节 社区灾害救护…………… 235

　第四节 社区灾后重建的健康管理

　　　　……………………… 238

◆ **第十四章 社区安宁疗护** …………**242**

　第一节 概述………………… 242

　第二节 社区安宁疗护实施………… 247

◆ **附录** ………**253**

◆ **中英文专业词汇索引** ………**257**

◆ **主要参考文献** ………**259**

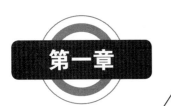
　导学目标

通过本章内容的学习，学生应能够：

◆ **基本目标**

1. 说明社区卫生服务的特点。
2. 说明发展社区卫生服务的意义。
3. 复述社区卫生服务的基本内容。
4. 复述社区护理的基本概念与特点。
5. 归纳社区护士在社区卫生工作中的角色与职能。

◆ **发展目标**

1. 综合自己所学，总结社区护理工作的方法和技术。
2. 正确阐释公共卫生服务规范的项目及内容。

◆ **思政目标**

　　通过社区护理学绪论的学习，树立辩证的、积极的和乐观的人生观和价值观，建立专业自信，激发学习兴趣。

　　早在 2006 年，国务院颁布了《关于发展城市社区卫生服务的指导意见》，指出社区卫生服务是城市卫生工作的重要组成部分，是实现人人享有初级卫生保健目标的基础环节。2021 年国务院办公厅颁布《"十四五"城乡社区服务体系建设规划》，提出"十四五"期间，将推动城乡社区医疗卫生服务体系高质量发展，促进医防融合，深入推进老年人、儿童、孕产妇等重点人群的健康管理。社区护理是将公共卫生学及护理学的知识与技能结合，借助有组织的社会力量，以社区为基础、人群为服务对象，对个人、家庭及社区提供服务，促进和维护人群的健康，对社区卫生服务发展的作用不可估量。社区护理学作为护理专业学科中非常重要且具有挑战性的一个学科，与其他护理领域的学科有所不同。首先，社区护理服务的对象涵盖较广，包括个体、家庭、社区；社区护理的工作重点是促进及保护人群的健康，不再局限于为个体提供直接服务；社区护理学主要研究的内容也因针对的人群不同而涉及广泛。随着我国社会经济的不断发展和人民生活水平的日益提高及健康中国背景下人们对健康的认识逐步提高，人们对生活质量的追求也在不断提高。互联网信息化技术不断进步与发展，社区公共卫生事件的应对策略不断完善，对社区护理提出了更高的要求。社区卫生服务已在全国各地蓬勃开展起来，作为社区卫生服务的重要组成部分，社区护理也随之逐步深入地开展起来，正以旺盛的生命力为社区人民群众提供方便、及时、经济、综合的卫生保健护理服务。

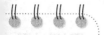

第一节　社区与社区卫生服务

一、社区

（一）社区的定义

社区（community）一词源于拉丁文，原意是团体、共同，从词的结构可直译为"一个具有某些共性的统一体"。世界各国的学者根据社区在其国家的具体应用，从不同的角度、不同的层面解释"社区"的内涵。早在19世纪，德国学者滕尼斯（F.Tonnies）提出："社区是以家庭为基础的历史共同体，是血缘共同体和地缘共同体的结合。"美国学者戈派革（Goeppinger）认为："社区是以地域为基础的实体，由正式和非正式的组织、机构或群体等社会系统组成，彼此依赖，行使社会功能。"1978年，世界卫生组织（World Health Organization，WHO）阿拉木图公共卫生大会将社区定义为"以某种社会组织或团体结合在一起的人群"。1986年，英国的道特森（Dotson）从社会学角度把社区定义为"具有认同感和归属感的人组成的社会组织的空间或单元"。1987年，古达尔（Goodall）从人文地理学角度理解社区，认为社区是"居住和工作而占有和分享有限地域和空间的互动人群，又代表着包容社会日常生活主要特征的最小空间体系"。

20世纪30年代，我国著名社会学家费孝通先生将"社区"一词引入我国，1984年将其定义为"社区是若干社会群体（家族、氏族）或社会组织（机关、团体）聚集在某一地域里所形成的一个生活上相互关联的大集体"。2000年，中共中央办公厅、国务院办公厅转发的《民政部关于在全国推进城市社区建设的意见》中，对中国社区做了如下定义：社区是居住在一定地域范围内人们社会生活的共同体。我国城市社区一般指街道、居委会，农村社区指乡（镇）、村等。

（二）社区的主要特征

1. 社区是社会的缩影　社区是社会成员的生活基地，社会成员的基本生活活动在社区内进行，以家庭为单位消费各种生活资料，解决基本的生活活动，以此建立了多种社会人际关系，通过社区解决遇到的生活难题。它不仅包括经济生活也包括政治文化生活，还包括血缘、地缘等社会关系，因此，它是一个社会实体。

2. 社区是聚落的承载体　聚落是指各种形式的人类居住场所，不仅是房屋建筑等的集合体，还是生产、生活设施和劳动用地的集合体。聚落作为人类活动的中心，是人们居住、生活、休息和进行社会活动的场所，也是进行生产劳动的场所。我国的聚落形式有村落、集镇、县城和城市等，都是社区的承载体。

3. 社区是多功能的集合体　从组织学的角度讲，社区与目标和功能单一化的社会组织不同，社区的功能是多重的。

4. 社区是可持续发展的　确切地说，社区是随着社会的发展，在农村社区的基础上形成了城市社区。其内部结构和社会性质随着社会的发展和进步而变化。也就是说，社区是可持续发展的。

（三）社区的构成要素

社区实际上是一个社会学单位概念，它可被视为宏观社会的一个缩影。尽管社区的诸多定义不尽相同，但构成社区的要素应包括：一定的地域、一定的人群、一定的组织机构、一定的认同感，以及生活服务设施、文化背景、生活方式和生活制度。其中，人群和地域是构成社区的基本要素，是社区存在的基础。社区的构成要素在不同层次、不同类型社区中的完整程度和发展水平参差不齐。

人群是指人口数量的构成和分布，具有共同的文化特征、信念、价值体系、道德观念、行为规范、生活方式、资源结构、问题、需要、利益和社会意识等。地域是指一定的地理、人文空间，根据人群的共同地理位置划分社区，大部分社区是由居住在相同或相邻地区的居民组成的。WHO综合各国的情况提出："一个有代表性的社区，人口数为10万～30万，面积为5000～50000 km^2。"例如，我国的社区一般分为城市社区和农村社区两种。在城市，一般将相邻的几个街道或居委会合称一个社区，人口数一般为3万～10万；在农村，按乡镇和村划分，将几个相邻的村或镇合称一个社区。在此基础上，满足居民生活需要的服务设施、特有的文化背景及生活方式、一定的生活制度及管理机构是社区人群相互联系的纽带，是形成一个"生活上相互关联的大集体"的基础，是社区发展的保障。

（四）社区的种类

社区分类的方式很多。如果按人群的共性划分，可以将社区分为三类，即具有共同居住地理位置的社区（地域性社区）、具有共同兴趣或目标的社区和解决共同健康问题的社区。

1．具有共同居住地理位置的社区　根据地理界限和结构来划分社区，大部分社区是由居住在相同或相邻地区的居民组成的，主要有城市社区和农村社区两大类。

2．具有共同兴趣或目标的社区　这类社区是由分散在不同区域的人们，因某些共同兴趣或共同目标而联系在一起，构成社区。这些人群可以居住在不同的地区，但他们为了某些共同的兴趣或目标，在特定的时间聚集在一起。因此，任何一个具有一定数量人群的社会团体、机构均可构成一个社区，如学校社区、商业社区、农业社区、工业社区、旅游社区、文化社区。近年，国内也有学者将社区分为生活社区（居民居住区域）和功能社区（社会团体、工矿企业单位等所在区域）。

3．解决共同健康问题的社区　由为了解决共同健康问题的人们结合起来而构成的社区。这类社区人口的多少、区域的大小由所面临的健康问题的严重程度与覆盖面决定。例如，在一些地区，癌症患者自发地组织在一起，成立癌症患者协会。他们定期聚集在一起，为战胜相似的病症相互鼓励，交流治疗经验。因此，这类社区在提高健康方面起着重要的作用。

（五）社区的功能

从社会学角度讲，社区具备很多种功能，从目前的情况分析，比较重要的功能有五种，即协管功能、民主自治功能、监督功能、文化功能、场域功能。

1．协管功能　社区类似行政组织，具有对基层社会的管理功能。社区组织是党和政府联系群众的纽带，一项重要的任务是协助政府做好基层社会工作、维护社区治安、调解民间纠纷、办理社区的公共事务和公益事业，做好群众的政治思想工作，保持基层社会稳定。

2．民主自治功能　社区是群众实行自我管理、自我教育、自我服务的行之有效的载体。社区是承接政府剥离出来的社会事务的载体，是实现"小政府、大社会"格局的动力。

3．监督功能　为了有效地保护社区居民的合法权益，各社区通过各种行为规范与条例制度，约束、控制、管理社区居民的行为，以维持社会秩序和保护社区居民。如对外来人口、车辆的管理，制定防止社区的噪声污染、空气污染、水污染的制度和政策等。社区自制组织是代表群众监督政府依法行政、社区依法自治的组织机构。社区是扩大基层民主、推进政府决策的民主化和科学化的载体。

4．文化功能　基层社区担负着发展教育事业、组织开展文化娱乐和体育活动、组织开展群众性精神文明创建活动等功能。社区文化是基层社会对群众寓管理和教育于服务之中的最好形式。文化功能也是凝聚力功能。

5．场域功能　美国社会学家桑德斯认为，社区场域功能强调社区为一种社会行动与互动的场域。严格地说，社区场域是一个社区竞技的场所或舞台，是人们实现欲望、追求或抱负的地方。社区场域功能为人们求学求知、发明创造、成家立业等生存与发展提供机会或舞台。

随堂测 1-1

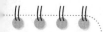

二、社区健康

（一）社区健康的概念

健康是一个相对的、动态的、具有个性化的概念，涵盖精神和躯体两个方面。1989年，WHO提出了有关健康的新概念，即"健康不仅是没有疾病，而且还包括躯体健康、心理健康、社会适应良好和道德健康"，体现了生理、心理、社会、道德四维健康观，强调了个体不仅要对自己的健康负责，还要为社会群体的健康承担社会责任。

社区健康是指以社区为范围，以需求为导向，维持和促进个体、家庭、群体及整个社区健康的过程。社区健康与个体健康相似，是相对的、动态的，而不是绝对的、静止的。要促进社区健康，应以社区为范围、家庭为单位、居民为对象，提高社区居民的健康素养，激励全社区居民积极参与预防疾病和促进健康的活动，建立健康信念，培养健康意识，营造健康的社区环境。

知识链接

健康素养

健康素养作为当今健康教育与健康促进领域较为重要的一项内容，其概念从提出至今，定义不断被完善，内涵不断被丰富。1974年，学者Simonds S. K.在曼谷召开的国际健康大会上发表文章《将健康教育作为社会政策》，该文首次提出了健康素养（health literacy）的概念，并指出"为促进人类健康发展，将提高人类健康素养列入政府工作中"的观点。

2021年，在疫情防控常态化的当下，进一步实施"健康知识普及行动"，特别是按照"十四五"规划和2035年远景目标，中共中央提出了全面推进健康中国建设，加强健康教育和健康知识普及，促进全民养成文明健康生活方式等要求，实际工作中要把提升健康素养作为增进全民健康的前提，健康素养促进工作迎来了更加辉煌的发展机遇。

资料来源：于红英，晏秋雨，谢娟. 中国居民健康素养研究进展 [J] . 中国慢性病预防与控制，2021，7（19）：530-534.

科研小提示

从公共卫生领域视角看，健康素养在临床视角方面的评价工具和深度融合等研究还较为缺乏。

（二）影响社区健康的因素

社区健康取决于多种因素，凡影响个体、家庭及群体健康的因素均影响社区健康。然而，在评价社区健康时，重点考虑社区环境因素对社区健康的影响。社区环境因素包括社区自然环境因素和社区社会环境因素。社区自然环境主要指社区空气质量、排污设施、有害化学因素或物理因素等；社区社会环境则由社区人口、社区行为、社区卫生服务体系等因素组成。

1. 社会因素　第一是社会制度，它会影响医疗保障体制和社区卫生服务的组织形式。第二是社区文化背景，它决定人群对健康和疾病的信念、就医行为和健康维护的态度，社区居民的不良生活方式、行为将直接影响社区居民健康。第三是社区经济，社区经济资源是搞好健康教育和健康促进的重要因素之一。

2. 社区人口　人口过剩、人口老龄化导致的卫生资源分配不均衡、人际关系紧张、家庭问题等均会影响社区健康状况。

3．社区环境 社区自然环境、生活用水是否安全、空气质量、噪声、排污设施是否健全等都会影响社区健康状况。

4．社区卫生服务系统 作为社区居民医疗卫生服务的主要资源，社区卫生服务体系与社区健康密切相关，具体包括社区卫生服务机构的设置、管理、服务模式及医务人员的观念和能力等因素。

三、公共卫生服务

（一）公共卫生的概念

我国公共卫生的概念首次由时任国务院副总理兼卫生部部长吴仪于 2003 年在全国卫生工作会议上提出。公共卫生是组织社会共同努力，改善环境卫生条件，预防控制传染病和其他疾病流行，培养良好卫生习惯和文明生活方式，提供医疗服务，达到预防疾病、促进人民身体健康的目的，其宗旨是保障和促进公众健康。

（二）公共卫生服务的基本特征

1．公共卫生的目的是保持和促进全民健康。

2．公共卫生的对象是群体而不是个体。

3．公共卫生的本质是一门社会科学，是在社会实践基础上发展而来的公共政策。

4．公共卫生的概念、内涵和功能是发展变化的。

5．公共卫生的实施取决于政府领导、社会和群众的参与，需要专业公共卫生队伍的技术支持。

（三）公共卫生服务的内容

我国公共卫生服务是社区卫生服务的一部分，其内容如下。

1．卫生信息服务和管理。

2．健康教育与健康促进。

3．流行病学管理、疫情监测和预防接种。

4．慢性病预防控制。

5．精神卫生服务。

6．家庭、妇女、计划生育指导，儿童及青少年、中老年保健。

7．社区灾害的管理。

8．康复指导和训练。

四、社区卫生服务

（一）社区卫生服务的概念

社区卫生服务（community health service，CHS）指社区内的卫生机构及相关部门根据社区内存在的主要卫生问题，合理使用社区的资源和适宜技术，主动为社区居民提供的基本卫生服务。社区卫生服务是以人群健康为中心、家庭为单位、社区为范围、需求为导向，以妇女、儿童、老年人、慢性病患者、残障者为重点，以解决社区主要卫生问题、满足基本卫生服务需求为目的，融预防、医疗、保健、康复、健康教育、计划生育技术服务等于一体的，有效、经济、方便、综合、连续的基层卫生服务。

（二）社区卫生服务的内容

社区卫生服务的主要特点之一是其"六位一体"的综合服务内容，即社区卫生服务融预防、医疗、保健、康复、健康教育、计划生育技术服务等于一体。

1．预防服务 从个人、家庭和社区三个层次，根据个体、家庭和群体的不同需求，提供

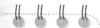

全方位、有针对性的三级预防服务是社区卫生服务的重点内容之一。

（1）个体预防：根据生命各阶段的不同生理特点，全面地为生命准备阶段、生命保护阶段及生活质量阶段等各阶段提供个体预防服务。

（2）家庭预防：家庭作为个体生活的基本环境构成了社区的基本单位，家庭预防服务主要是以家庭为单位，对影响个体健康的危险因素和不良生活行为、方式或习惯进行干预。

（3）群体预防：群体预防服务则根据社区群体的共同需求，充分利用社区的资源，提供相应的服务。

2. 医疗服务　提供有效、经济、方便的基本医疗服务也是社区卫生服务的重点内容之一。社区医疗服务主要包括：

（1）常见病、多发病的诊断和治疗。

（2）急重症、疑难病症的紧急救护、转诊。

（3）恢复期患者的继续治疗。

3. 保健服务　为社区重点保健人群提供综合性、连续性的保健服务是社区卫生服务的重点内容之一。社区保健服务主要包括：

（1）妇女围婚期、围生期及围绝经期的保健服务。

（2）新生儿、婴幼儿、学龄前儿童、学龄期儿童、青少年的保健服务。

（3）老年保健服务。

4. 康复服务　在有关机构的专业指导下，利用社区资源，组织康复对象及其家属开展医疗康复，以减少、减轻残障。社区康复服务主要包括：

（1）慢性病患者的康复。

（2）残疾人的康复。

5. 健康教育服务　健康教育服务是社区卫生服务的主要方式之一，社区的预防、保健、医疗、康复及计划生育服务均需通过健康教育提高其服务效率。

6. 计划生育技术服务　计划生育是我国的基本国策。社区计划生育技术服务主要包括：

（1）国家人口与计划生育基本政策的宣传。

（2）计划生育技术的咨询和指导。

（3）避孕药具的发放与管理。

知识链接

家庭医生签约服务

习近平总书记在中国共产党第十九次全国代表大会报告中明确指出要"加强基层医疗卫生服务体系和全科医生队伍建设"。为了向居民提供更优质、更有保障的医疗服务，基层卫生服务的提供者也由全科医生为主的专业人员个体向由医、护、防等人员组成的家庭医生签约服务团队（简称家医团队）转变。家医团队提供的服务有利于促进居民对社区卫生服务的利用，提高社区卫生服务质量。

糖尿病、高血压及高脂血症等是临床常见慢性非传染性疾病，主要发生在中老年群体中，具有发病率高、病程长等特点，需要长期用药。社区慢性病患者存在低知晓率、低治疗率及低控制率等状况，需要进行有效预防，增加患者对疾病的认识，促使患者配合医务人员工作，进而促进病情的控制。社区医疗卫生服务是慢性病管理的重要组成部分，有利于帮助慢性病患者纠正不正确治疗行为及就医问题。家庭医生签约服务是一种居民与就近社区卫生服务中心或乡镇卫生院之间的契约形式，通过这层关系可以开展及时、连续、安全有效的服务，加上慢性病高危人群接受家庭医生签约服务后一定程度上能促进患者综合就医率，减少慢性病的发生，进而提高居民生活水平。

资料来源：马文翰，史大桢，赵亚利．国内外家庭医生签约服务团队评估指标研究进展 [J]．中国全科医学，2022，25（7）：791-796.

知识链接

互联网＋护理服务

2019 年 2 月，国家卫生健康委员会发布的《关于开展"互联网＋护理服务"试点工作的通知》指出，由实体医疗机构依托互联网信息技术平台，派出本机构注册护士提供"互联网＋护理服务"。国家卫生健康委员会发布《"互联网＋护理服务"试点工作方案》，确定在北京市、天津市、上海市、江苏省、浙江省、广东省 6 省市进行"互联网＋护理服务"试点。所谓的"网约护士"就是依托现代社会网络信息技术发展平台实施的一种通过网络平台上提出申请，护理人员进家提供医疗服务新模式。"网约护士"是一种新的医疗护理管理方式，对保障人类健康发展无疑起到有效促进作用。

"互联网＋护理服务"的前景是光明的。随着医疗体制改革的不断推进，"互联网＋护理服务"在促进全社会医疗保健水平提高的同时，也促进护理专业的全面发展，特别是在失能、半失能的老年人的医疗护理需要方面，必须要支持和发挥医联体、社区医疗服务机构的职能作用，扩大医疗护理服务渠道和项目，多部门多学科配合，同时建规建制、加强市场监管，推进医疗保障事业健康稳步发展，满足患者需求。

（三）社区卫生服务的对象

社区卫生服务面向整个社区，其服务对象为社区全体居民。

1．健康人群 健康人群是社区卫生服务的主要对象之一。

2．亚健康人群 亚健康是介于健康和疾病之间的中间状态。所谓的亚健康人群是指那些虽然没有任何疾病或明显的疾病，但呈现出机体活力、反应能力及适应能力下降的人群。世界卫生组织（WHO）调查表明，亚健康人群约占总人口的 75%，故亚健康人群应成为社区卫生服务的重点对象。

3．高危人群 高危人群是指明显存在某些有害健康因素的人群，其疾病发生的概率明显高于其他人群。高危人群包括高危家庭的成员和存在明显危险因素的人群。

4．重点保健人群 重点保健人群是指由于各种原因需要得到特殊保健的人群，如妇女、儿童、老年人。

5．患病人群 患病人群是由患有各种疾病的患者组成，包括患常见病、慢性病的患者。目前，居家的患者是社区卫生服务的重要对象之一。

6．残疾人群 社区残疾人群主要包括居家的、因损伤或疾病导致功能障碍者或先天发育不良者。

（四）社区卫生服务的特点

1．公益性 社区卫生服务除基本医疗服务外，其他康复、护理等服务均属于公共卫生服务范围。

2．主动性 社区卫生服务以家庭为单位，以主动性服务、上门服务为主要服务方式服务于社区居民。

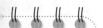

3. 全面性　社区卫生服务以社区全体居民为服务对象，包括健康、亚健康、高危、患病、残疾等人群。

4. 综合性　社区卫生服务是多位一体的服务，除基本医疗服务外，社区卫生服务的内容还包括预防、保健、康复、健康教育及计划生育技术指导等服务。

5. 连续性　社区卫生服务始于生命的准备阶段直至生命结束，覆盖生命的各个周期及疾病发生、发展的全过程。社区卫生服务不因某一健康问题的解决而终止，而是根据生命各周期及疾病各阶段的特点及需求，提供具有针对性的服务。

6. 可及性　社区卫生服务将从服务的内容、时间、价格及地点等方面更加贴近社区居民的需求。社区卫生服务以"六位一体"的服务内容、适宜的技术，于社区居民居住附近，提供基本医疗服务、基本药品，使社区居民不仅能承担得起这种服务，而且使用方便。

（五）社区卫生服务的发展原则

1. 坚持社区卫生服务的公益性，注重卫生服务的公平、效率和可及性。

2. 坚持政府主导，鼓励社会参与，多渠道发展社区卫生服务。

3. 坚持实行区域卫生规划，立足于调整现有卫生资源、辅以改扩建和新建，健全社区卫生服务网络。

4. 坚持公共卫生和基本医疗并重、中西医并重、防治结合。

5. 坚持以地方为主，因地制宜，探索创新，积极推进。

（六）发展社区卫生服务的意义

随着社会经济的快速发展、科学技术的不断进步、人民生活水平的日益改善，大力发展社区卫生服务已逐步成为促进和维护人民群众健康的重要措施、构建和谐社会的重要保证。

1. 是实现医学模式和健康观念转变的重要途径　现代医学模式已由生物医学模式演变为生物 - 心理 - 社会医学模式，健康观念也由"无病就是健康"转变为"躯体健康、心理健康、社会适应良好、道德健康"。医学模式和健康观念的转变要求个体、家庭、社区和社会从多方面、多层次积极地预防和治疗疾病，促进和维护健康。

2. 是满足人民群众对医疗卫生服务需求的重要措施　我国 60 岁以上的老年人口已于1999 年超过人口总数的 10%，进入老龄社会。同时，我国人口老龄化的速度和程度将进一步加快、加重，2013 年老年人口比例已经达到 14.7%。据第七次人口普查结果显示：我国 60 岁及以上的老年人口比例达 18.7%；预测到 2025 年，我国 60 岁及以上的老年人口将超过人口总数的 30%。老年人与青年人、成年人相比较，由于其生理特点，更容易出现各种健康问题、患有各种疾病，特别是慢性病。因此，老龄人口比例的增加将意味着社会对医疗卫生服务特别是基本医疗卫生服务的需求将不断增加。社区卫生服务是提供基本卫生服务、满足人民群众日益增长的卫生服务需求、提高人民健康水平的重要保障。

3. 是深化卫生改革，建立城市卫生服务体系的重要基础　社区卫生服务可以将广大居民的多数基本健康问题解决在基层，积极发展有利于调整卫生服务体系的结构、功能、布局，提高效率，降低成本，形成以社区卫生服务机构为基础，大中型医院为医疗中心，预防、保健、健康教育等机构为预防、保健中心，适应社会主义初级阶段国情和社会主义市场经济体制的城市卫生服务体系新格局。

4. 是建立城镇职工基本医疗保险制度的迫切要求　社区卫生服务可以为参加基本医疗保险的职工就近诊治一般常见病、多发病、慢性病，帮助职工合理利用大医院服务，并通过健康教育、预防保健，增进职工健康，减少发病，既保证基本医疗，又降低成本，符合"低水平、广覆盖"原则，对职工基本医疗保险制度长久稳定运行起重要支撑作用。

5. 是加强精神文明建设、密切党群干群关系、维护社会稳定的重要途径　社区卫生服务通过多种形式的服务为群众排忧解难，使社区卫生人员与广大居民建立起新型医患关系，有利于加强社会主义精神文明建设。积极开展社区卫生服务是为人民办好事、办实事的德政民心工程，充分体现全心全意为人民服务宗旨，有利于密切党群、干群关系，维护社会稳定，促进国家长治久安。

第二节　社区护理

一、概述

（一）社区护理的定义

对于社区护理的解释，目前尚无统一的定义。我国对社区护理的定义：以健康为中心、家庭为单位、社区为范围、需求为导向、特殊人群为重点，提供"预防、保健、基本医疗服务、健康教育、计划生育、康复"这一"六位一体"的护理。

总体来说，社区护理包括社区公共卫生与护理两方面的内涵，它不仅注意到个人的健康，而且注意到社区整个人群的健康。社区护理的基本概念包括了三方面，即预防、保护和促进。预防是指如何防止疾病和伤害发生。保护指保护群众免受环境中有害物质的侵袭。促进指安排一些活动增进社区人群健康。这就要求社区护士以同情、和蔼、亲切的态度及吃苦耐劳的精神，应用临床医学、公共卫生学、护理学、社会科学等方面的知识，预防疾病的发生，以保持社区人群健康，并对健康人和居家患者进行访视与护理。

（二）社区护理服务的主要内容

在我国，社区护理服务是社区卫生服务的重要组成部分，根据社区卫生服务的"六位一体"内容，社区护士将配合社区的全科医师、预防保健人员、康复人员等其他专业人员，重点开展以下六个方面的社区服务。

1. 社区保健护理　社区护士针对社区居民特别是妇女、儿童、老年人的特点和需求，提供相应的保健护理服务，包括免疫规划、围生期和围绝经期保健、老年保健等护理服务，以减少各种健康问题的发生，促进健康。

2. 社区慢性病、传染病、精神疾病患者的护理和管理　社区护士对居家的慢性病、传染病和精神病患者提供医疗护理和管理服务，同时指导其家属、照顾者正确地护理和照顾患者，并做好相应的消毒、隔离和保护易感人群的工作，在控制疾病的基础上，恢复并促进健康。

3. 社区康复护理　社区护士为社区的残疾人群提供相应的康复护理服务，以帮助他们尽可能减轻残障程度，参与社会生活，重返社会。

4. 社区急重症患者的急救与转诊服务　社区护士将向社区的急重症患者提供院前救护和转诊服务，以确保他们被及时、平安地送至相应的医疗机构。

5. 社区安宁疗护　社区护士为居家的临终患者提供临终护理服务，以减轻临终患者的身心痛苦，维护其尊严，改善其生活质量，使临终患者能平静舒适地度过人生的最后阶段，同时为临终患者的家属提供心理支持，确保家属安全度过居丧期。

6. 社区健康教育　社区护士应向社区各类人群提供有计划、有组织、有评价的健康教育活动，使居民养成健康的生活方式及行为。

随堂测 1-2

二、社区护理的特点

1. 社区护理是护理领域的一个分支　作为一门综合学科，社区护理在将护理学和公共卫生学基本理论和知识有机结合的基础上，拓展并丰富了护理学内涵，从而延伸了护理学的领域。

2. 社区护理以人群健康为中心　社区护理以社区人群为服务对象，以促进和维护人群健康为主要目标。

3．社区护士具有高度的自主性　在社区护理过程中，社区护士深入家庭进行各种护理，故要求社区护士具备较强的独立工作能力和高度的自主性。

4．社区护理需社区护士和其他相关人员密切合作　社区护士在工作中不仅要与社区其他医疗、卫生、保健人员密切合作，还要与社区居民和社区管理人员密切配合，特别鼓励社区卫生服务对象的参与。

三、社区护理的工作任务

2002 年 1 月，卫生部颁布的《社区护理管理的指导意见（试行）》中规定了社区护理的工作任务：社区护理工作应以维护人的健康为中心，家庭为单位，社区为范围，社区护理需求为导向，以妇女、儿童、老年患者、慢性病患者、残疾人为重点，在开展社区"预防、保健、健康教育、计划生育和常见病、多发病、诊断明确的慢性病的治疗和康复"工作中，提供相关的护理服务。社区护理的工作范围非常广泛，可概括为以下几个方面。

1．社区人群健康管理　对社区人群的健康进行管理，负责收集、整理及统计分析辖区内群体健康资料，了解社区群体健康状况及分布情况，注意发现社区群体的健康问题和影响因素，参与监测影响群体健康的不良因素等。

2．家庭健康护理　通过家庭访视和居家护理的形式深入家庭，不仅对家庭中的患者或有健康问题的个人进行护理和保健指导，还应注重家庭整体功能的健康、家庭成员间是否有协调不当的问题、家庭发展阶段是否存在危机等，对家庭整体健康进行护理。具体护理工作任务包括：为个体或家庭提供直接的护理服务，如一般护理、专科护理、康复护理；为个体或家庭提供护理技术指导和精神支持，如教会患者使用尿糖试纸、自我监测血压、进行心理调适；为个体或家庭提供有关生活方式、营养、体育锻炼的咨询；为个体或家庭进行健康教育。

3．重点人群健康的保健指导　侧重于社区中重点人群的日常生活与健康，利用定期健康检查、家庭访视、居家护理等对社区的儿童、妇女、老年人进行保健指导，其中，促进健康、预防疾病比疾病的护理显得更加重要。社区重点人群保健服务的工作任务包括计划免疫、合理营养、健康教育、计划生育、开展体育锻炼、普及性生活卫生知识、促进心理卫生、建立良好的生活方式等。

4．社区健康教育　健康教育是运用护理程序，通过举办学习班、发放宣传资料和小组讨论等多种方式对社区居民进行教育。教育内容包括疾病预防和健康促进，如计划生育相关知识、疾病及健康保健知识、精神心理卫生知识、改变不良生活行为习惯及阻止疾病进展的方法。

5．计划免疫与预防接种　承担社区儿童的计划免疫任务，进行预防接种的实施与管理。

6．社区居民定期健康检查　进行社区居民健康普查（体检）的组织、管理和医师诊查时的辅助，并对相应的问题给予生活指导和保健指导。

7．居家慢性病患者、残疾人和精神障碍者的护理　为已诊断明确的居家患者提供基础或专科护理服务，配合全科医师进行病情观察与治疗。为患者提供慢性病防治与管理、精神卫生护理及健康教育等服务。

8．传染病的防治与护理　参与社区传染病的预防与控制工作，对社区居民进行预防传染病的知识培训，提供一般消毒、隔离技术等护理指导与咨询。

9．社区安宁疗护　社区护士对社区的临终患者从生理、心理、社会等多方面给予照顾和安慰，协助患者获得更多的家庭和社会支持，最大限度地获得临终阶段的人文关怀，并做好家属心理安慰工作。

10．社区环境评估　社区护士应重视社区的环境问题，对可能威胁居民健康的环境因素，提醒有关部门及时治理，维护社区人群的健康。社区环境卫生的主要内容包括：饮水卫生、食品卫生、污水处理、垃圾处理、家庭环境卫生、放射性污染源的预防管理等。此外，社区护士应重视人文社会环境建设，包括融洽社区居民之间的良好人际关系，尊重居民的宗教、文化、信仰等。

四、社区护士及其角色

（一）社区护士概述

根据 2002 年卫生部出台的《社区护理管理的指导意见（试行）》的精神，社区护士的定义与基本条件如下。

1. 定义　社区护士是指在社区卫生服务机构及其他有关医疗机构从事社区护理工作的护理专业技术人员。

2. 社区护士的基本条件

（1）具有国家护士执业资格并经注册。

（2）通过地（市）级以上卫生行政部门规定的社区护士岗位培训。

（3）独立从事家庭访视工作的护士，应具有在医疗机构从事临床护理工作 5 年以上的工作经历。

（二）社区护士的角色

社区护士是一种不同于传统医院科室封闭式临床护士的新型护理专业技术人员，社区护士是在一个相对开放、宽松的工作环境之中进行服务和管理。其服务对象、范畴、性质、责任要远大于传统意义上的医院护士。社区护士采取的是综合性的社区护理方式，即"社区管理"的全科性质的护理方式。这种方式是由社区护士负责该社区与健康有关的一切问题。所以，要求社区护士在社区护理服务中扮演多种角色。

1. 健康照顾者角色　在家庭访视和居家护理中，社区护士可以向家庭成员提供各种照顾，如对老年慢性病患者、孕产妇、学龄前儿童通过上门护理进行生活照顾和医疗照顾。

2. 健康教育与咨询者角色　社区健康教育更多侧重于疾病的康复、预防和建立健康的行为与生活方式方面。在社区护理服务的过程中，护士运用沟通技巧，通过解答居民的疑问和难题，提供相关信息，给予患者情感支持和健康指导。护士通过向社区居民提供患者、健康人群、患者家属的健康教育与咨询活动，解决社区居民对疾病与健康有关问题的疑惑，使社区居民清楚地认识自己的健康状况，并且以积极有效的方法应对和处理问题，提高社区居民的健康水平。

3. 协调与合作者角色　社区是由许多家庭、卫生机构、社会机构及行政机构组成。社区护理工作的开展不仅需要合作者的支持、协助，还需要其护理对象的理解与配合。社区护士要活动于这些集体与人员之中，必须有良好的人际关系和协调工作的技巧。通过协调，维持有效的沟通，以使诊断、治疗、救助、护理或其他卫生保健工作得以顺利进行，保证护理对象获得最适宜的整体性医疗照顾。

4. 组织管理者角色　社区卫生的组织机构各不相同，有的是门诊形式，有的是预防保健形式，不论是哪一类，社区护士都要扮演好组织管理者的角色。

5. 康复训练者角色　社区护士依靠其专业知识和技能，对服务对象进行康复技术指导，协助并训练残疾者在疾病限制的条件下发挥其身体的最大能力，利用残肢或矫正工具，使其能够自我照顾，减轻对家庭和社会的依赖。

6. 观察与研究者角色　在社区卫生组织中，社区护士必须是敏感的观察者。由于护士与社区居民密切接触，可以发现许多家庭和社区中的问题，如家庭与社会的压力、环境中的危险因素，其中一些需要社会方面或邻里帮助解决。社区护士不仅要向社区居民提供各种卫生保健服务，还要注意观察、探讨、研究与社区护理相关的问题，为护理学科的发展及社区护理的发展做出不懈的努力。

五、社区护理的发展过程和发展方向

（一）国外社区护理的发展过程

社区护理学起源于西方国家，是由家庭护理、地段护理及公共卫生护理逐步发展、演变而来的。追溯社区护理发展的历史，可将其发展过程划分为四个阶段，即家庭护理阶段、地段护理阶段、公共卫生护理阶段和社区卫生护理阶段（表1-1）。

表1-1　社区护理的发展过程

阶段	护理对象	社区类型	护理内容
家庭护理	贫困患者	以个体为导向	医疗护理
地段护理	贫困患者	以个体为导向	医疗护理
公共卫生护理	有需求民众	以家庭为导向	医疗护理与预防保健
社区卫生护理	社区居民	以人群为导向	健康促进及疾病预防

1. 家庭护理（home care nursing）阶段　在19世纪中期以前，由于卫生服务资源的匮乏，医疗水平的局限及护理专业的空白，多数患者均在家中休养，由家庭主妇看护、照顾。在这些家庭主妇中，绝大多数既没有文化，也没有受过任何看护训练，她们只能给予患者一些基本的生活照顾。然而正是这种简单、基础的家庭护理为早期护理和社区护理的诞生奠定了基础。

2. 地段护理（district nursing）阶段　早在1959年，英国利物浦的企业家威廉·拉思伯恩（William Rathbone）先生因其患病的妻子在家得到一位护士的精心护理，而深感地段护理之重要并致力于地段护理的发展。于是，在19世纪中期到19世纪末期的50年间，英国、美国为了使贫病交加的人群能享受到基本的护理服务从而改善贫困人群健康状况，陆续开设了地段护理服务。地段护理在英、美两国主要侧重于对居家贫困患者的护理，包括指导家属对患者进行护理。

3. 公共卫生护理阶段　公共卫生护理源于美国。早在1893年，美国护士莉莉安·D.伍德（Lillian D. Wald）女士在纽约亨利街区（Henry Street）开设了地段护理。随着其服务对象和服务内容的逐步拓宽，伍德女士将其称为公共卫生护理。公共卫生护理将地段护理的服务对象由贫困患者扩大至地段居民；将服务内容由单纯的医疗护理扩展至预防保健服务。在从事公共卫生护理的人员中，绝大多数为公共卫生护士，少数为志愿者。

> ▌知识链接 ┈┈┈┈┈┈┈┈┈┈┈┈┈┈┈┈┈┈┈┈┈┈┈┈┈┈▶
>
> **现代社区护理的先驱**
>
> 　　1893年，美国的莉莉安·D.伍德（Lillian D. Wald）在纽约的亨利街成立服务中心，提供当地所需的各项护理服务，致力于贫民社会卫生工作，被认为是现代社区护理的先驱。她和同事们通过调查贫民家庭，发现其住房阴暗、拥挤不堪，居民缺医少药，肺结核、伤寒、脑膜炎等传染病给人们带来极大的危害。于是，她组织护士走访贫困家庭，对传染病患者进行消毒隔离，护理慢性病患者，积极推进社区护理运动。早在1891年，她就呼吁护理人员应能单独作业，并将南丁格尔所用的"卫生护理"前加上"公共"二

字，其含义是，护理人员所提供的服务必须以每一个有需求的民众为对象，而不仅仅是患者。此后，她提倡妇幼卫生及全民的卫生保健运动，被称为现代公共卫生护理的开创人。

4. 社区卫生护理（community health nursing）阶段 进入 20 世纪 70 年代后，世界各国越来越多的护士以社区为范围，以健康促进、疾病防治为目标，提供医疗护理和公共卫生护理服务。于是，从 20 世纪 70 年代中期开始，美国护理协会将这种融医疗护理和公共卫生护理为一体的服务称为社区护理，将从事社区护理的人员称为社区护士。1978 年，世界卫生组织对此给予肯定并加以补充，要求社区护理成为社区居民"可接近的、可接受的、零负担的"基层卫生服务。从此，社区护理以不同的方式在世界各国迅速地发展起来，社区护士的队伍也在世界各国从质量和数量上逐步地壮大起来。

（二）我国社区护理的发展过程

1835 年，帕克（Peter Parker）医生在广州创办了我国第一所基督教医院。1884 年，美国护士兼传教士麦基奇尼（McKechnie）来到我国，宣传了南丁格尔的护理制度。1888 年，美国护士约翰逊（E. Johnson）女士在福州开办了我国第一所护士学校。1907 年，受美国基督教卫理公会妇女部派遣，信宝珠（Cora. E. Simpson）女士来到我国，统一了我国的护理教育标准，以提高护理服务质量。1925 年，我国设立中央卫生实验处培训公共卫生护士。1945 年前，北京已有 4 个卫生事务所，全国从事公共卫生的护士数量有一定的增加。

1949 年，中华人民共和国成立后，卫生事务所改为城区卫生局，一部分医院开始开设地段保健科或家庭病床。虽然当时城市和农村都设有三级卫生保健网，但参加预防保健的护士极少见。

1983 年，我国恢复高等护理教育，各卫生学校在课程中增设了护士预防保健知识和技能的训练。

1994 年，卫生部所属的 8 所医科大学与泰国清迈大学联合举办了护理硕士班，其课程设置中增加了社区健康护理和家庭健康护理课程。1993 年和 1997 年，各中等专业卫生学校分别对课程进行了两次调整，增加了社区护理方面的内容。1996 年 5 月，中华护理学会举办了"全国首届社区护理学术会议"。

1997 年，全国相继在护理本科教学中设置了社区护理课程，在上海成立了老人护理院，深圳、天津等地成立了社区卫生服务中心和社区卫生服务站。同年，在国务院发布的《卫生改革与发展的决定》和卫生部提出的《关于进一步加强护理管理的通知》中，都强调了开展社区卫生服务和社区护理的重要性。1999 年，卫生部颁布的《关于发展城市社区卫生服务的若干意见》中又进一步从时限上规定了发展社区卫生服务的总目标。

2000 年，卫生部科教司发出《社区护士岗位培训大纲（试行）》通知，2002 年卫生部提出《社区护理管理指导意见》。

2005 年，卫生部颁发的《中国护理事业发展规划纲要（2005—2010 年）》中提到了发展社区护理，拓宽护理服务。2006 年 2 月国务院发布《发展城市社区卫生服务的指导意见》，进一步具体规定了发展社区卫生服务的指导思想、基本原则和工作目标，推进社区卫生服务体系建设的具体指导方法。

2021 年，国家卫生健康委员会颁发的《"十四五"城乡社区服务体系建设规划》中指出，"十四五"期间，将推动城乡社区医疗卫生服务体系高质量发展。社区护理的质和量将会得到双提升。

2022 年，国家卫生健康委员会在《全国护理事业发展规划（2021—2025 年）》发展目标中指出，到 2025 年，我国护理事业内涵外延进一步丰富和拓展，老年、中医、社区和居家护理服务供给显著增加。

总之，国家制定的相关政策为规范、加强社区护理教育和社区护理实践提供了必要的前提。

（三）我国社区护理的发展方向

1. 社区护理范围不断发展、完善及规范化 社区护理势必逐步从医疗护理为主走向社区保健、护理为主，社区护士将在预防、康复、保健、健康教育及健康促进工作中发挥重要作用，护理模式不断拓展、完善和规范化。

2. 社区护理管理科学化、标准化和网络化 社区护理的组织管理、质量管理标准将逐步形成和完善，相关的政策、法规也将逐步建立，并充分利用网络的作用，达到资源共享，达到数据驱动下的移动健康服务应用于民的目的。

3. 社区护理教育体系逐步建立和完善 社区护士岗位培训及继续教育将逐步开展，护理院校针对不同层次社区护理专门化人才的培养体系将逐步建立，并不断完善。社区护士将会有统一的社区护理认证资格考试。

4. 社区护理机构将多样化 随着人们生活水平的提高，人们对健康的要求越来越高。社区护士的功能范围不断扩大，专业分工越来越细，相应的护理机构会不断出现，会出现单独设立的社区保健护士、社区治疗护士、妇幼保健护士等。

5. 多层次的社区卫生保健体制建立 社区保健服务是由护理、医疗、心理、营养、理疗等方面的专业人员及社会工作者、社区居民及一些社团和组织等共同参与完成。多层次的合作形式和制度将逐步建立。

6. 社区护士的地位和作用进一步提高 随着社区护士在社区卫生服务中职能范围的扩大和社区护士受教育水平的相应提高，社区护士将日益成为社区医生的平等合作者，并为社区居民所认同。社区护士相应的待遇也将有所提高。

六、社区护理在社区卫生服务中的作用

社区护理是社区卫生服务的重要组成部分，发展社区护理对确保社区卫生服务的质量及促进护理领域的发展均具有深远的意义。

发展社区护理是确保社区卫生服务质量的关键，是实现我国发展社区卫生服务目标的重要保证。社区卫生服务的多项内容需要由社区护理人员实施，所以社区护理是社区卫生服务必不可少的组成部分，社区护理的质量将对社区卫生服务的质量产生重要影响。我国发展社区卫生服务的主要目的是有效地利用社区卫生资源，满足人民群众对医疗卫生服务的需求，社区护理人员正是这一目标的实施者，因此，社区护理的发展与国家卫生资源的合理利用、人民健康水平的提高密切相关。

发展社区护理将拓宽护理学科领域的内涵与外延。社区护理的开设不仅将护理场所由医疗机构延伸至社区，将护理对象由患者扩展至健康人群，还将护理工作内涵从医疗性护理拓宽至预防保健性护理。因此，社区护理首先为广大护理人员开辟了一个充分发挥智慧才干的新天地，同时也在理论知识水平、专业技术操作及管理能力上对护理人员提出了更高的标准与要求。这对广大护理人员既是一个严峻的挑战，又是一个改善社会形象及地位的机遇；对护理队伍的建设、现代护理模式的转变及护理学科领域的发展起到推动和促进作用。

小　结

　　社区是若干社会群体（家族、氏族）或社会组织（机关、团体）聚集在某一地域里所形成的一个生活上相互关联的大集体。构成社区的要素应包括人群、地域、生活服务设施、文化背景、生活方式、生活制度和组织机构。

　　社区卫生服务是以人群健康为中心、家庭为单位、社区为范围、需求为导向，以妇女、儿童、老年人、慢性病患者、残障者为重点，以解决社区主要卫生问题、满足基本卫生服务需求为目的，融预防、医疗、保健、康复、健康教育、计划生育技术服务等于一体的，有效、经济、方便、综合、连续的基层卫生服务。其特点表现为公益性、主动性、全面性、综合性、连续性、可及性。

　　随着社会经济的快速发展、科学技术的不断进步、人民生活水平的日益改善，大力发展社区卫生服务已逐步成为促进和维护人民群众健康的重要措施、构建和谐社会的重要保证。发展社区卫生服务是实现医学模式和健康观念转变的重要途径，是满足人民群众对医疗卫生服务需求的重要措施，是构建和谐社会的重要保证。

思考题

1. 社区卫生服务的对象有哪些？
2. 社区卫生服务的工作内容是什么？
3. 大力开展社区卫生服务的原因是什么？

（郝习君　王艳东）

社区护理管理

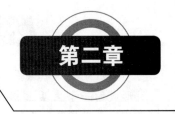

导学目标

通过本章内容的学习，学生应能够：

◆ **基本目标**

1. 解释社区护理管理的概念与职能。
2. 说明社区护理管理的内容。
3. 比较社区卫生服务中心与社区卫生服务站基本标准。
4. 运用 PDCA 理论制订社区护理质量改进方案。

◆ **发展目标**

1. 综合运用社区护理管理相关政策法规保护护患双方的权益。
2. 将社区护理规范行为与社区护理管理建立联系，更有效地开展社区护理工作。

◆ **思政目标**

借助社区防疫管理理解社区护理管理，树立正确的专业价值观和职业道德，爱岗敬业，具有社会责任意识，严谨、慎独的工作作风，严肃的科学精神。

　　管理作为一种社会活动，普遍存在于各个领域的工作之中，是一切有组织的活动不可缺少的要素。社区护理管理是社区卫生服务的重要组成部分，与医院护理管理有很多相同之处，但也因社区护理工作特性而有其自身的特点。社区护理管理的目的是通过计划、组织、领导和控制等管理职能活动，充分运用社区卫生资源，以发挥最大效率、取得最大收益，实现社区护理服务的目标。社区护理管理对于维护社区护理工作正常秩序、保证社区护理质量发挥着至关重要的作用。社区护理在我国还处于起步阶段，尚未形成规范的管理体系。随着我国社区卫生服务的广泛开展，社区护理管理的科学化、规范化和现代化建设已成为当务之急。

第一节　概　述

案例 2-1

　　新的医药卫生体制改革政策下，某社区医院采取 PDCA 循环管理模式发现社区护理管理工作中存在的问题主要有：社区护理人员缺乏、卫生资源分配不合理、社区配套设

案例 2-1（续）

施不齐全、管理制度相对薄弱及护理管理理念落后等，并采取了针对性的对策，加强护理人员队伍建设，提高卫生资源合理配置，利用信息化手段加强和完善社区护理管理体制，确保社区护理管理工作走上健康、有序的发展道路。实施1年后，社区医院将对该社区护理质量管理进行评价。

请回答：

1. 社区护理质量管理评价主要内容有哪些？
2. 社区护理质量管理评价指标有哪些？

一、社区护理管理的概念

所谓管理，是指一定组织中的管理者，通过实施计划、组织、人员配备、指导与领导、控制等职能来协调他人的活动，使他人与自己一起实现既定目标的活动过程。社区护理管理是指运用管理理论和原则，研究社区护理工作中的特点和规律，通过对社区护理工作的计划、组织、领导和控制，达到控制社区护理系统、激发社区护士潜能及优化社区护理效应三方面的统一，从而确保社区护理质量的过程。通过社区护理管理可以提高社区护理工作的效率和质量，为社区的个体、家庭及整个社区提供优质服务，维护和促进社区人群的健康。社区护理管理涉及的学科多、内容广、范围大，主要包括组织管理、人员管理、业务管理、质量管理、物资管理、经济管理、信息管理和科研教学管理等。

二、社区护理管理的职能

社区护理管理的职能是社区护理管理原则、管理方法在社区护理管理活动中的体现，是社区护理管理过程中各项行为内容的概括。根据社区护理管理过程的内在逻辑，可将社区护理管理职能划分为计划、组织、领导、控制和人力资源管理等几个相对独立的部分。各项管理职能之间相互联系，共同作用，有助于社区护理管理工作者实现管理活动的专业化，提高社区护理管理效率。

（一）计划职能

计划职能是社区护理管理的首要职能，是社区护理管理者或管理机构在社区护理计划方面所承担的职责及发挥的作用。社区护理管理的计划职能就是要选择社区护理组织的整体目标及各部门目标，决定实现这些目标的行动方案，从而为管理活动提供基本依据。计划职能包括选定组织目标和制订实现目标的途径。管理者根据计划目标，从事组织工作、领导工作和控制工作等活动，以达到预定的目标。社区护理管理者的计划职能即在社区评估的基础上，分析发展趋势，制订工作计划，并不断挖掘社区资源的潜力，根据社区居民的需求，开拓社区护理服务的新技术和新项目，逐步发展和完善社区护理学科体系。

（二）组织职能

组织职能是指社区护理管理者按照管理的原则，设计社区护理服务组织的管理体制和运行机制，合理运用组织资源，在社区护理组织体系框架内开展的各项管理活动。在组织结构中，为达到预定的目标而对各种业务活动进行组合分类，从而形成部门和岗位，把完成业务活动所需的职权授予主管人员，并规定各种协调沟通关系，同时还必须不断对组织结构进行调整，以有效地实现目标。组织职能还应包括对组织结构所规定的不同岗位所需人员的有效开发、合理利用和科学管理的过程，其目的是配备合适的人员完成各项任务，以便能更好地胜任在组织结构中所规定的各项职能，实现组织目标。社区护理管理的组织职能将社区护理工作各要素、各环节有效地组织起来，保证社区护理工作正常运转。

（三）领导职能

领导职能是使各项管理职能有效实施、运转并取得实效的统帅职能，为各种职能的进行提供保证。社区护理管理的领导职能即社区护理管理者运用科学的管理方式，施加领导者的影响力，赋予全体人员统一的意志，从而保证组织目标的实现。

（四）控制职能

控制职能是管理者为保证计划、任务和目标转化而采取的全部活动，即按照既定目标、计划和标准对组织的活动各方面的实际情况进行监督、检查，如发现偏差，及时分析原因并采取措施予以纠正，使工作按照原定的计划进行，或适当地调整计划以达到预期目标的过程。社区护理管理的控制职能即对社区护理质量进行监督、监测和检查的过程。

（五）人力资源管理

人力资源管理是社区护理服务体系中最为活跃的因素之一，作为护理管理工作的一项独立的管理职能，已得到越来越多的管理实践工作者的认同。社区护理人力资源管理是指社区护理管理者根据组织管理内部的人力资源供需状况所进行的人员选择、培训、使用、评价的活动过程，以便保证社区护理任务的顺利完成。其目的是改进社区护士的能力水平和组织业绩，不断满足社区人群对社区护理服务的需求，提高社区人群的健康水平。

随堂测 2-1

三、社区护理管理的内容

（一）制度建立、实施与业务管理

依据上级卫生行政管理部门的要求、社区护理服务岗位与服务内容制定各项规章制度，加强业务管理，如社区护理人员岗位职责、培训考核制度、护理技术操作规范、护理质量管理制度、工作评价标准、仪器设备管理制度和药品管理制度。

（二）人力资源管理

人力资源管理是指在经济学与人本思想指导下，通过招聘、甄选、培训、报酬等管理形式对组织内外相关人力资源进行有效运用，满足组织当前及未来发展的需要，保证组织目标实现与成员发展的最大化的一系列活动的总称。任何一个社区卫生服务机构，要完成社区护理的基本任务和实现其组织目标，都必须最有效地利用护理人力资源。社区护理人力资源是社区护理服务中最活跃的因素，是有能力并愿意承担社区护理服务工作的专业人员队伍，是社区卫生资源中比财、物更为重要的基本资源。社区护理人力资源管理的目的是提高人员的能力水平和组织业绩，不断满足群众对社区护理服务的需求，提高群众的健康水平。

（三）仪器设备管理

按照属地上级卫生行政管理部门对社区卫生服务机构的要求必须配置的仪器设备如心电图机、快速血糖仪、吸氧设备、心电监护仪、抢救车、计算机、家庭出诊箱（包），由专人进行管理登记，定期进行检查、维护保养，保证数量及质量，确保其处于完好备用状态。

（四）药品管理

根据社区治疗护理服务需求准备备用药品种类及数量，尤其是抢救药品必须齐备，注意保存环境、温度符合要求，由专人管理，定期清点、补充、做好记录，保证完好备用状态。对于社区应用较少的药物，应注意其有效期限，做到及时更换。

（五）物品管理

社区护理服务中所需要的治疗材料、耗材等由专人统一领取，根据种类不同进行分类放置保管，定期检查、清点、补充，建立使用管理登记簿。

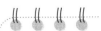

（六）经济核算管理

在社区护理过程中针对使用物资、耗材等物品，注意成本效益核算分析，合理使用，合理控制，节约使用医疗保险费用。

（七）信息管理

将健康档案、慢性病管理、科研信息、人力资源管理等资料录入计算机，便于统计应用管理和分享。利用网络平台查阅社区护理工作新动态、社区护理科研发展现状等信息，与同行进行交流、学习。

（八）科研管理

我国的社区护理处于起步阶段，社区护理管理中应加强对社区护理科研项目、研究过程、研究数据、研究成果等内容的收集管理，以提高社区护理人员科研能力，进一步促进社区护理质量的提高。

四、社区护理质量管理

（一）概念

社区护理质量管理是指根据社区护理工作的特点，应用质量管理方法和工具，从护理对象的需要出发，进行社区护理工作环节和结果管理的过程。社区护理质量是社区护理生存和发展的基础，受多方面因素的影响，但主要是由社区护士自身的素质、理论水平和技能及社区护士与社区护理对象的关系、护理设施等因素决定的。社区护理质量管理是社区护理管理的核心，是管理职能的最终表现形式。社区护理质量的保证和控制依赖于社区护理质量管理。加强社区护理质量管理将有利于提高社区护理队伍的整体水平，更好地满足社区居民对社区护理服务的需求，促进社区护理学科的健康发展。

（二）社区护理质量评价指标

社区护理质量评价主要涉及患者、社区护士和社区护理管理者三方面内容，具体评价指标如下。

1. 服务对象满意度 包括个人（患者、健康人）、家庭、群体对社区护理服务的满意度。

2. 物品器械管理完好率 各类治疗器材、用物齐全，标记清楚，排列有序，分类保管，专物专用，专人保管；定期检查、维护、保养，保证使用；完好率 100%。

3. 急、慢性病治疗、控制率 以回顾性评价数据作为当年与上一年的对照指标，制定控制指标。

4. 健康知识知晓率 使用问卷评价慢性病患者健康教育效果，以教育前与教育后健康知识知晓率作为评价指标。

5. 工作记录 典型案例收集、存档、专题讨论、会诊记录；护理查房、评估意见记录；临终患者、高龄老人双向转诊记录等。

6. 自我评价与考核记录 社区护士专业水平自我评价与考核记录。

（三）社区护理质量管理的基本方法

1. 社区护理质量的标准化管理 指根据社区护理工作流程、社区护理对象、社区护理管理及社区护理人员的特点制订、修订和实施社区护理质量标准的过程。社区护理质量标准可以分为国际标准、国家标准、行业标准、地区标准、单位标准。目前由于社区护理工作中存在着较大的地区差异，尚无统一国家标准或行业标准。社区卫生服务中心或社区卫生服务站应根据地区行政部门的要求，参照相关医院护理质量标准结合社区护理服务工作条件和特点，制订本中心或站的社区护理质量标准，并加以贯彻执行。

2. 社区护理质量评价的方式 评价一般分为上级行政管理部门评价、社区卫生服务中心内部自我检查评价、社区居民的评价。行政管理部门和社区卫生服务中心对照社区护理质量标准进行定期或不定期质量检查。社区护理管理者还可以通过发放调查问卷、座谈会等形式，了解社区居民对社区护理服务的满意度，从而评价社区护理质量。

3. 社区护理质量缺陷管理　主要是指预防和控制由各种原因给护理服务对象造成伤害的护理差错与护理事故，以及导致护理服务对象不满意的事件。通过护理质量缺陷管理，可不断改进社区护理工作，提高护理质量。

社区护理质量管理还可以采取 PDCA 循环管理模式，依据计划（plan）、执行（do）、检查（check）、行动（action）四个阶段进行社区护理质量管理。PDCA 循环周而复始，即原有护理质量问题解决后又会发现新的问题，再制定改进措施解决新的问题，护理质量管理以此循环作为持续改进、不断提高社区护理质量的工作程序。目前，PDCA 循环管理模式是质量管理的基本方法之一，简称品管圈，是由几人自发组成的一个团体，形成一个小圈，圈内各个成员各自提出问题供大家讨论、思考，然后找出解决的措施并按照一定的流程来解决工作中出现的问题。在社区护理管理中可以运用品管圈分析找出主要的问题，提出解决的方法并运用到社区护理中，以改进护理质量，提高护理质量管理水平。

随堂测 2-2

> **知识链接**
>
> ### PDCA 循环
>
> 　　PDCA 循环是由美国著名的质量管理专家爱德华·戴明博士（W.Edwards Deming）于 20 世纪 50 年代初提出的，又称戴明环（Deming cycle）。每一次 PDCA 循环都要经过 4 个阶段，8 个步骤。
>
> 　　（1）计划（P）：包含第一至第四步骤。①分析质量现状，找出存在的质量问题。②分析产生质量问题的原因或影响因素。③找出影响质量的主要因素。④制定改善质量的措施，提出行动计划，并预计效果。在进行这一步骤时，要反复考虑并明确回答以下问题（5W1H）：为什么制定该措施（Why）？达到什么目标（What）？在何处执行（Where）？由谁负责完成（Who）？什么时间完成（When）？如何完成（How）？措施和计划应具有可操作性。
>
> 　　（2）实施（D）：即第五步骤，落实措施、执行计划。
>
> 　　（3）检查（C）：即第六步骤，检查计划的执行效果。根据计划要求，对实际执行情况进行检查，将实际效果与预计目标进行对比分析，发现计划执行中的问题并进行改进。
>
> 　　（4）处置（A）：对检查结果进行分析、评价和总结，包含第七、第八步骤。①把成果、经验纳入有关标准和规范中，巩固已取得的成绩。②处理遗留质量问题或新发现的质量问题。所有质量问题不可能在一个 PDCA 循环中全部解决，遗留质量问题或新发现的质量问题会自动转入下一个 PDCA 循环，如此周而复始，螺旋上升。
>
> 　　资料来源：陈卫文，阳桃鲜. 医院质量管理之 PDCA 实战精选 [M]. 昆明：云南科技出版社，2017.

（四）社区护理质量管理的建议

1. 提高对社区护理质量管理重要性的认识　首先卫生行政管理部门要充分认识到加强社区护理质量管理的必要性和紧迫性，加强对社区护理人员的质量管理教育，明确社区护理人员的认识对提高社区护理质量的重要意义。

2. 建立完善的社区护理质量管理体系　明确卫生行政管理部门、社区卫生服务机构、社区护理人员及社区护理专业学会在整个社区护理质量管理体系中的作用、职责，建立社区护理统一规范的质量管理体系，便于社区护理管理者对照操作执行。

3．开展社区护理质量的评估、监督、审计工作　建立客观有效的评估、监督管理体系，形成长效的社区护理质量的工作审计制度。

4．拓展社区护理服务质量的内涵　根据社区卫生服务"六位一体"的服务宗旨，实现以人为中心的、以社区居民卫生服务需求为导向的综合服务。从强调护理服务结果转变为基础质量、环节质量、终末质量的全过程管理。

5．注重不同层面对护理服务质量的满意度　征求社区居民对护理质量的评价意见，了解行政管理部门及社区护理人员对护理质量管理的意见，综合分析以不断改进、提高护理服务质量。

6．引进国外先进的社区护理质量管理模式　加强对外交流，了解国际社区护理质量管理的科学管理方法，开展管理知识培训，培养社区护理质量管理专业人才。

7．开展社区护理质量管理研究与学术交流　开展社区护理质量管理方面的科学研究，撰写科研文章，通过学术交流共同探讨、制定适合我国社区护理质量管理的指南和行业标准。

第二节　社区护理相关政策法规与组织机构

一、我国社区护理相关政策法规与伦理规范

社区护理服务工作是一项服务范围较广、所需知识面宽、独立性强的工作，需要护理人员在具备较全面的护理知识、保健知识及社会人文知识外，还要掌握一定的法律与伦理规范知识，以防止和减少工作中可能出现的法律纠纷，保护各方的合法权益和利益，使社区护理工作在法律的规范保护下安全有序开展。

（一）社区护理相关的政策法规

1．法律类　如《传染病防治法》《中华人民共和国药品管理法》。

2．行政法规　如《护士条例》《医疗机构管理条例》《医疗事故处理条例》《医疗废物管理条例》。

3．部门规章　如《医疗机构病历管理规定》《消毒管理办法》。

（二）社区护理伦理规范

社区护理工作场所、特点、内容和任务均有其特殊性，社区护士需要深入社区，进入居民家庭，与社区居民有更加频繁、密切、深入的接触。因此，护理服务工作过程中容易产生新的护理伦理问题，这就要求社区护理人员充分考虑社区护理工作中特殊的伦理规范，积极处理伦理问题，避免导致医疗、护理纠纷和触犯法律，明确应该注意的伦理规范。

1．遵守护理道德，诚信服务　社区护理工作直接面对群体、家庭、个体，针对每个服务对象，社区护理人员要真诚对待，主动进行健康知识宣传教育，提供预防疾病的知识，遵守护理道德，诚信地为社区居民提供专业的护理服务。

2．熟悉法律、法规、政策　社区护理人员在社区护理服务工作中会接触到不同的服务对象，其年龄、健康状况、工作性质、家庭生活条件各不相同，社区护理人员在工作中应做到尊重患者合法权益，一视同仁，热情服务。在开展新业务和科研活动时，社区护理人员要尊重、保护服务对象的生命权、知情权、隐私权等合法权益。

3．实现社区护理服务对象利益最大化为目标的优化方案　在社区护理服务过程中遇到具体问题时，在遵循法律、伦理原则下，充分考虑选择对服务对象而言最优的服务方案。同时需要尊重社会利益、社区利益、护理人员利益、他人利益，努力实现各方利益平衡。

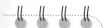
4. 恪守"慎独"精神，严格执行规章制度　社区护理工作的特点决定社区护士多数情况是独自进行工作，如实施居家护理操作、收集健康档案资料、开展健康教育，无论何种情况，在进行伦理抉择时，均要求社区护理人员拥有"慎独"精神，严格执行各项规章制度。

5. 特殊疑难伦理问题提交医学伦理委员会解决　社区护理人员在具体工作中遇到特殊、难以决策或将对服务对象造成重大影响的伦理问题时，应及时向伦理委员会申请指导解决。

6. 提高业务能力，尊重协作团队　社区护理人员要具备扎实的护理基础知识，还要掌握内科学、外科学、妇产科学、儿科学等专科的一般护理常规，以及心理、社会、康复等综合知识。做好社区护理工作需要全科医师、医技人员及社区居民的共同努力，要相互尊重、支持、信任，工作中密切配合，才能够为社区居民提供高质量的社区卫生服务。

7. 提高综合素质，加强沟通　社区护理人员在工作中需要与服务对象进行沟通，在沟通过程中应体现高素质的个人修养，积极给予服务对象关注，耐心听取服务对象的反馈。运用流畅的语言沟通技巧，使用恰当的言语与服务对象进行沟通，可以对服务对象起到心理疏导与治疗作用。

二、我国的社区卫生服务组织及机构

社区卫生服务是城市卫生工作的重要组成部分，是实现人人享有初级卫生保健目标的基础环节。大力发展社区卫生服务，构建以社区卫生服务为基础、社区卫生服务机构与医院和预防保健机构分工合理、协作密切的新型城市卫生服务体系，对于坚持预防为主、防治结合的方针，优化城市卫生服务结构，方便群众就医，减轻费用负担，建立和谐医患关系，具有重要意义。

（一）机构设置与执业登记

社区卫生服务机构按街道办事处范围设置，以政府举办为主，属非营利性组织。

设置社区卫生服务机构，须按照社区卫生服务机构设置规划，由区（市、县）级政府卫生行政部门根据《医疗机构管理条例》《医疗机构管理条例实施细则》《城市社区卫生服务中心基本标准》《城市社区卫生服务站基本标准》进行设置审批和执业登记，同时报上一级政府卫生行政部门备案。

（二）社区卫生服务中心基本标准

1. 临床科室　全科诊室、中医诊室、康复治疗室、抢救室、预检分诊室（台）。

2. 预防保健科室　预防接种室、儿童保健室、妇女保健与计划生育指导室、健康教育室。

3. 医技及其他科室　检验室、B超室、心电图室、药房、治疗室、处置室、观察室、健康信息管理室、消毒间。

4. 人员　至少有6名执业范围为全科医学专业的临床类别、中医类别执业医师，9名注册护士。至少有1名副高级以上任职资格的执业医师、至少有1名中级以上任职资格的中医类别执业医师、至少有1名公共卫生执业医师。每名执业医师至少配备1名注册护士，其中至少具有1名中级以上任职资格的注册护士。设病床的，每5张病床至少增加配备1名执业医师、1名注册护士。其他人员按需配备。

5. 房屋　建筑面积不少于1000 m²，布局合理，充分体现保护患者隐私、无障碍设计要求，并符合国家卫生学标准。设病床的，每设1个床位至少增加30 m² 建筑面积。

6. 设备

（1）诊疗设备：诊断床、听诊器、血压计、体温计、观片灯、体重身高计、出诊箱、治疗推车、供氧设备、电动吸引器、简易手术设备、可调式输液椅、手推式抢救车及抢救设备、脉枕、针灸器具、火罐。

（2）辅助检查设备：心电图机、B超机、显微镜、离心机、血细胞计数仪、尿常规分析仪、生化分析仪、血糖仪、电冰箱、恒温箱、药品柜、中药饮片调剂设备、高压蒸汽消毒器等必要的设备。

（3）预防保健设备：妇科检查床、妇科常规检查设备、身长（高）和体重测查设备、听（视）力测查工具、电冰箱、疫苗标牌、紫外线灯、冷藏包等设备，以及运动治疗和功能测评类等基本康复训练和理疗设备。

（4）健康教育等相关设备：健康教育影像设备、计算机及打印设备、电话等通信设备，健康档案、医疗保险信息管理与费用结算有关设备等。

（5）其他：设病床的，配备与之相应的病床单元设施。

7．规章制度　制定人员岗位责任制、在职教育培训制度，有国家制定或认可的各项卫生技术操作规程。

（三）社区卫生服务站基本标准

城市社区卫生服务站按照国家有关规定提供社区基本公共卫生服务和社区基本医疗服务。

1．床位　至少设日间观察床 1 张，不设病床。

2．科室　至少设全科诊室、治疗室、处置室、预防保健室、健康信息管理室。

3．人员　至少配备 2 名执业范围为全科医学专业的临床类别、中医类别执业医师。至少有 1 名中级以上任职资格的执业医师、至少有 1 名能够提供中医药服务的执业医师，每名执业医师至少配备 1 名注册护士。其他人员按需配备。

4．房屋建筑面积　不少于 150 m²，布局合理，充分体现保护患者隐私、无障碍设计要求，并符合国家卫生学标准。

5．设备　需设置诊断床、听诊器、血压计、体温计、心电图机、观片灯、体重身高计、血糖仪、出诊箱、治疗推车、急救箱、供氧设备、电冰箱、脉枕、针灸器具、火罐、必要的消毒灭菌设施、药品柜、档案柜、电脑及打印设备、电话等通信设备、健康教育影像设备。有与开展的工作相应的其他设备。

6．规章制度　制定人员岗位责任制、在职教育培训制度，有国家制定或认可的各项卫生技术操作规程，并成册可用。

（四）社区卫生服务组织机构

根据社区卫生服务中心管辖范围、服务人口、管理人员及中心配置工作人员数量，结合社区卫生服务工作目标，把各有关或类似的工作归类合并，设置拥有不同管理任务的部门。为使社区卫生服务组织有效运转，除规定适宜的管理幅度外，管理层次应在不影响工作任务完成的前提下尽量减少，形成社区卫生服务组织基本机构。在社区卫生服务机构的设置中，一般设为社区卫生服务中心的各职能管理部门 - 各社区站点 - 各科室。

（五）社区护理的组织机构

社区卫生服务中心根据护理工作量及配置的护理人员数量设置总护士长，负责社区卫生服务中心及站的护理管理工作。社区卫生服务站设护士长（或护理组长）负责社区卫生服务站的护理管理工作，接受站长和中心总护士长的双重工作管理。

三、社区护理管理的制度与职责

社区卫生服务机构要根据各自的实际情况，在卫生行政部门的具体要求下制定符合本机构的社区护理管理制度与职责。

（一）社区护理管理制度

社区护理管理制度包括抢救制度、治疗室工作制度、查对制度、消毒隔离制度、急救药品管理制度、器械设备及物品管理制度、护理不良事件登记报告制度、社区服务站健康教育器材管理制度、社区护士继续教育制度等。

（二）社区护理管理职责

1．社区总护士长职责

（1）在中心主任及业务主任领导下，负责中心护理业务和行政管理工作。

（2）制订护理工作计划并组织落实。

（3）制订和修订中心护理规章制度并组织实施。

（4）与人事部门合作，完成护理人员的调动、晋升、奖惩等工作。

（5）实施护理人员教育与业务技术训练，提高护理人员综合素质。

（6）定期检查评价护理质量，防止差错、事故发生。

（7）负责护理专业学生及进修人员的临床教学，认真完成教学与实习计划。

（8）了解国内外社区护理发展动态，组织护理科研和技术革新，开展学术交流活动。

2．社区护士长职责

（1）在社区卫生服务站站长和总护士长的领导下，完成社区卫生服务站护理管理工作。

（2）制订社区卫生服务站的护理工作计划并组织实施，严防差错事故发生。

（3）了解辖区居民人口结构、流行病调查情况及环境与健康的关系。

（4）协助站长对药品、器材、物资进行分类妥善管理。

（5）加强个案及家庭访视的管理，做好家访记录、护理病历书写。

（6）培养社区护士和促进医院护士向社区专科护士转化。

（7）定期组织各社区卫生服务站护士业务学习、技术训练及考核。

（8）掌握社区急、慢性病治疗、控制情况，慢性病患者健康知识知晓率，患者满意率。

（9）培训护士关于疾病发生的规律、传染和流行过程及护理措施等知识与技能。

3．社区护士职责

（1）参与社区诊断工作，负责辖区内人群护理信息的收集、整理及统计分析。了解社区人群健康状况及分布情况，注意发现社区人群的健康问题和影响因素，参与对社区人群可能接触的对人群有影响的不良因素的监测工作。

（2）参与对社区人群的健康教育与咨询、行为干预与筛查、健康档案的建立、高危人群监测和规范管理工作。

（3）参与社区传染病预防与控制工作，参与预防传染病的知识培训，提供一般消毒、隔离技术等护理技术指导与咨询。

（4）参与完成社区儿童的计划免疫任务。

（5）参与社区康复、精神卫生、慢性病防治与管理、营养指导工作。重点对老年患者、慢性病患者、残疾人、婴幼儿、围生期妇女提供康复和护理服务。

（6）承担诊断明确的居家患者的访视、护理工作，提高基础或专科护理服务，配合医生进行病情观察与治疗，为患者与家属提供健康教育、护理指导和咨询服务。

（7）承担就诊患者的护理工作。

（8）为临终患者提供临终关怀护理服务。

随堂测 2-3

第三节　社区护理工作中的风险识别与防范

一、社区护理安全问题与防范

安全是人类最基本的需求，社区护理工作内容和工作场所涉及进入社区、家庭的特殊性，增加了工作的风险性。能够及时发现并有效处理各类风险，主动进行服务形式调整，防范和化解医疗和护理纠纷，保证护患双方的安全是社区护理安全管理的重要内容。

（一）社区护理安全危险因素

1．社区卫生服务机构管理存在缺陷 社区护理管理制度不健全、对社区护理人员业务培训不到位、社区护理服务执业规范教育缺乏、社区服务设备器材不能满足需要、对于护理安全风险防范管理不科学等，是社区护理安全的重要危险因素。

2．人员配置不足 社区护理人员配置不足，不能满足社区护理工作基本要求。

3．护士道德水平和技术水平低 社区护理人员整体素质不高、责任心不强、护理行为不当可造成患者做出不安全的行为；业务技术水平低则不能很好地处理社区或家庭护理中出现的问题。

4．沟通协调能力不强 社区护理人员与患者和照护者之间如沟通不畅，容易造成误解。

5．患者对治疗护理的依从性差 在家庭护理中，患者如对护理行为的不理解或依从性差，可造成护理安全隐患。

（二）社区护理安全隐患防范

1．重视社区护理安全管理工作 合理配置人员，完善护理安全管理制度，合理配备护理仪器设备，满足社区护理工作需要。

2．加强社区护理安全风险监控 制定并落实与社区护理相关的规章制度，对护理环节质量进行管理，及时分析、总结护理安全隐患，提高安全意识。

3．建立社区护理岗位技能培训制度 定期对社区护理人员进行理论知识、操作技能、服务规范、沟通能力等综合培训、考核，提高社区护理人员的业务能力。

4．护理安全教育制度化 定期组织护士学习《医疗机构管理条例》《医疗事故处理条例》等法律法规，提高防范意识。

5．加强沟通技巧培训 社区护理人员需要充分尊重、理解患者，善于换位思维，应用通俗易懂的语言等沟通技巧，融洽与社区居民的关系。

6．做好社区护理文件的记录整理 护理记录作为护理过程的重要文件，是发生纠纷时的法律依据，应规范护理过程的记录，确保其真实、准确、及时、完整、无涂改。

（三）社区护理不良事件管理

社区护理不良事件管理在国内尚无统一的管理规范。社区卫生服务机构可根据属地护理质量控制中心对医院护理不良事件管理的相关规定，制定适合本机构的不良事件管理制度。制定原则应考虑无责上报、上报表格填写便捷等因素。

1．设计护理不良事件上报表格，力求简单、清楚，便于填写。

2．建立无惩罚机制的无责匿名上报管理制度，使上报成为发现、解决、预防护理不良事件的有效手段。

3．定期培训护理不良事件管理相关制度及上报表格填写方法，加强宣传教育，使上报护理不良事件成为社区护理人员的自觉行为，成为社区护理安全管理的重要手段。

4．及时向上级主管部门上报，建立不良事件信息共享系统。

二、社区护理服务中的暴力行为防范

（一）法律保护

社区护理人员在从事社区护理工作时，经常需要进入社区和家庭从事医疗护理服务，在保证护理质量和安全的同时，也需要防范暴力伤害问题的发生，必要时寻求法律保护。《护士条例》第33条明确规定："扰乱医疗秩序，阻碍护士依法开展执业活动，侮辱、威胁、殴打护士，或者有其他侵犯护士合法权益行为的，由公安机关依照治安管理条例处罚的规定给予处罚；构成犯罪的，依法追究刑事责任。"

（二）预防措施

社区护理管理者要重视家庭访视工作中社区护士的职业安全问题，加强安全知识教育，提高防护意识，制定安全措施，避免暴力伤害的出现。

1. 访视前提前做好预约，对精神疾患或有暴力倾向的特殊患者要求必须有家人陪护。

2. 访视时避免衣着暴露，按规定穿着社区卫生服务机构统一的工作装，不戴贵重首饰。

3. 访视出发前应通知本科室同事，除检查携带护理用品外，必须携带手机，以便对外联系。

4. 尽量避免单人前往偏僻场所，如有特殊需要可要求其他医护人员同行。社区护士对家庭服务对象安全有疑虑，也有权要求其他医护人员同行。

5. 访视时如发现服务对象家中出现不安全因素，包括酗酒、吸毒、打架、武器等，应尽快离开。遇到情绪激动、发怒、有敌意、情绪反复无常的服务对象时，寻求照护人员、同事或警察帮助，立即结束访视工作。

6. 在规定的工作时间内进行家庭访视，不得擅自更改访视时间，如有特殊原因需在晚间访视，需要与机构管理部门汇报，得到允许后方可进行。

三、社区护理侵权行为及预防措施

（一）社区护理侵权行为

护理侵权是指护理人员在提供护理服务过程中因过失或故意而侵犯了被护理者的权利，依法应承担民事责任。社区护理人员在社区、家庭从事医疗护理工作中应注意避免一些侵权行为的发生。

1. 侵犯服务对象身体权　身体权是指公民个人对器官、肢体及其他组织的支配权。社区护理人员在护理过程中违反正确操作规程，错误使用仪器设备给患者造成身体损害，如肢体组织坏死问题，属于侵犯服务对象身体权。

2. 侵犯服务对象隐私权　隐私权是人的基本尊严，在医疗阶段有权保护私人信息、私人空间的隐瞒权、维护权、支配权等。因为治疗护理需要，社区护理人员往往知晓患者许多个人隐私，或在家庭护理过程中了解到一些患者家庭信息和隐私，应该保护患者隐私，不向他人透露。

3. 侵犯服务对象健康权　健康权指公民对自己的生命安全、身体组织器官的完整、生理功能及心理状态的健康所享有的权利。社区护理人员在社区护理服务过程中应履行解释、告知义务，充分尊重服务对象的健康权，不能违背服务对象意愿执行护理行为，侵犯服务对象健康权。

4. 侵犯服务对象肖像权　社区护理人员在社区护理服务及开展科研活动过程中，如需要收集相关的影像资料，应充分告知服务对象，获得允许后再收集，并告知照片等资料用途，不得用于宣传广告，避免侵害其肖像权。

案例 2-2

　　社区护士小张为家庭病床患者老刘进行压疮护理，经过一段时间的精心护理，老刘康复效果很好，为留取工作资料小张给老刘进行拍照，并在未征得老刘同意的情况下作为社区健康宣教材料向社区内居民进行了展示。

　　请回答：

　　小张的行为侵犯了患者老刘哪些权利？

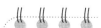

（二）社区护理工作侵权行为预防措施

1. 加强法律知识学习　定期组织学习《中华人民共和国侵权责任法》《医疗事故处理条例》等内容，掌握法律知识，提高法律意识，增强法制观念。

2. 履行告知义务　开展工作过程中履行告知义务，充分讲解，告知护理工作目的、意义，尊重服务对象的选择，根据服务内容签署相应的知情同意书。

3. 规范社区护理操作规程　定期进行护理技能培训、考核，不断强化规范执行护理操作规程，避免违规操作侵害服务对象的身体权、健康权等。

4. 完善护理记录，资料存档管理　在社区护理服务过程中，对相关资料按照规范认真进行记录，社区护理人员与服务对象双方签字，服务记录资料妥善归档保管，不得公开、私自借阅，以保护双方合法权益。

5. 规范护理行为　社区护理人员在从事护理服务过程中不得与服务对象发生经济等其他非职务工作往来，避免侵权问题发生。

四、社区医源性感染的预防与控制

（一）社区常见医源性感染

医源性感染是指在医学服务中，因病原体传播引起的感染。凡是在医疗、护理、预防过程中由于所用医疗器械、设备、药物、制剂、卫生材料、医务人员手或提供医学服务的环境污染导致的感染，均应称为医源性感染。随着国家大力开展社区卫生服务，医疗护理服务拓展进入社区、家庭，社区医务人员执行制度不严格增加了社区医源性感染的机会。社区常见的引起医源性感染的原因如下。

1. 因消毒灭菌不彻底，不合格的灭菌医疗器械造成医源性感染。

2. 静脉输液等操作不规范造成医源性感染。

3. 医疗废物未按规定处理，造成医疗废物引发医源性感染。

4. 执行消毒隔离措施不当，造成传染性疾病传播。

5. 抗生素使用不合理，造成医源性感染。

6. 社区医务人员手卫生执行不彻底，造成医源性感染。

（二）社区医源性感染的预防

1. 加强社区医院感染控制管理队伍建设　建立感染控制管理部门和培养专业管理人员，使医源性感染控制管理工作系统化、专业化。通过定期检查、监督、反馈，控制社区医源性感染。

2. 加强管理制度建设　在《医院医疗废物管理条例》《消毒管理办法》等法规指导下，建立、健全控制医源性感染的相关规章制度，并对工作人员进行培训，督促规范执行。家庭病床患者及家属不得自行处置医疗废物，社区护理人员需将医疗废物分类带回医疗机构处置。社区护士做好职业防护，防止锐器伤等发生。

3. 规范手的清洁消毒行为　社区护理人员进入家庭实施护理操作，应遵循《医疗机构医务人员手卫生规范》要求，操作前后进行手部清洁工作，可以使用普通肥皂按照"六步洗手法"，也可使用随身携带手部快速消毒液进行消毒处理，并用纸巾擦干。

4. 合理安排家庭访视顺序　在安排访视工作时应遵循医院感染规定，除危急患者先访视外，应先访视无感染患者再访视有感染患者，最后访视传染病患者，以避免访视护士将病原体带到其他访视家庭引起交叉感染。

5. 护理用具的消毒灭菌　消毒灭菌不彻底是医源性感染的一个重要原因，在社区护理服务中使用的各类用具都应根据消毒管理规范要求进行消毒灭菌处理，做好清洗、清洁、消毒、灭菌等每一个环节。

6. 医疗废物规范处理 社区护理人员在规范进行中心内部医疗废物管理的同时，对于家庭病床诊疗产生的医疗废物应带回医疗机构进行处理，不能流入社会。

7. 合理使用抗生素 社区医疗需合理检查、合理使用抗生素，避免因滥用抗生素引发医源性感染。

小 结

本章首先介绍了社区护理管理的概念和职能，就管理职能的计划职能、组织职能、领导职能、控制职能等方面的内容进行了介绍。然后介绍了社区护理管理的内容，包括制度建立与实施、业务管理、人力资源管理、仪器设备管理、药品管理、物品管理、经济核算、信息管理、科研管理等。另外，还介绍了社区护理质量管理方法、社区护理管理相关的政策法规、社区卫生服务组织及机构。最后，阐述了社区护理安全风险管理及社区护理服务中暴力行为防范，从而提高社区护理人员的防护意识。

 思考题

1. 社区护理管理内容有哪些？
2. 社区护理服务中暴力行为的防范措施有哪些？
3. 社区医源性感染的预防措施有哪些？

(焦凌梅)

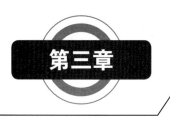

第三章 流行病学在社区护理中的应用

导学目标

通过本章的学习，学生应能够：

◆ **基本目标**

1. 说明流行病学的定义及内涵；描述疾病流行强度、地区分布和时间分布的相关概念。

2. 解释三级预防的目的及内容；举例说明流行病学在社区护理中的作用。

3. 运用公式正确计算各项生命统计指标，发现人群健康问题。

◆ **发展目标**

1. 综合运用流行病学方法进行社区护理研究，解决社区护理中的常见流行病学的问题。

2. 运用适当的流行病学指标评价社区的健康状况。

◆ **思政目标**

1. 树立严谨诚信的科研态度及求真思辨的科学素养。

2. 具有强烈的使命感与责任感及心系群众健康的仁爱之心。

流行病学是人类与疾病斗争的过程中逐渐发展起来的一门应用学科，同时也是现代医学重要的方法学。过去 100 年来，流行病学在促进健康、疾病防控方面发挥了巨大的作用。掌握流行病学的相关知识，可以更好地帮助社区护士把握社区人群的健康状况及流行病学特点，为有针对性地开展护理干预提供参考。

第一节 概 述

案例 3-1

2020 年 11 月 17 日，WHO 发布《加速消除宫颈癌全球战略》，到 2030 年，WHO 希望完成以下目标：90% 的女孩在 15 岁之前完成 HPV 疫苗接种；70% 的妇女在 35 岁和 45 岁时接受高效监测方法的筛查；90% 确诊宫颈癌的妇女得到治疗。

请回答：

1. 以上 WHO 希望完成的 3 个目标分别为几级预防策略？

2. 社区护士应采取哪些措施来促进该目标的实现？

学习与掌握流行病学基本原理与方法，可帮助社区护士从群体的角度认识疾病或健康问题，增强分析与解决问题的能力，提高社区护理服务水平，为从事社区护理实践奠定基础。

一、流行病学的定义及相关概念

（一）定义

流行病学（epidemiology）是一门重要的基础学科，又被作为方法学而广泛应用于医学领域中。流行病学的定义随着社会与医学的发展不断改变，目前国内对流行病学的定义为：研究在人群中疾病与健康状况的分布及其影响因素，并研究预防控制疾病及促进健康的策略和措施的科学。该定义包括4个基本内涵：①研究对象是从人群角度研究其疾病和健康问题；②研究内容包括疾病、伤害和健康三个层次；③研究重点是从疾病的分布出发，揭示影响和决定疾病分布的因素及流行特征；④研究目的是预防、控制疾病及增进人群的健康水平。

（二）相关概念

1. 病因　流行病学研究中的很多问题都是围绕着病因和病因推断展开的，因此，对病因的界定也是流行病学很重要的内容。现代流行病学病因观认为，病因是使人群发病概率升高的因素，一般称为危险因素（risk factor）。常见的病因有遗传因素、环境因素和行为方式三类。

2. 暴露（exposure）　人们把一切感兴趣的、可能与研究疾病有关的因素称为暴露。暴露因素可以是有害的，也可以是有益的。如研究吸烟与肺癌的关系，吸烟是暴露因素；研究运动与骨质疏松的关系，运动就是暴露因素。

3. 疾病分布（distributions of diseases）　是以疾病的频率为指标，描述疾病在不同人群、地区和时间的分布特征（又称三间分布）及其发生与发展规律，是各种流行病学研究方法的基础。疾病分布是一个动态变化的过程，可受病因、环境、人群特征等影响而发生变化。

（1）描述疾病时间分布的术语

1）短期波动：又称时点流行，是指短时间内突然发生许多症状相似的患者。短期波动多由同一致病因素或共同的传播途径所致，如食物中毒、痢疾、伤寒。其含义与暴发相近，区别在于短期波动往往用于较大数量的人群，暴发常用于较少数量的人群。

2）季节性：指有些疾病在一定季节内呈现发病率升高的现象。如呼吸道传染病冬春季高发。各种气象条件、媒介昆虫、动物的生长繁殖、居民的生活方式、风俗习惯、卫生条件等都能影响发病的季节性。

3）周期性：指疾病每隔一段时间发生一次流行，呈规律性。疾病的周期性变化多见于呼吸道传染病，如未普及疫苗接种前的麻疹。周期性的长短与人群免疫力及病原体的变异速度有关。了解疾病的周期性变化规律，对致病因素的探讨、预测疾病的流行及制定相应的防治对策非常重要。

4）长期趋势：又称长期变异、长期变动，是指某种疾病经过相当长时间（数年乃至数十年）后，其发病率、死亡率、临床表现、病原体型别等随着人类生活条件的改变、医疗技术的进步发生显著变化。长期趋势可能与病原体的种类、毒力、致病力的变异、机体的免疫状况、诊治条件、药物疗效等的变化有关。观察分析疾病发病、死亡的长期趋势，可为揭示流行因素、评价预防与控制效果、修正预防与控制措施等提供参考。

（2）描述疾病地区分布的术语

1）地方性：某种疾病经常在某一个地区或某一人群中相对稳定且经常发生，无需从外地输入，称为地方性。局限于特定地区内相对稳定并经常发生的疾病，称为地方病。

2）输入性：又称外来性疾病，是指疾病在本国不存在或已消灭，目前病例是从国外传入的。如我国发现的首例获得性免疫缺陷综合征（简称艾滋病）是由国外输入的。

（3）疾病的人群分布：指人群的不同特征与疾病发生的关系，如年龄、性别、民族和职业。研究疾病在不同人群中的分布特征，可帮助人们确定高危人群，探索病因及流行因素，更好地采取预防措施。年龄与疾病的关联最强，几乎所有疾病的发病率均与年龄有关。如维生素 D 缺乏性佝偻病是 3 岁以下儿童的高发疾病；乳腺癌在 30 岁以后发病率上升，45 ～ 55 岁达到高峰，停经后再度升高。

（4）描述疾病流行强度的术语：疾病流行强度是指在一定时期内，某人群中发病数量的变化，以及各病例间的联系强度。常用散发、暴发及流行等表示。

1）散发（sporadic）：指疾病发病率维持在历年一般水平，病例散在发生或零星出现，各病例间在发病时间和地点上无明显联系。确定疾病是否散发时，通常与该地区前 3 年的发病率比较，如果未超过历年发病率水平时为散发。常用散发来描述某病在范围较大的地区（如区、县）的流行强度。

2）暴发（outbreak）：指短时间内在一个局部地区或集体单位中突然出现许多症状相似的患者。这些患者的传染源或传播途径通常相同。多数患者的症状出现在该病的最长潜伏期内，如集体食物中毒、幼托机构的麻疹暴发。

3）流行（epidemic）：指在某地区内，某病发病率显著超过该病历年散发发病率水平。流行与散发是相对的，各地应根据不同病种、不同时间、不同历史情况对疾病是否流行进行判定。有时疾病可迅速蔓延，波及面广，发病率超过该地流行水平时，则称为大流行。如流行性感冒、霍乱、新型冠状病毒肺炎引起的世界大流行。

随堂测 3-3

二、流行病学的功能及应用

（一）流行病学的主要功能

1. 描述疾病及健康状况的分布 流行病学描述疾病和健康状况在不同人群、时间及地区分布特点及变化规律。

2. 预测疾病 通过疾病的监测，收集有关暴露与疾病的资料，预测疾病的发生情况，为预防疾病的发生和流行提供信息。

3. 探索病因及危险因素 分析疾病和健康状况不同分布状态的原因或危险因素，为疾病的预防与控制提供证据。

4. 提出疾病预防策略 研究影响疾病和健康状况的因素，提出有针对性的疾病预防策略和措施。

（二）流行病学的应用

1. 研究人群健康与疾病的发展规律 流行病学对于疾病或健康事件发生的描述有助于发现疾病在时间、地区和人群中的分布特点，为认识疾病提供基本的资料。此外，对疾病及干预措施进行监测也需要用到流行病学方法。

2. 疾病病因探索与疾病预防 流行病学最主要的研究内容之一是探讨疾病的病因。只有明确病因，才能采取有针对性的预防和控制措施。如吸烟与肺癌、输血与乙型肝炎、妊娠期吸烟与胎儿畸形等均是在进行流行病学研究之后逐步明确病因的。通过流行病学的研究，可确定疾病的风险因素，并可对个体进行疾病风险预测，确定个体患病的概率，从而有针对性地进行疾病预防。

3. 社区卫生诊断与卫生决策 根据社区疾病的发病率、患病率与死亡率的水平，分析这些健康问题的相对重要性，确定需要优先干预的健康问题及危险因素，从而制订有针对性的社区卫生服务规划，明确卫生服务的工作重点。

4. 疾病诊断、治疗与干预措施的效果评价 通过对特定人群的筛查，发现可疑和早期患者，达到早发现、早诊断、早治疗的目的。应用流行病学的方法，可以科学地评价药物、疗法及疾病预防干预措施的效果。此外，应用流行病学方法也可对疾病预后进行评价。

知识链接

中国公共卫生之父：陈志潜

　　陈志潜（1903—2000）是国际知名的公共卫生学家，中国社区医学创始人，被誉为"中国公共卫生之父"。他在流行病学调查的基础上，提出建立农村地区"村-乡-县"三级卫生保健服务模式，致力于疾病预防、改善当地卫生条件和健康教育等工作，取得了巨大成功。该模式被誉为"定县模式"，是现代流行病学深入中国农村的伟大实践，成功地解决了为大多数农民提供医疗保健服务的难题，被世卫组织采纳。中华人民共和国成立后很长一段时间他在农村带领学生防病治病，从不计较个人得失。"文革"后期，他回到学校从事肺尘埃沉着病（又称尘肺）的诊断与治疗。陈教授退休后仍继续为农村卫生事业和公共卫生教育奔走，争取国际支持，深入基层调研。直到去世前4年，93岁高龄的他还到什邡市乡卫生院指导工作。

三、疾病的自然史和三级预防

（一）疾病的自然史

　　疾病的自然史是指在没有人为干预的情况下（不受治疗的影响），疾病发生、发展的整个过程。疾病的自然史分为群体疾病的自然史和个体疾病的自然史。群体疾病的自然史指疾病在人群中发生、发展和消长的过程。个体疾病的自然史指疾病在个体身上的发生、发展至死亡或恢复等的全过程。了解疾病的自然史，将有助于了解疾病的发生、发展规律，有助于预防和发现疾病。疾病自然史分为4个阶段：易患病期、临床前期、临床期、康复期。

　　1. 易患病期　指疾病尚未发生，但是与该疾病相关的危险因素已经存在于体内或环境中。例如，血脂异常和高血压是冠状动脉粥样硬化的危险因素，吸烟和大气污染是肺癌的危险因素。

　　2. 临床前期　指致病因子已导致体内发生病理变化，通常该变化未达到临床诊断水平且尚无临床症状出现。

　　3. 临床期　指患者体内的结构或功能均有明显的变化，已经出现典型的临床症状和体征。

　　4. 康复期（残障期）　疾病发展到临床期之后，患者可能痊愈，也可能留有轻重不等的后遗症，产生暂时性或永久性的残障，但患者仍有康复的机会。

（二）疾病的三级预防

　　三级预防是公共卫生领域的工作框架，是以疾病的自然史为依据，在疾病自然史的不同阶段采取相应的公共卫生分级预防措施，以最大限度地减少疾病的危害。三级预防即病因预防、临床前期预防、临床预防。

　　1. 一级预防（primary prevention）　又称病因预防，是在疾病或伤害尚未发生时，针对危险因素采取的预防措施，降低有害暴露的水平，增强个体对抗有害暴露的能力，以预防疾病或伤害的发生，或推迟疾病的发生。其主要措施包括两方面。

　　（1）健康促进：是通过创造促进健康的环境，使人们避免或减少对危险因素的暴露，改变机体的易感性，使机体免于发病，以降低人群的发病率。可通过健康教育、自我保健和环境保护与检测等手段，促使个体获得健康的行为和生活方式，避免和减少危险因素，达到预防疾病的目的。

　　（2）健康保护：是对病因明确或具备特异预防手段的疾病所采取的措施，以预防和消除病因。如增加饮水中氟的含量来预防儿童龋齿的发生、免疫接种预防传染病、孕前补充叶酸预防神经管缺陷、合理使用安全带以避免安全隐患。

一级预防往往采用双向策略（全人群策略和高危策略），即把对整个人群的普遍预防和高危人群的重点预防结合起来，以提高预防效率。全人群策略是通过消除有害暴露，特别是个体难以察觉或控制的环境暴露，或针对人群中有害暴露的决定因素采取措施，降低整个人群有害暴露的水平及总的疾病负担。高危策略更符合成本效益原则，是有选择地对致病危险性增高的个体进行干预，降低危险暴露水平及其未来发病的风险。

2．二级预防（secondary prevention）　又称临床前期预防，即在疾病的临床前期做好早发现、早诊断和早治疗的预防措施，可防止疾病的扩散，减缓疾病发展进程，改善患者的预后。在慢性病的预防中，二级预防至关重要。疾病的早发现可通过普查、筛检、定期体检和高危人群重点项目检查等方法实现。如通过粪便隐血、结肠镜检查对 50 岁以上的人群筛查大肠癌。做好二级预防最主要的方法是对人们进行健康教育，提高其预防疾病的知识及自我检查的水平，使人们认识到早治疗的重要性，减少人为延误，同时提高医务人员的诊断水平和医疗部门的疾病检测技术。

3．三级预防（tertiary prevention）　又称临床预防，是指对已患病者采取对症治疗和康复治疗等措施，以预防并发症，防止疾病恶化，防止伤残，最大限度地恢复个体的机体与社会功能，提高生活质量。三级预防旨在降低疾病与残疾给个体、家庭和社会带来的负担。

在疾病防治过程中，三级预防是一个有机的整体。三级预防在概念上或实践中有时会有一定的重叠。同类措施会因疾病不同而属于不同级的预防。如治疗高血压，属于二级预防和三级预防，但对于预防心血管病来说则属于一级预防策略。有学者提出应在一级预防之前增加初始预防（也称零级预防），即强调政府政策及经济支持、舆论、社会参与等方面的责任，使影响健康的危险因素不发生或少发生，使预防工作的关口前移。

随堂测 3-4

第二节　流行病学方法在社区护理中的应用

案例 3-2

社区护士小李的嫂子被诊断为宫颈癌，需要住院手术治疗。小李通过查阅文献，得知宫颈癌的死亡率较高，且呈逐年增加趋势。小李想了解一下她所在社区女性居民宫颈癌的流行病学特点及居民的防控情况，以为早期干预提供参考。

请回答：

1．社区护士小李应采用何种方法了解本社区女性居民宫颈癌的发病率与流行病学特点？实施该方法时应遵循哪些原则？

2．社区护士小李想要了解本社区女性居民宫颈癌的防治意识，该选取哪种研究方法？

3．社区护士小李想提高本社区女性居民宫颈癌的防治意识，该选取哪种研究方法？

一、流行病学与社区护理的关系

（一）社区护理工作中离不开流行病学原理及方法的应用

社区护士在社区护理实践中，要运用流行病学的方法，收集社区卫生资源和居民健康相关的资料，并对收集的资料进行整理、归纳、统计、分析，以全面掌握社区人群的健康状况、影响因素及卫生保健需求，以便更有针对性地提出社区护理诊断，制订社区护理计划，提出有针对性的干预措施。此外，实施计划的过程中，可以利用流行病学的原则和要求，进行质量控制，减少误差等。因此，社区护士需要掌握相关的流行病学方法，以提高社区护理的工作质量。

（二）在人群的健康目标上社区护理与流行病学具有一致性

社区护理的主要任务是促进社区人群健康、预防疾病，这与流行病学的研究方向是一致的。流行病学不仅仅是一门方法学，更是一门预防和控制疾病、促进健康的实用学科。掌握流行病学的方法，可帮助社区护士树立"以群体的健康为中心"的观念，并采用科学的方法，把握疾病在人群中发生、分布与变化的规律，更全面地认识疾病与健康问题，明确疾病的危险因素，提出更有效的预防与干预策略，从而更好地预防社区急、慢性疾病，达到保护社区居民的健康，维护及提高人们健康水平的目的。同时，可增强社区护士分析与解决问题的能力，以更好地发挥社区护士在疾病预防与健康促进中的作用。

知识链接

南丁格尔与玫瑰图

弗洛伦斯·南丁格尔是现代护理事业的创始人，也是英国皇家统计学会和美国统计学会的会员，是统计图形领域的先驱。1854 年，英国、法国、土耳其和俄国爆发了克里米亚战争，南丁格尔主动请缨，带领 38 位女性志愿者来到前线照顾受伤的士兵。在坚实的统计学背景下，她敏锐地发现了大多数士兵的死因不是由于战争，而是因为糟糕的卫生条件导致的感染，于是她从改善病房环境开始对士兵进行无微不至的照顾，仅半年时间，使伤病员死亡率从 42% 下降到 2.2%。她用玫瑰图的形式展示了受伤士兵在医院不同月份的死亡率，以肯定公共卫生的作用，并用这张图说服了英国政府通过了其医事改革的提案，即改善医疗条件，增加在公共卫生方面的投入，挽救了成千上万人的生命。

资料来源：邓力．南丁格尔玫瑰图 [J]．中国统计，2017（06）：34-36．

二、社区护理服务中常用的流行病学方法

社区护士作为社区人群健康的维护者与促进者，要了解社区居民的健康状况、明确社区存在的健康问题及其影响因素、做好三级预防工作等都需要流行病学方法的指导。因此，社区护士应掌握社区中常用的流行病学研究方法，包括描述性研究、分析性研究、实验性研究、理论性研究。

（一）描述性研究

描述性研究（descriptive study）又称描述流行病学，是流行病学研究的基本步骤，也是最基本、最常用的流行病学方法，属于观察性研究的范畴。它是采取定量研究方法来描述疾病或健康事件在人群中的流行状况、发生频率、速度、分布和变化动态，并建立病因假设，是分析性研究的基础。因此，描述性研究是社区护理评估的常用方法，还可用于评价公共卫生措施的实施效果。这里主要介绍描述性研究中的现况研究、筛检和生态学研究。

1. 现况研究 又称横断面研究（cross sectional study），是在特定时间内，对特定人群中疾病或健康状况及其影响因素进行调查的研究方法。其目的主要有：掌握目标人群疾病患病率及其分布特征；为疾病病因分析提供线索；确定高危人群并早期发现患者；评价疾病防治措施

随堂测 3-5

的效果。现况研究不能判断暴露因素和疾病在时间上的先后顺序，研究发现的病例不是新发病例而是现患病例，不能证实暴露与疾病的因果关系。根据研究对象的范围不同，现况研究分为普查和抽样调查两类。

（1）普查（census）：是指研究者在特定时间内，对特定范围内的全部人群进行调查。其目的是早期发现患者，了解疾病或健康状态的分布特征。普查时需注意：普查的疾病应具有较高的患病率；有简单而准确的检测方法；对查出的病例有切实有效的治疗方法。普查能全面描述疾病的分布特征，及时发现人群中的全部病例，不存在抽样误差，如对疫区人群的核酸检测。但普查需要耗费大量的人力、物力和财力，工作量较大，组织工作复杂，调查质量不易控制，不适用于发病率较低的疾病。

（2）抽样调查（sampling survey）：是指从研究总体中抽取部分有代表性的观察对象组成样本，通过样本信息推断总体特征的调查方法。抽样时应注意：尽可能采用随机抽样，样本含量要足够。抽样调查的优点是省时、省力，但抽样调查设计、实施与资料分析较普查复杂，存在抽样误差，不适用于变异过大的变量和患病率太低的疾病的调查。

随堂测 3-6

2. 筛检（screening） 是指应用快速试验、检查或其他方法，从表面健康的人群中发现某病的可疑患者。筛检的主要目的是对患者早发现、早诊断、早治疗。筛检还可以评价新的检验技术和新的诊断仪器的诊断效果。开展筛检工作需要遵循下列原则：①筛检的疾病已有有效的治疗方法；②筛检的疾病已成为严重的公共卫生问题；③筛检出的可疑患者有能力接受进一步的诊断和治疗；④有合适的筛检方法，筛检试验快速、简便、安全、可靠、灵敏、特异、有效；⑤筛检的领先时间应足够长，以便对患者进行及时的诊断与治疗；⑥应进行成本 - 效益分析，权衡利弊得失。因此，筛检仅是一种初步检查方法，不能将筛检结果作为诊断依据，筛检阳性者应该接受进一步的诊断和治疗。

3. 生态学研究（ecologic study） 是以群体为基本单位，研究某种暴露因素与疾病或健康之间的关系，亦称相关性研究。生态学研究最显著的优点是可对病因未明的疾病提供病因线索，以进行深入研究。生态学研究被广泛用于慢性病的病因学研究，或探讨环境因素与人群健康或疾病的关系，如研究社区老年人衰弱与跌倒发生的相关性。生态学研究主要的缺点是生态学谬误，即研究结果与真实情况不符。当通过生态学研究发现暴露和疾病之间有联系时，应该再进行其他类型的研究以进一步确定这种联系。

（二）分析性研究

分析性研究（analytic study）是通过调查分析，检验描述流行病学提出的假设，并进行进一步验证的研究方法。分析性研究主要包括病例对照研究和队列研究，其目的都在于探索暴露与疾病之间的流行病学因果关系。

1. 病例对照研究（case control study） 又称回顾性研究，是以患有某病的患者为病例组，以未患该病但其他条件与患者相似的人为对照组，通过收集两组既往各种可能危险因素的暴露情况，比较两组间的暴露比例，以判断危险因素与疾病之间的关联及联系强度，从而达到探索和检验病因假说的目的的一种观察性研究方法。病例对照研究主要用于探索疾病的危险因素或公共卫生事件的影响因素等。观察方向是由"果"到"因"，即已知患某病或不患某病，再追溯其可能与疾病有关的病因，所以又称为"回顾性研究"。病例对照研究只能就研究因素和研究疾病是否有统计学联系做出判断，研究结论不能作为病因学的结论，对因果关系的论证强度较队列研究差。

2. 队列研究（cohort study） 又称随访研究、纵向研究等，是根据研究人群是否暴露于某种研究因素及其暴露程度分为不同的组别，随访追踪观察一段时间，比较各组之间结局的差异，从而判断暴露因素与结局之间的因果关联及关联强度的一种观察性研究方法。如探讨食用泡菜、幽门螺旋杆菌感染及遗传因素是否与胃癌有关。队列研究可用于验证病因假设，是由

"因"到"果"的研究，即先知道暴露因素，再纵向观察结果。暴露因素是客观、自然存在于研究对象的，不是研究者施加给研究对象的，与实验研究有本质的区别。队列研究的优点是无回忆偏倚，可分析一种暴露因素与多种疾病的关联及探讨剂量 - 反应关系。其局限性是花费的时间长，人力、物力耗费较高，容易出现失访偏倚，不适用于罕见病的病因学研究。

科研小提示

老年人握力与跌倒的关系尚不明确，可设计队列研究证明其关系。

（三）实验性研究

实验性研究（experimental study）又称干预研究，是将来自同一总体的研究人群随机分为实验组和对照组，对实验组施加某种干预措施，而不给予对照组该措施，通过追踪观察一段时间后，比较两组结局的差异，以判断该干预措施效果的一种前瞻性研究方法。一般根据研究对象及研究目的不同，将实验性研究分为临床试验、现场试验和社区干预试验；根据实验过程中是否设对照组或是否随机分配，将其分为真实验和类实验。

1. 临床试验（clinical trial） 是以患者或正常人为研究对象，在医院或其他医疗照护环境下进行的实验。临床试验的目的往往是评价某种疾病新疗法的效果。临床随机对照试验是此类实验中应用最广的一种，需要遵循随机、对照、均衡、重复和双盲的原则。

2. 现场试验（field trial） 是以尚未患所研究疾病或高危的个体作为研究对象，将其分为实验组和对照组，对实验组施加某些干预措施，对照组不给予该措施，随访观察并比较两组结局的差异，从而评价该干预措施的效果。如疫苗接种一般以个体为单位，属于现场试验。常用于评价某些预防措施的效果和验证病因，其研究现场在社区，接受干预措施的单位是个体。

3. 社区干预试验（community trial） 又称社区试验，是以自然人群作为研究对象，以在整体人群水平上对某种预防措施或方法进行效果评价的研究。根据研究目的不同，接受干预措施的基本单位可以是整个社区人群，或其中的某个亚群。如饮水加氟预防龋齿以社区人群整体为观察单位，评价食盐加碘预防地方性碘缺乏病的效果则以家庭为观察单位。社区干预试验常用于评价某些难以落实到个体的预防措施的效果。社区干预试验分为解释性试验和实用性试验。

（1）解释性试验：是在早期做的小规模研究，用来验证一种治疗方法或新干预措施在理想实验条件下的效果。通常选择在大型健康中心进行，受试者需要严格符合受试条件，并具有良好的依从性，如高危人群或志愿者构成的研究人群。受试者除了要治疗的疾病外通常不合并其他疾病，以控制除干预措施之外的其他变量，达到最大化内部准确度的目的。解释性试验对于干预措施在社区水平上是否可行考虑较少，推广到一般人群可能存在一定的局限性。

（2）实用性试验：又称为示范性试验，是在后期做的大规模研究，用来衡量一种治疗方法或初步证实有效的干预措施在日常临床实践中的效果，为大范围推广提供示范。实用性试验着重考虑的是干预措施在推广人群中的可行性和实际有效性，追求最大程度的外部准确度，以使结果具有外推性。纳入的研究对象要有代表性，通常不进行严格限制，这些研究对象可呈现不同的依从性，可具有一些合并症，已经（或正在）使用其他的药物，以尽可能接近临床实际情况。实用性试验样本量相对较大、随访时间相对较长。

（四）理论性研究

理论性研究（theoretical study），又称理论流行病学（theoretical epidemiology）、流行病学理论研究，是利用调查得到的数据，用数学语言表述已知疾病流行或卫生事件发生过程中各主要环节变化规律的方法。流行病学数学模型使用不同符号代表有关病因、环境和机体诸因素，把掌握到的某病规律性用各种符号和数字组成数学公式，当此公式能经受实际考验时，即上升为理论。通过理论性研究可深入理解疾病的流行机制，指导和修改疾病的防治策略和措施。

三、社区人群健康水平的测定

社区护理人员掌握社区人群健康水平测定的指标，有助于认识社区内疾病的分布情况及其影响因素，为制订社区干预计划提供参考。

（一）反映社区人群健康状况常用的疾病率指标

1. 发病频率测量指标

（1）发病率（incidence rate）：指在一定期间内（通常为 1 年），特定人群中某病新发病例出现的频率。发病率是描述疾病流行强度的指标，反映疾病对人群健康影响的程度。常用于描述疾病的流行特征，探索病因及评价防治效果等。其计算公式如下：

$$发病率 = \frac{一定期间内某人群中某病新发病例数}{同期暴露人口数} \times K$$

式中，$K = 100\%$，$1000‰$或 $10\ 000/10\ 000$ 等。

（2）罹患率（attack rate）：也是反映新发病例的指标，通常是指在小范围短时间内的发病率。观察时间以日、周或月为单位。罹患率的优点是可以根据暴露程度精确测量发病率，适用于局部地区疾病暴发流行的描述，如食物中毒、职业中毒、传染病暴发。其计算公式如下：

$$罹患率 = \frac{观察期内某病新发病例数}{同期暴露人口数} \times K$$

式中，$K = 100\%$，$1000‰$。

（3）续发率（secondary attack rate）：又称二代发病率，是指在某些传染病最短潜伏期和最长潜伏期之间，易感接触者中发病人数占所有接触者总数的比例。续发率是疫情分析的常用指标，可用于比较传染病传染力的强弱，用于分析传染病的流行因素及评价防疫措施的效果。其计算公式如下：

$$续发率 = \frac{一个潜伏期内易感接触者中发病例数}{易感接触者总人口数} \times 100\%$$

在计算续发率时，要将首发病例从分子及分母中去除。要弄清楚首发病例的发病时间，如分不清首发病例时，可将发现的第一例视为首发病例。

2. 患病频率测量指标

（1）患病率（prevalence rate）：又称现患率，是指特定时期内，一定人群中某病新旧病例所占的比例。患病率可按观察时间分为时点患病率和期间患病率。患病率通常反映慢性病的流行情况及疾病负担，可为评估人群的健康状态、预测卫生服务需求和指导卫生规划提供依据。其计算公式如下：

$$患病率 = \frac{特定时间内一定人群中现患某病新旧病例数}{同期的平均人口数（被观察人数）} \times K$$

式中，$K = 100\%$，$1000‰$或 $10\ 000/10\ 000$ 等。

（2）感染率（infection rate）：是指某个时间内受检人群中，某病现有感染者人数所占的

随堂测 3-8

比例。感染率是评价人群健康状况的常用指标，常用于研究某些传染病、寄生虫病的感染情况和流行势态，为制定防治措施提供依据。其计算公式如下：

$$感染率 = \frac{受检者中某病感染人数}{受检人数} \times 100\%$$

3．死亡频率测量指标

（1）死亡率（mortality rate）：又称总死亡率或粗死亡率，是指某人群在一定期间（一般指 1 年）内，总死亡人数在该人群中所占比例。死亡率是测量人群死亡危险大小的最常用指标，可综合反映一个国家或地区的人群健康状况和卫生保健工作水平。其计算公式如下：

$$死亡率 = \frac{某人群某年死亡的总人数}{该人群同年平均人口数} \times K$$

式中，$K = 100\%$，$1000‰$或 $10\ 000/10\ 000$ 等。

$$孕产妇死亡率 = \frac{某年孕产妇死亡数}{同年内活产数} \times 10\ 000/10\ 000$$

$$新生儿死亡率 = \frac{某年 28 天内新生儿死亡数}{同年内活产数} \times 1000‰$$

（2）病死率（fatality rate）：指一定时期内某病全部患者中因该病死亡的比例。病死率表示确诊某病者的死亡概率，可反映疾病的严重程度和医疗水平，常用于急性传染病与慢性病。其计算公式如下：

$$病死率 = \frac{某时期内某病死亡人数}{同期患某病的人数} \times K$$

式中，$K = 100\%$，$1000‰$。

病死率与死亡率不同，死亡率计算时分母是平均人口数，包括所研究疾病的患者与非患者；而病死率的计算只与所研究疾病的患者有关。

（二）疾病负担指标

1．潜在减寿年数（potential years of life lost，PYLL） 是测量人群疾病负担的常用指标，是指某病某年龄组人群死亡者的期望寿命与实际死亡年龄之差的总和，是死亡所造成的寿命损失。它以期望寿命为基础，计算不同年龄死亡造成的潜在寿命损失年。PYLL 强调了早死对健康的影响，可准确评价疾病造成的死亡负担。该指标的用途主要有：可反映各种死因对人群寿命的危害程度；有助于确定该地区的重点疾病，为制定防治措施提供参考；可用于评价疾病的防治效果。

2．伤残调整寿命年（disability adjusted life year，DALY） 是指从发病到死亡所损失的全部健康寿命年，包括因早死所致的寿命损失年和疾病所致伤残引起的健康寿命损失年两部分。DALY 是一个定量计算因各种疾病造成早死或残疾对健康寿命年损失的综合指标，可对发病、失能、残疾和死亡进行综合分析，是测算疾病负担的主要指标。其主要用途包括：有助于从宏观上认识和控制疾病；可确定危害人群健康的主要疾病、高危人群及高发地区，为正确制定防治措施提供参考；同时可用于成本效益分析，确定最佳干预措施来防治重点疾病。

四、社区护理研究

（一）研究范围

1. 社区护理实践 社区护理实践研究范围广泛，涉及人的生命全周期与健康全过程。社区护士可从儿童、孕产妇、老年人、慢性病患者、残疾人及其他弱势群体的护理需求出发，加强与其他社区服务专业人员的合作，将流行病学和生命统计学的方法应用于社区护理实践中，借助互联网与物联网的技术手段，加强其健康管理、照护模式、服务体验等方面的研究。社区卫生服务机构可与不同层级医疗机构合作，构建连续性预防与管理照护模式，以减少患者的致病危险因素，提高人群的依从性、自我管理能力与生活质量。此外，社区护士还应具有循证意识，积极将研究成果应用到社区护理实践中，促进社区护理学科的发展。

2. 社区护理教育与管理 社区护士应积极进行与社区护理教育相关的研究，包括对社区护理人才培养模式、课程体系的建设、不同课堂与实践教学方法、教学评价、毕业后教育、继续教育等各个环节进行深入的研究，提高社区护理教学质量，加快与促进我国社区护理人才培养。此外，社区护士还应加强社区护理人力资源、岗位管理、绩效管理、社区护理质量指标、感染控制等方面的研究，以提高社区护理服务的质量。

（二）社区护理研究的原则

1. 创新性、科学性及效益性原则 在选题时，应基于当前社区护理实践的需要，要有创新性，力求创造性地研究该领域的前沿，或在原有研究基础上有所突破；设计要严谨，干预措施要有充分的科学依据；研究可获得好的预期效应，具有应用价值或社会经济效益。

2. 受益原则 应维护研究对象的利益，并尽可能使研究对象免于遭受伤害。

3. 知情同意原则 以最易理解的方式向研究对象解释试验目的、可能的受益和风险、试验程序及退出的权利等，以便研究对象做出理性决策，自愿参加，并签署知情同意书。

4. 公平原则 应确保所有研究对象得到公正与公平的对待，以及将利益与风险进行公平分配。

5. 匿名与保密原则 应充分尊重研究对象的隐私权，对其个人信息、行为和生活习惯、健康状况、病情及其他隐私等信息进行严格保密，未经本人许可，不得公开其个人信息。

6. 真实性与客观性原则 社区护理研究方法和结果应具真实性、客观性。

小 结

流行病学是研究在人群中疾病与健康状况的分布及其影响因素，并研究预防控制疾病及促进健康的策略和措施的科学。具有从人群角度，研究各种疾病、伤害和健康状态，揭示影响和决定疾病分布的因素及流行的特征，研究增进人群健康的策略的特点。流行病学提供的对社区人群健康维护的主要方法框架是三级预防，即病因预防、临床前期预防、临床预防。社区护士在社区常用的流行病学研究方法包括描述性研究、分析性研究、实验性研究、理论性研究。对社区人群健康水平的评定指标，主要包括反映社区人群健康状况常用的疾病率指标和疾病负担指标。

思考题

1. 三级预防的内容是什么？
2. 发病率与患病率有何区别？

3．队列研究的优点与局限性有哪些？

4．某社区 2020 年新诊断 200 名糖尿病患者，该社区年初人口数为 10 500 人，年末人口数为 10 800 人，在年初该社区有 800 名糖尿病患者，这一年内有 40 人死于糖尿病。问题：

（1）该社区糖尿病的发病率、病死率、死亡率各是多少？

（2）试计算 2020 年该社区糖尿病的患病率是多少。

（刘维维）

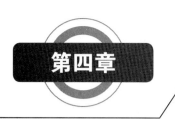

第四章 社区健康教育和健康促进

导学目标

通过本章内容的学习，学生应能够：

◆ **基本目标**

1. 复述健康教育和健康促进的概念并分析其区别和联系。
2. 归纳社区健康教育的对象、主要内容和程序。
3. 解释健康促进的领域、基本策略和计划设计模式。
4. 制订社区健康教育和健康促进计划。

◆ **发展目标**

1. 综合运用健康教育理论和技能对社区特定人群进行健康教育活动。
2. 运用格林模式对社区特定人群进行健康促进活动。

◆ **思政目标**

培养关爱公众、服务大众健康的职业意识，提升人道主义精神、人文关怀能力和沟通协作能力。

随着科学的进步、社会的发展和健康保健需求的增长，人们的健康观念正在从有病求医向预防疾病和促进健康转变。世界卫生组织将健康教育定位为疾病预防和控制的三大策略之一，推动了全球健康教育与健康促进活动的兴起，并正在逐步向纵深发展，已逐步形成完整的学科体系。2016 年，党中央、国务院做出健康中国战略的重大决策部署，强调坚持预防为主，倡导健康文明的生活方式，预防控制重大疾病。《健康中国行动（2019—2030 年）》提出到 2030 年，全民健康素养水平大幅提升，健康生活方式基本普及，居民主要健康影响因素得到有效控制，因重大慢性病导致的过早死亡率明显降低，人均健康预期寿命得到较大提高，居民主要健康指标水平进入高收入国家行列，健康公平基本实现，实现《"健康中国 2030"规划纲要》有关目标。当前，社区健康教育与健康促进已经成为普及健康知识、加强早期干预、促进社区居民健康、实现健康中国战略目标的重要基石。

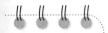

第一节 概 述

一、健康教育与健康促进的概念及关系

（一）基本概念

1. 健康教育（health education） 是有计划、有组织、有系统的教育活动，通过信息传播和行为干预，促使人们自觉地采纳有益于健康的行为和生活方式，消除或降低危险因素，从而预防疾病、促进健康和提高生活质量。健康教育是一门通过改变行为来促进健康的科学，其原理是运用社会学和流行病学方法诊断社区或人群的健康问题，找出健康教育的"靶"问题，并以提高科学认知为基础、以树立正确态度为关键、以掌握保健技能为支持、以改变行为为目标开展工作。我国的健康教育事业是从卫生宣传发展起来的，但健康教育的内涵和工作模式均不同于卫生宣传。卫生宣传是卫生知识、卫生政策的单向传播，侧重于人们知识的积累，不注重反馈和效果；而健康教育从计划、实施到评价是一个完整的工作过程。通过健康教育，帮助人们了解哪些行为是影响健康的，从而促进人们自觉地选择有益于健康的行为和生活方式。然而行为的改变是长期的、复杂的过程，同时行为与生活方式也受到社会习俗、文化背景、经济条件、卫生服务等许多因素的影响。健康教育的特点如下。

（1）健康教育以促进行为改变为核心目标：健康教育的一切活动最终都要落实到目标人群的行为改善上，改变人们不健康的行为和帮助人们建立健康行为是健康教育工作的核心目标。它与以减轻症状、治愈疾病为目标的临床医学和以消灭传染源、阻断传播途径、增强人体免疫力为目标的卫生防疫在促进健康的最终目的上是一致的，但是各自所要实现的中间目标各有不同。

（2）健康教育以传播、教育、干预为手段：健康教育所使用的手段与临床医学、生物医学所使用的手段有所不同，包括针对信息和知识的传播活动、针对态度和技能的教育活动与针对行为的直接干预活动。

（3）健康教育注重项目计划的设计：全面的、完整的健康教育项目应该从科学的设计开始，健康教育人员需要到人群和社区中去，对健康问题进行评估和分析，找出需要健康教育发挥作用的行为问题，并确定行为改变的目标，设计出实现行为改变目标的干预过程计划。

（4）健康教育具有多学科性：健康教育在充分吸收和运用医学、传播学、教育学、心理学、行为科学等多学科理论的基础上，形成自己独特的理论体系，具有交叉学科的特点，不仅具有自然科学的特征，更具有社会科学的特征；既是一门学科，具有自己的理论体系、技术和方法，也是一项工作，有其组织体系和工作标准。

（5）健康教育的效果评价具有长期性和连续性：健康教育的效果达成常常是一个反复的、循序渐进的过程。目标人群获得健康知识往往比较容易，但由知识转化为行为则相对较难，而由行为改变引起健康状况的改善则需要更长的时间，而且在评价中还要排除其他因素的干扰。因此健康教育效果的评价是一项复杂的工作。在实际工作中多以健康行为的改变作为效果评价的重点指标。

2. 健康促进（health promotion） 是指运用健康教育、组织、立法、政策和经济等综合手段，广泛动员和协调社会各相关部门及社区、家庭和个人参与，共同创造良好的社会和生态环境，维护和促进人类健康的一种社会行为和社会策略。健康促进包括健康教育及一切有益于人们健康的政策、法规、环境及组织的综合，它将健康教育与强有力的社会支持相结合，从而达到更显著的促进健康的社会效果。健康促进的核心是社会动员，它不仅把健康目标转化为社会目标与健康促进目标一致，同时采取一系列综合的、高效的动员社会、政治和群众方面力量的策略。

健康促进的基本特征如下。

（1）健康促进是将客观支持和主观参与融为一体，不仅包括健康教育的内容，还强调行为改变所需的组织、政策、经济、法律等各项支持策略，因此对促进行为改变的作用比较持久，并且带有约束性。

（2）健康促进涉及整个人群及人们社会生活的各个方面，不局限于某一部分人群。

（3）在疾病的三级预防中，健康促进强调一级预防甚至更早阶段，即避免暴露于各种行为、心理、社会环境的危险因素中。

（4）人群的健康知识和观念是主动参与的关键，通过健康教育激发领导者、社区和个人参与的愿望，营造促进健康的社会氛围是健康促进的基础。

知识链接

国外社区健康教育研究的最新趋势

1．研究目标——身体健康-精神健康协同促进 西方社区健康教育研究最初关注身体健康的促进提升。伴随现代社会的到来，个人在社会中的不确定性增加，精神压力和精神疾病成为威胁社会成员身心健康的重要因素。20世纪中叶，精神健康的维护和改善逐步引起理论和实践界的广泛关注，并迅速成为社区健康教育研究的重点。

2．研究方法——微观、中观和宏观系统分析 宏观层次研究分析社区健康教育的资源供给，中观层次研究分析资源调配，微观层次则注重资源利用。多层次管理的耦合机制成为社区健康教育研究的重要方向，极大提高了理论研究对现实实践的回应力和解释力。

3．研究视角——多元实施主体间的协作机制 深入分析社区健康教育与医疗机构发展、学校教育革新、卫生人才培养、政府职能转换之间的目标协同，深入探讨多元主体社区健康教育的实质协作机制。

4．研究热点——社区健康教育中的新技术运用 网络健康小组、网络研讨会等新兴模式体现了新技术运用于社区健康学习共同体的有机融合。技术与人的有机融合成为社区健康教育研究和实践的重要方向。

资料来源：张泉，耿爱生. 国外社区健康教育研究进展与启示 [J]. 中国健康教育，2021，37（6）：541-544.

（二）健康教育与健康促进的关系

健康教育和健康促进有着非常密切的联系，健康教育是健康促进的基础，是健康促进的组成要素之一，在健康促进中起主导作用，它不仅在促进个体行为改变中起重要作用，而且在领导者拓展健康教育的政治意愿、促进公众积极参与、寻求社会的全面支持等方面都起到极其重要的作用。健康促进是健康教育及能促使行为与环境改变的政策、法规、组织等的结合体，要求调动社会、政治和经济的广泛力量，改变影响人们健康的社会和物质环境条件，从而促进人们维护和提高自身健康的过程。健康教育必须有环境、政策的支持，才能逐步向健康促进发展。健康教育与健康促进之间的区别见表4-1。

随堂测 4-1

表4-1　健康教育与健康促进的区别

项目	健康教育	健康促进
主体	医护人员	政府或政策制定者
核心目标	改变行为	创造可持续的支持性环境
本质	通过教育改变行为	社会的健康目标转化为社会的健康行为
主要方法	知识传播＋行为干预	健康教育＋社会支持
效果	可引起知、信、行的变化，促进个体健康水平的提高，但难以持久	侧重于个体和群体健康水平的提高及效果的持久性

二、健康教育与健康促进相关理论

（一）健康教育相关理论

健康教育相关理论是在健康教育活动实践中形成的，描述健康相关行为演变过程的一系列概念、定义和命题的有机组合，通过确定健康相关行为及其影响因素之间的关系，用以指导、解释健康教育实践，预测健康相关行为的改变。

1. 知信行模式　健康教育的知信行模式（knowledge，attitude，belief，and practice，KABP或KAP）将人们行为的改变分为获取知识、产生信念及形成行为三个连续过程。"知"是知识和学习，"信"是正确的信念和积极的态度，"行"指的是行动。知信行模式认为，知识是建立积极、正确的信念与态度，进而改变健康相关行为的基础；信念与态度是行为改变的动力；行为是产生促进健康行为、消除危害健康行为等行为改变的过程。

从知识转化到行为改变是一个复杂的过程（图4-1），知、信、行三者之间存在着因果关系，但不存在必然关系。知识是基础，是行为改变的必要条件，但不是充分条件，即知识是行为改变必不可少的，但有了知识却并不一定会引起行为的落实或转变，其中两个关键的步骤是信念的确立和态度的转变。在信念确立以后，如果没有积极的态度转变，行为改变的目标就无法实现。因此，态度的转变是行为改变的前提和关键，要改变行为必须先改变态度。在健康教育过程中，知识的权威性越强、传播的感染力越强就越容易促进态度的改变，同时还应帮助教育对象充分认识到事态的严重性及改变行为的效果和效益。

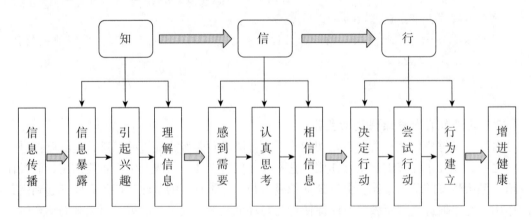

图4-1　知信行模式

2. 行为改变阶段模式（stages of change model，SCM）　此模式将人的行为变化解释为一个连续的、动态的、逐步推进的过程。目前，这一理论在国际学术界得到普遍认可和广泛应用，实践证明具有良好的效果。行为改变阶段模式认为人的行为变化一般分为五个阶段（图4-2）。

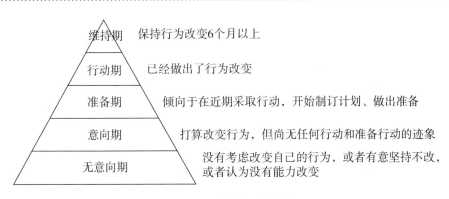

图 4-2　行为改变阶段模式

（1）无意向期：在这一阶段，人们没有改变行为的意向，测量时段通常指在未来 6 个月。人们之所以处于这一阶段是因为他们不了解行为的结果或感知麻木，或已试图多次改变行为但最终失败而心灰意冷。这些人属于无动机群体，他们没有考虑改变自己的行为，或者有意坚持不改，或者认为没有能力改变，常会提出一些理由来对行为干预进行抵触，不打算参加健康促进或防治项目。

（2）意向期：处于这一阶段的人们打算改变行为，但却一直没有任何行动和准备行动的迹象，测量时段通常指在未来 6 个月。这时候人们已经意识到改变行为可能带来的益处，考虑对某些特定行为做出改变，但也十分清楚所要付出的代价，在收益和成本之间权衡，处于一种矛盾的心态。

（3）准备期：处于这一阶段的人们倾向于在近期采取行动，测量时段通常指在未来 1 个月内，人们承诺做出改变，并且开始有所行动，如制订行动计划、购买有关资料、寻求咨询、摸索自我改变方法。

（4）行动期：处于这一阶段的人们在过去（测量时段通常指在过去 6 个月内）已经做出了行为改变。需要注意的是，有效的行为改变必须达到专业人员认可的可以减少疾病风险的程度。

（5）维持期：处于这一阶段的人们保持已改变了的行为状态已经 6 个月以上，达到了预期的健康目标。在这个阶段应当预防反复，使人们对行为改变更有信心。

行为改变阶段模式将行为改变分为不同阶段，但行为改变并不一定是以单向线性的模式变动，而可能是以螺旋的模式来改变的。在行为改变过程中有一部分人如果经不住诱惑或没有足够的信心和毅力就可能会出现反复的现象，因此需要健康教育者在不同的行为改变阶段采取有针对性的措施给予适当的干预，促进行为改变向积极的方向发展。在第一、第二阶段，应提供必要的知识和信息，重点启发教育对象进行思考，认识到危险行为的危害，权衡改变行为带来的利弊，从而产生改变行为的意向和动机。在第三阶段，应促使教育对象做出自我决定，找到替代危险行为的健康行为。在第四、第五阶段，应改变环境来消除或减少危险行为的诱惑，通过自我强化和学会信任来支持行为改变。

（二）健康促进相关理论

健康促进理论是对健康促进内涵的解释，是系统地、有组织地对健康教育和健康促进实践经验和知识的总结和提炼。健康促进工作的特定内容和方法决定了其理论基础必然涵盖诸多学科领域，如社会学、行为学、传播学、教育学。

1. 格林模式　又称 PRECEDE-PROCEED 模式，最早由美国健康教育学家 Lawrence W. Green 等人于 1970 年提出，是目前国内外最常用的社区健康促进计划与评价的方法，我国有人把格林模式称为优先模式或诊断（评价）模式。PRECEDE 的涵义是行动前的行为原因和动机，由教育性诊断评估的倾向因素、增强因素及使能因素（predisposing, reinforcing, and enabling constructs in educational/ environmental diagnosis and evaluation）的英文字头组成；PROCEED 的含义是在教育和环境中政策、法规和组织结构的发展（policy，regulatory，and organization constructs in education and environmental development）。格林模式的应用一般包括两步：第一步为评价过程，往往一开始都进行一个大规模的调查研究，从不同水平进行需求评估，通常包括流行病学评价，行为学、教育、生态、环境及组织评价，管理和政策评价。第二步为计划制订过程，是在评价的基础上，计划制订者利用这些信息决定哪种行为学理论或模型能够解决最突出的教育需求，哪些社会的、政策的行动能帮助解决社区存在的问题。格林模式是一种综合运用各种行为改变理论的组织框架制订行为干预策略的方法，无论在管理形式还是在教育内容上均有较大突破。该模式提示在制订社区干预计划前，先进行"诊断分析"，即先从分析目标人群的生活质量入手，寻找目标人群的健康问题及引起这些问题的原因，然后有针对性地制订干预对策，最后加以实施与评价。

格林模式不仅解释个体的行为改变，还把周围环境纳入视野，由个人健康扩大到社区群体健康。该模式强调社区健康教育中服务对象的参与，紧密地将社会环境与服务对象的健康联系在一起，充分利用现有资源，改变服务对象的行为。该模式主要介绍影响社区人群健康的诸多因素，以及进行社区健康干预的基本步骤。格林模式将社区健康护理分成九个阶段：第1到第5阶段是五个诊断，分别为社会诊断、流行病学诊断、行为与环境诊断、教育与组织诊断和管理与政策诊断；第6阶段是实施干预计划；第7到第9阶段是三种评价，分别为过程评价、效果评价和结果评价（图4-3）。

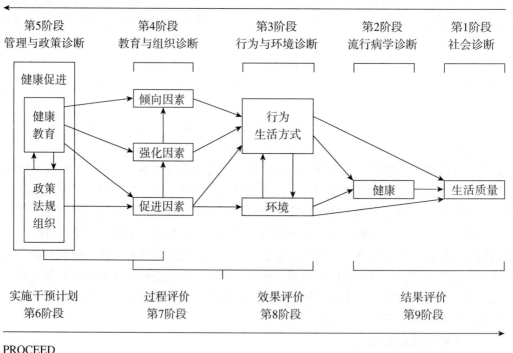

图4-3　格林模式

格林模式被广泛应用于社区健康促进项目的设计中，该模式是建立在科学理论与教育方法的基础上，是设计健康促进计划的一种有效方法。它从分析目标人群的生活质量入手，寻找人群的健康问题和产生这些问题的原因，进而有针对性地制订教育对策，并付诸实施和评价。格林模式易于被健康教育工作者接受，也适合我国的国情和广大群众的思维习惯。

2．生态学模型（ecological model）　在行为科学和公共卫生领域，生态学观点主要强调环境对人类行为的影响。生态学模型认为，促进健康应以对各种环境和个人因素间的相互动态作用的理解为基础，强调将社会文化、政策和物质环境结合到行为改变和健康教育项目中，从而鼓励和支持人们做出健康的选择并采取健康的行动。健康促进的生态学模型以环境改变、政策干预等方式帮助人们在日常生活中做出有利于健康的选择，具有更强的综合性和多元性。

（1）生态学模型对环境的划分：生态学模型将影响人们行为与健康的环境分为相互作用的四个系统：微观系统、中间系统、外部系统及宏观系统（图4-4）。

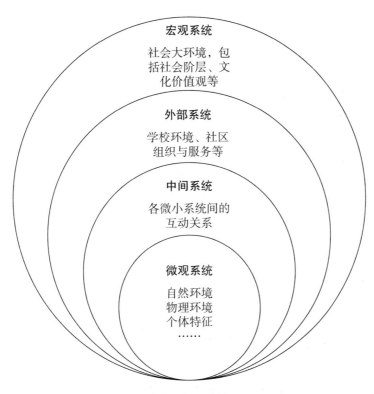

图4-4　生态学模型

1）微观系统：指个人成长和生活过程中直接接触的环境，包括自然环境、物理环境，也包括个体特征，如性格、观点、知识。

2）中间系统：指各微小系统间的互动关系，如个体与家庭和学校、个体与同伴之间的互动关系。

3）外部系统：指相对较大的环境，如学校环境、社区组织与服务，常有几个外部环境共同影响个人的生活，并对微观系统和中间系统产生影响。

4）宏观系统：指整个社会的大环境，包括社会阶层、文化价值观、行为规范、法律法规等。

来自各层面的环境因素往往同时作用于个体或群体的行为，但这些因素的作用结果并不是单个因素或单个层面作用的简单叠加。环境因素间往往存在着复杂的、动态的相互作用。例如，烟草公司通过公共传媒等方式美化吸烟者形象，对青少年尝试吸烟有重要的促进作用，这是一种来自环境中宏观系统的影响。然而这种影响对青少年不同个体吸烟行为的影响是完全不同的。有的青少年家庭中没有人吸烟，而且家长还经常以合理的方式引导孩子不要吸烟，这种微小系统的正面影响可以在很大程度上抵御宏观系统的负面影响，在这种情况下青少年吸烟的可能性很小。相反，若青少年家庭中有吸烟者，且家长对吸烟持支持态度，这种家庭环境就进一步强化了公共媒体对青少年吸烟行为的影响，从而使青少年吸烟的可能性大大增加。在上述例子中，宏观系统（媒体——社会大环境）和中间系统（个体与家庭——微小系统间互动关系）相互作用共同决定了青少年的吸烟行为。

（2）生态学模型的应用原则：生态学模型的流行得益于人们对环境的不断探索和对行为了解的不断加深，如果行为的改变单纯强调内在因素（心理、认知和意识）而忽略复杂的物质和社会环境显然是不合适的。运用生态学模型的原则具体如下。

1）环境因素的多层性：行为是受环境中多因素支配的，这些因素分布在环境中的不同层次，如人际、社区、社会。这些因素不是独立的、静止的，它们是在动态中相互作用、相互依存的。它们可以在同一时间影响某一行为，但影响的大小和方向可能是不同的。在生态学模型的实际运用中，应充分考虑到影响健康行为的所有重要因素间的相互作用关系。

2）环境因素的多维性：影响行为的环境因素不但存在于环境中的不同层面，还存在于环境中的不同方面，大的环境方面主要包括物质环境和社会环境，在这些不同的方面中，各环境因素又从不同维度影响个人的行为。在设计健康促进干预项目时，应对环境中各重要变量的不同方面进行全面的、准确的测量和控制。

3）生态学模型的具体性：生态学模型强调的是一种研究方法，这种研究方法代表的生态学模型并不是唯一的，在实践中要考虑到模型的具体性，包括行为和环境的具体性。

4）多层次的干预：生态学模型的一个重要假设是建立在环境中多层面上的干预会比单层面上的干预有效得多。然而在实践中，多层面的干预是很难实现的。制约多层面干预实现的一个很大障碍就是改变大环境的困难性。为了充分地利用生态学模型的优势，弥补其在短时间内难以被运用的不足，应提倡多学科、多部门、多项目间的合作。

5）与其他模型共同使用：生态学模型是一个宏观模型，强调的是一种思维方式，而不是某个具体变量，在设计健康促进干预项目时，可以考虑运用生态学模型作为大体框架，同时结合使用其他具体的、微观的行为理论。

随堂测 4-2

三、健康教育与健康促进在医疗保健工作中的作用

（一）培育健康素养和文化

1. 健康教育和健康促进是提高个人健康素养的重要措施　自我保健是保健模式从"依赖型"向"自助型"发展的体现，它以具备一定的健康素养而发挥个人的主观能动作用为表现。但健康素养、自我保健意识与能力不能自发产生和拥有，只有通过系统的健康教育和健康促进才能掌握和提高，健康教育和健康促进通过健康传播，与目标人群分享、交流有关疾病预防、健康保健和卫生服务的信息，增加目标人群的健康知识水平，促使人们进行躯体上的自我保护、心理上的自我调节、行为与生活方式上的自我控制和人际关系上的自我调整，以维护并促进健康。

2. 健康教育与健康促进是塑造社会规范、缔造健康文化的有效策略　社会规范是指一个社会群体所具有的成文或不成文的规矩或规则。在很多情况下，社会规范主要是通过社会暗示、心照不宣的形式影响人们的行为，实际上是一个群体的价值趋向。健康教育与健康促进工作者的重要任务之一，就是要在不同的群体中，维护已有的有益于健康的社会规范，消除那些不利于健康的社会规范，创建有益于健康的新的社会规范。健康文化是指人们关于健康的价值体系。健康促进通过社会动员，广泛激发社会各界的力量，人人承担自身对健康所负有的责任，寻求共同的健康目标和愿景，共同努力，有效推进健康文化的形成。同时健康促进通过运用传播学的方法，在健康政策、项目、立法、理念、行为的改变方面开展广泛的倡导，促进全社会对健康行动的支持，引导健康文化的发展。

（二）促进疾病预防和控制

1. 健康教育和健康促进是防控传染病的重要措施　传染病预防控制的关键措施是控制传

染源、切断传播途径和保护易感人群。这三个环节的任何一环都离不开健康教育。控制传染源需要通过健康教育增强传染病患者避免病原体传播的责任和意识，使人们及时发现、识别病原体和传染源，及时采取措施，避免其传播扩散；切断传播途径需要通过健康教育帮助公众避免接触病原体和传染源，采取必要的个人防护措施，进行疫源地的"消杀灭"等；保护易感人群需要通过健康教育提高大众的传染病防控意识和预防传染病的责任意识，帮助公众养成良好的卫生习惯，掌握必要的自我防护技能，科学合理地利用免疫接种服务。

2. 健康教育和健康促进是慢性病防控的必要手段　半个世纪以来的国内外实践表明，健康教育与健康促进通过普及慢性病防治知识，传授健康技能，帮助人们祛除不良行为习惯和生活方式，建立健康支持性环境，出台有益于慢性病预防控制的政策，可有效预防慢性病的发生和发展。多项研究结果显示，健康教育与健康促进是减少心脑血管病、糖尿病等慢性病发生的有效措施，并在心理健康、伤害预防等方面也发挥着重要作用。

3. 健康教育与健康促进是突发公共卫生事件防控的关键力量　在突发公共卫生事件发生时，通过应急健康教育和健康传播，使公众尽快了解突发公共卫生事件的性质、特点等信息，快速掌握自我防护技能，避免或减少突发公共卫生事件带来的危害，积极配合有关部门落实应急处置措施。在突发公共卫生事件处置过程中，通过风险沟通、权威信息发布等，可以强化正向舆论引导，稳定公众情绪，保证应急处置工作科学有序进行，保证社会稳定。在没有突发公共卫生事件发生时，通过传播突发公共卫生事件应急知识和技能，提高公众的应急意识和能力，做好防范。

（三）助力疾病治疗和康复

1. 健康教育本身就是一种治疗手段　有关疾病诊断、治疗方案的知识和信息本身就是医疗保健的重要组成部分，针对患者所患疾病的病情进行教育、咨询和指导，与药物和手术治疗一样具有重要作用。特别是对于慢性病的治疗和管理，健康教育是不可或缺的重要组成部分，对患者开展个体化的用药和生活方式指导，对于疾病的治疗和康复会产生显著的效果。

2. 患者教育对医护质量会产生显著影响　研究证明，对患者进行有针对性的健康教育，有利于调整患者情绪，促进患者对治疗信息的理解，更好地确定患者的需求、观念和心理预期，有益于提高医患双方的满意度；医护人员的健康教育技术与患者对治疗建议的依从性、慢性病的自我管理和采纳预防性健康行为之间存在显著的正相关关系；医护人员越能够根据患者的需求提供治疗信息，患者生理性和功能性指标的改善越显著；向患者传播与其所患疾病相关的科学知识，会使其客观正确地认识医学科学的局限性和治疗效果的偶然性，减少发生医患纠纷的风险。

第二节　社区健康教育

一、社区健康教育概述

（一）社区健康教育的概念和目标

社区健康教育（community health education）是在社区范围内，以社区居民为对象，以促进居民健康为目标，有计划、有组织、有评价的健康教育活动。其目的是发动和引导社区居民树立健康意识，关心自身、家庭和社区的健康问题，积极参与社区健康教育活动，养成良好的行为和生活方式，以提高自我保健能力和群体健康水平。

社区健康教育的目标：①引导和促进社区人群建立健康和自我保护意识；②促使居民学会基本的保健知识和技能；③促使居民养成有利于健康的行为和生活方式；④合理利用社区的

保健服务资源；⑤减低和消除社区健康危险因素。健康教育的核心目标是促使个体或群体改变不健康的行为和生活方式。社区护士在工作中，除了要出色地完成健康教育讲座等卫生宣传工作，还要有意识地与社区中各种部门或组织合作，努力创造适宜的环境与完备的条件，以便提高健康教育的效果。

（二）社区健康教育的对象

社区健康教育是面向社区全体居民的，因此，社区健康教育的对象不仅包括患病人群，还包括健康人群、高危人群及患者的家属和照顾者。

1. 健康人群 健康人群是社区中的主体人群，他们由各个年龄阶段的人群组成。对于这类人群，健康教育内容主要侧重于促进健康与预防疾病的知识与技能，目的是帮助他们保持健康、远离疾病。由于年龄段不同，各群体的健康教育重点也不尽相同。儿童的主要健康教育内容包括生长发育的促进、常见病的预防、意外伤害的防治、健康生活习惯的建立等；成年人的主要健康教育内容包括良好生活习惯的维持、避免不良生活刺激、老年期疾病的早期预防、心理健康保健等，女性则还要增加生殖健康、围生期保健、围绝经期保健等；老年人的主要健康教育内容包括养生保健、老年期常见病的预防及心理健康维护等。

2. 具有致病危险因素的高危人群 高危人群主要是指那些目前仍然健康，但本身存在某些致病的生物因素或不良行为及生活习惯的人群。这一类人群发生某些疾病的概率高于一般健康人群，如果希望降低疾病发生率，这类人群是干预的重点。对高危人群的健康教育重点依然是健康促进与疾病预防，但与高危因素有关的疾病预防应当作为首选教育内容。高危人群健康教育的主要内容包括对危险因素的认识、控制与纠正。

3. 患病人群 患病人群包括各种急、慢性病患者。这类人群依据疾病的分期可以分为临床期患者、恢复期患者、残障期患者及临终患者。对前三期患者的健康教育重点是促进疾病的康复，主要健康教育内容是与疾病治疗和康复相关的知识与技能，临床期患者更侧重于与治疗相关的内容，恢复期及残障期患者更侧重于康复的内容。对于临终患者，健康教育重点是如何轻松地度过人生的最后阶段，主要健康教育内容包括正确地认识死亡、情绪的宣泄与支持等。

4. 患者的家属和照顾者 患者家属和照顾者与患者长期生活在一起，一方面他们可能是同类疾病的高危人群，另一方面长期的照顾工作会给他们带来巨大的生理和心理压力。因此，对他们的健康教育也十分必要。对于这类人群，健康教育的重点是提供给他们足够的照顾技巧及自我保健知识。主要健康教育内容包括疾病监测技能、家庭护理技巧及自我保健知识等。

二、社区健康教育程序

（一）社区健康教育需求评估

社区健康教育需求评估是指社区护士通过各种方式收集有关教育对象和教育环境的资料，并对此进行分析，了解教育对象对健康教育的需求，为健康教育诊断提供依据。当社区护士希望在一个社区开展健康教育工作时，一般需要先进行以下两方面的评估。

1. 教育对象的评估 对教育对象进行评估的主要目的是掌握教育对象的一般状况、各种健康问题及相对应的各种危险因素的发生率、分布、频率、强度，并了解教育对象的学习能力、学习态度和动机等。教育对象的一般状况包括年龄、性别、职业、受教育程度、家庭经济条件及一般的生活习惯等，这部分资料可以通过问卷调查的方式获得。健康问题与危险因素则可以通过健康体检和相关因素调查来获得。学习能力可以通过观察、测量、考核等方式确定，学习态度和动机可以通过访谈、问卷调查等方式进行考察。除了上述常用指标外，在对社区人群进行评估时，还可以调查居民对健康知识的了解程度、对相关信息的信任程度及健康相关行为实施情况。例如，社区护士希望将高血压的防治作为下一步的健康教育内容，则可以通过访谈或调查问卷的方式了解社区居民是否了解高血压防治的相关知识，他们是否相信自己可以控制高血压，他们是否愿意通过改变自己的生活方式来防治高血压，他们实际的生活方式是什么样的等问题。通过对居民健康知识、健康信念和健康行为现状的评估，还可以发现他们其他方面的健康教育需求，为进一步开展健康教育工作做好准备。

2. 社区环境评估　通过社区环境评估，可以了解居民的生产、生活环境及可能存在的健康风险。社区环境评估一般包括两方面内容。①社区物理环境评估：常用的有明确社区边界范围；医疗保健服务地点距离居民居住地的远近，提供的服务是否及时；自然环境是否适宜居住，有无污染源或危险环境；人工建筑是否与自然环境相协调，是否会威胁社区安全等。②社区人文社会环境评估：主要包括对各种社会系统的评估，如保健系统、福利系统、教育系统、经济系统、宗教系统、娱乐系统、沟通系统、安全与运输系统。单独依靠社区护士一般难以进行全面详细的社区环境评估，此时就需要借助社区内的其他资源，如居委会、业主委员会，通过他们的协助了解社区基本的生活设施、卫生条件、交通状况及周边单位的性质等。社区护士通过分析获得的信息，可以发现社区内的健康风险并提供相应的健康指导。例如，通过环境评估，社区护士发现某小区有大量建设年代久远的楼房，楼道内的照明条件较差，楼梯较陡，且居住大量离退休老年人，通过分析，护士认为这些老年人发生跌落伤的可能性高于其他地区，因此，在对这些老人进行合理运动的健康教育时，可以适当增加一些改善关节灵活性的运动方法，上下楼梯技巧训练等，以减少他们发生跌落伤的概率。社区护士在进行健康教育需求评估时，需要注意的问题是，所谓的健康教育需求，并不仅仅指社区居民主动提出的希望了解的健康知识，还包括一些隐性的健康教育需求，即通过调查分析所发现的健康问题或健康风险。

（二）社区健康教育问题诊断

通过对评估获得的信息进行整理和分析，可以找出社区现存的或潜在的健康问题，并分析健康问题对教育对象的健康构成威胁的程度，结合开展健康教育可利用的资源，确定能够通过健康教育改善或解决的问题，即做出社区健康教育问题诊断。但是社区护士通过社区健康教育需求评估，常常会发现社区的健康教育需求是多方面的，此时就需要明确优先开展健康教育的问题。它应当是社区居民最迫切需要的，并且教育效果最为明显的问题。确认优先问题的基本原则如下。

1. 重要性　健康教育实施依据健康问题对社区居民健康影响和威胁的严重程度选择：优先选择致残率高、致死率高、发病率高者；优先选择相关危险因素影响面大者；优先选择与疾病转归结局有密切联系的内容。以北京市某社区为例，经过评估，发现该社区居民高血压患病率为25%，冠心病为13%，高脂血症为11%，糖尿病为10%，脑卒中为3%，在这五类疾病中直接致残、致死的疾病应当为脑卒中，但发病率最高者是高血压，而且高血压与另外几种疾病之间又有一定的联系，因此可以将高血压定为需要优先选择的健康教育问题。

2. 有效性　健康教育实施依据危险因素的可干预性选择：优先选择可干预因素明确、有有效干预手段的问题；优先选择可测量、可定量评价的项目；优先选择可以预防控制、有明确健康效益的项目。以我国老年人群常见的慢性病为例，高血压、冠心病、高脂血症、糖尿病都与肥胖有密切联系，已有的大量研究资料都证实控制体重可以显著降低相关疾病的发病率，此外，肥胖程度的变化可以通过测量身高、体重和腰围等方法进行定量评价，因此，可以选择控制体重作为优先选择的健康教育内容。

3. 可行性　需考虑是不是有足够的资源支持，健康教育项目是否方便实施。例如，控制体重的方法有很多，最为简便易行的方法就是改变饮食习惯与适度运动，所以社区护士可以选择从这两方面内容开始进行健康教育活动。

4. 效益性　按照成本 - 效益估计选择，优先选择能用最低成本达到最大的效果的项目进行健康教育。

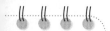

5. 易接受性 优先选择居民最迫切希望了解且操作简便的项目进行健康教育。如在新型冠状病毒肺炎流行期间，社区护士可以有针对性地对社区居民进行正确佩戴口罩及家庭消毒隔离知识的健康教育。

（三）社区健康教育计划的制订

1. 确定健康教育目标 任何一个健康教育计划都必须有明确的目标，这是计划实施和效果评价的依据。

（1）计划的总体目标：总体目标是计划希望达到的最终结果，是总体上的努力方向。例如，社区糖尿病管理的总体目标可以是"降低社区糖尿病的发病率和患病率"。这个目标一般较为宏观，需要长时间的努力才能达到，总体目标的存在可以使健康教育工作具有连续性和明确的方向。

（2）计划的具体目标：具体目标是为实现总体目标而设计的具体、量化的指标。其基本要求是具体、可测量、可完成、可信并有时间限制。一个良好的具体目标应当可以回答以下问题：对谁？将实现什么变化？变化程度多大？在什么范围内实现这种变化？在多长时间之内实现这种变化？如何测量这种变化？例如："通过1年的健康教育，使社区内体重指数超过28的老年人中有30%体重指数下降到24以内。"这就是一个较好的具体目标的例子。在这个目标中明确回答了：对谁？体重指数超过28的老年人；实现什么变化？体重指数下降；变化程度多大？体重指数从28下降到24；在什么范围内实现这种变化？社区内30%体重指数超过28的老年人；在多长时间之内实现这种变化？1年；如何测量？这个问题则可以在计划中详细阐述。

2. 编制健康教育计划 健康教育目标确定以后，需要制订健康教育计划。健康教育计划的主要内容包括：明确健康教育目标，确定健康教育对象和内容，选择健康教育方法，确定健康教育时间和地点，制定评价标准与评价方法等方面。设计健康教育的具体内容，首先应对教育对象所要完成的任务进行分解剖析，从分解后的每一部分任务中去寻找需要进行教育的具体内容。健康教育的实质就是培训那些为完成任务所必须具备的知识、态度、交流技能、操作技能和决策技能。

（四）社区健康教育计划实施

实施社区健康教育即将计划中的各项措施变为实践。主要实施内容包括以下五方面。

1. 组织工作 开发领导层，得到社区基层领导及管理者的支持；动员多部门、机构和社区人群参与；协调社会各界力量，创造执行计划的良好环境。

2. 准备工作 制定实施工作表，进行人员培训，确定和联系场地，准备必要的物资，印刷及发放通知等。

3. 具体落实 按计划开展，分工协作，及时反馈和调整。

4. 质量控制 监测活动的进度、内容、范围等是否与计划一致，经费使用是否规范，掌握目标人群参与度、满意度及认知、行为的变化，不断调查研究，探讨新的教育形式和方法。

5. 档案整理 整理计划、签到册、课件、照片、活动记录、评价资料等，及时总结工作，交流、推广好的经验。

（五）社区健康教育效果评价

根据评价的内容、指标和方法的不同，可将社区健康教育评价分为过程评价、效果评价两大类。

1. 过程评价 过程评价是对计划活动实施的全过程进行的评价，贯穿于计划实施的始终。过程评价的作用在于检测、评估计划执行中的各项活动是否符合计划设计要求，及时发现计划执行中的问题，并有针对性地对计划方案和干预方法、策略等进行修订，使之更符合客观实际，保证计划实施的质量和计划目标的实现。

过程评价的主要内容包括：①教育覆盖率是否达到要求；②是否按照计划方案的要求开展健康教育；③目标人群是否按照计划要求参与健康教育计划活动；④计划执行是否按照时间表的要求和进度顺利进行；⑤是否建立完整的信息反馈体系，各项监测记录是否完整；⑥教育对象对活动的满意度，如提供的服务是否方便获得、提供的内容是否适用。过程评价的具体评价指标可分为对项目的干预活动的评价和对目标人群参与情况的评价两大类。干预活动的评价指标有干预活动的类型、干预次数、每次持续时间、健康教育材料拥有率、干预活动覆盖率等；目标人群参与情况的评价指标有干预活动参与率等。

2．效果评价　效果评价是针对社区健康教育活动的作用和效果进行评价。通常一项健康教育活动实施之后，最早出现的变化是目标人群知识水平的提高和态度、信念的转变，然后才是行为的改变，而疾病和健康状况的变化则是远期效应。因此健康教育的效果评价又可分为近期、中期和远期效果评价。

（1）近期效果评价：主要针对知识、态度、信念的变化进行评价。评价的主要指标有卫生知识知晓率、卫生知识合格率、卫生知识平均分数、健康信念形成率等。

（2）中期效果评价：主要指目标人群行为的改变。评价指标有健康行为形成率、行为改变率等。

（3）远期效果评价：是对健康教育计划实施后产生的远期效应进行评价。远期效果包括目标人群的健康状况乃至生活质量的变化。反映健康状况的指标包括生理指标如血压、血清胆固醇、血红蛋白含量；心理指标如症状自评量表得分、焦虑自评量表得分；疾病与死亡指标如发病率、患病率、死亡率、病死率、平均期望寿命。反映生活质量的指标有生活质量指数等。

三、社区健康教育实用技能

社区护士常用的健康教育方法有健康教育科普讲座、健康行为干预、健康教育宣传材料的应用等；随着互联网技术的日新月异，新媒体在社区健康教育中的应用也越来越广泛。社区护理人员掌握健康教育的基本方法和技能，可促进社区卫生服务中健康教育的开展，不断提高为社区居民健康服务的水平。

（一）健康教育科普讲座

健康教育科普讲座是专业人员就某一专题向社区的相关人群进行理念、知识、方法、技能等的传授。一般以讲授为主要手段，以演讲为主要技巧，属于一对多的人际传播，具有内容系统、参与人数较多、较易组织、反馈及时、针对性强等特点，是社区健康教育与健康促进工作中广泛采用的具有很强适用性、经济而有效的途径。

1．讲座前做好准备　为了提高讲座的针对性和适用性，健康教育科普讲座前，要做到以下几点。①尽可能详细地了解受众的背景情况，评估其教育需求，以便做到有的放矢。②根据受众的需求和接受能力，确定讲座主题，并围绕主题广泛收集资料。③在了解需求、熟悉资料的基础上编写讲稿和课件，并根据讲座内容、场地条件和受众的特征合理选用相应的辅助教具，以更形象、更生动地表达讲座的主题，增强讲座效果。④做好衣着和心理准备，讲授者应衣着整洁大方，精神饱满，给人自然得体的印象。

2．掌握讲座基本要求　①目的明确，重点突出。切忌一次讲座涵盖的内容太多，使受众难以理解和接受；讲授时要给重点内容留出充分的讲授时间，以保证听众可以充分理解所讲的内容。②内容科学，观点明确。无论是对知识的阐述还是对数据的引用，都应来源可靠、准确无误。③有系统性和逻辑性。讲座内容条理清楚，层次分明，由浅入深，要抓住重点和难点，讲透彻，讲明白。④通俗易懂，语言生动。讲座使用的语言应当生动鲜活，用居民可以理解的生活用语代替专业用词，如用"高压"代替"收缩压"，用居民身边的例子代替枯燥的说教，

随堂测 4-5

提高讲授的效果，激发人们的兴趣和共鸣；讲授时选用的教具以直观教具为宜，如挂图、模型，可以加深居民对讲授内容的理解，提高讲授效果。

3. 适当运用演讲技巧 讲座过程中适当运用演讲技巧可调动听众的积极性。①引人入胜的开场白。讲座的开场白是健康教育者与听众之间沟通的第一座桥梁，成功的讲座一开始就要吸引听众的注意力，并为后面的讲座内容做好铺垫。开场白的方式多种多样，如提问式、新闻式、案例式、赞扬式、幽默式。精心设计的开场白可以以最快的速度吸引听众，激发听者的浓厚兴趣，以讲解高血压的监测为例，可以先用小区里高血压患者发生的危险案例作为开端，吸引居民关注高血压的危害性。②恰当运用语调、语速、节奏的变化，表达不同的内容和情感；运用手势、目光、面部表情等辅助沟通手段，保持与听众在情感上的交流。③恰到好处的结束语。结束语是讲座给听众留下的"最后印象"，好的结尾要简明扼要地做出结论，告诉听众今天讲座的重点内容，明确指出今后行动的方向，做到收尾有力，回味无穷，增强讲座的鼓动性和说服力。

（二）健康行为干预

人的行为和生活方式是健康的重要影响因素，针对目标人群的不健康行为进行干预是健康教育的根本任务。行为干预（behavioral intervention）是应用心理学、行为学、社会学、教育学及传播学等多学科的技术和方法，针对目标人群可观测的目标行为和行为倾向进行指导、纠正，实施多种类型的影响，以帮助目标人群自觉地对不健康行为加以改变，最终形成健康行为，或抑制不健康行为倾向，转而开始健康行为。健康行为干预是实现健康教育目标的重要途径，包括通过认知和技能提高促使目标人群采纳有益于健康的行为，也包括通过行为矫正改变不利于健康的行为。

1. 技能示范与演示 通过展示健康教育教具或材料，讲解规范要求，演示具体操作步骤，指导干预对象进行现场练习，有助于其真正掌握健康行为技能，并应用到实际的生活中。技能示范与演示的步骤和注意事项如下。

（1）准备：准备材料、教具和场地，如进行居家血压测量方法的演示时，需要准备合适的臂式血压计、适合高度的桌椅，如果多人同时参加示范演示活动，需要根据人员多少准备合适的场所，保证所有的参与者都能观察到演示过程，并能够参与实际的练习。

（2）讲解：讲解需要示范和演示的过程和步骤，必要时介绍操作的基本知识，包括目的、意义、原理等，有助于学习者较好地理解示范和演示的内容。

（3）示范和演示：按照标准程序进行示范和演示，对每一个关键步骤或容易造成错误的细节进行详细讲解，演示过程中要适当放慢节奏，在关键的节点可作停顿，以便与学习者进行深入交流，了解对方理解和掌握的情况。

（4）练习和观察指导：请干预对象按照讲解和示范的步骤和要求进行练习，练习过程中可以要求其边操作边讲述操作要点，对发现的问题及时加以指导纠正，直至其掌握传授的技能为止。

（5）强化指导：经过一段时间之后进行随访，了解干预对象对学习到的技能的实际运用情况，及时提供现场指导。

2. 行为矫正（behavior modification） 是指依据学习原理，纠正、改正或修正行为问题的过程，对于不利于健康的行为可使用行为矫正的方法。行为矫正的过程一般包括：①观察、测量和评估个体的行为模式；②确定行为发生或出现的前因后果，即行为的促发因素和行为结果；③建立新的行为目标；④通过改变或控制所确定的促发因素和行为结果，促进个体对新行为的学习或者改变当前行为。例如，针对吸烟行为的干预，可采用行为阶段改变模型指导进行。在无意向阶段，通过举办吸烟危害相关的讲座，发放健康教育小册子，使干预对象产生吸烟有害健康的意识；通过介绍周围吸烟者已经采取戒烟行动的案例，使干预对象产生要进行行为改变的压力。在意向阶段，进一步提供戒烟相关的知识和信息，使干预对象意识到吸烟问题的严重性，明确戒烟带来的好处。在准备戒烟阶段，给干预对象讲解具体的戒烟方法，并鼓励尝试，同时提供环境支持。在行动阶段，要采取强化管理的方法帮助干预对象巩固行为改变，并提供所需的社会支持和环境支持，防止出现反复。在行为维持阶段，要继续给予强化和支持，不断增强干预对象的信心。

（三）健康教育宣传材料的应用

在进行健康教育时，如何选择和制作合适的教育材料是一项关键性的工作。在社区卫生服务工作中，除了利用现有的健康教育材料以节省时间和经费外，很多情况下需要制作新的材料。制作健康教育材料应当注意以下的问题：

1．正确选择健康教育材料的媒介　按照媒介的特性不同，教育材料可以分成印刷类媒介和电子类媒介两大类型。基于制作简便、费用低廉的优点，印刷类媒介是最常见的类型，如标语、宣传册、宣传单或宣传画。其主要的优点是可以让居民享有阅读的主动权，不会产生强迫对方接受的感觉。此外便于保存也是印刷类媒介的一大优点。但由于阅读的主动权在居民手中，为提高阅读兴趣和效果，社区护士需要结合社区居民的特点及需求制作宣传材料，以保证受众的范围。相比较而言，电子媒介，即视听性材料，其受众面比较广、传播迅速、生动逼真，因而成为现代社会广为使用的传播手段。但其缺点是需要专业人员制作、费用高昂，在一般社区内的小型健康教育中并不经常使用。

2．合理安排健康教育材料的内容和形式　电子媒介的健康教育材料制作过程比较复杂，专业性强，因此通常不是由社区护士独立制作完成。印刷类媒介的设计制作要求如下。

（1）标语：最简练和最富于宣传性的一种健康教育形式。为吸引居民的注意，标语应当颜色鲜艳、字体醒目，而标语的内容则应当言简意赅且具有鼓动性。例如，在小区门口张贴红底黄字的大标语"每天运动一小时，健康长寿过百年"。要注意的是，由于字数有限，标语最主要的目的是要告诉居民该做什么。如果还有空间，则可以说明为什么这么做及如何去做。例如，"均衡饮食好"就说明了要求做什么，而"均衡饮食保健康"则说明了做什么和为什么这么做，"膳食宝塔为基础，均衡饮食保健康"中则包含了全部三个方面的信息。

（2）宣传册或宣传单：印刷类宣传品中最常用且效果较好的一种。宣传册或宣传单一般适用于内容较多、文字较长的情况。宣传单（册）常常被作为科普讲座的辅助资料，因而内容应当与讲座密切相关，既可以是讲座重点内容的总结或再现，也可以是讲座内容的补充。在形式方面，图文并茂的宣传单（册）更容易吸引居民的学习兴趣。制作出的宣传单（册）文字与纸张的对比应当强烈，字体应当清晰、大小适中，方便居民，尤其是老年人阅读。

（3）宣传画：利用直观形象的方式进行健康教育，而且不受文化水平的影响，突破文字和语言的限制，是社区居民喜闻乐见的宣传方式。好的宣传画应当主题突出、色彩鲜明、清晰易懂。如果要配以文字，则注意不可喧宾夺主。

3．健康教育宣传材料的使用　为了取得良好的传播效果，必须重视健康教育宣传材料的使用工作。

（1）培训使用人员：要把健康教育宣传材料的传播目标、主要受众、分发方式、张贴地点和位置等使用要求介绍清楚。无法进行培训时可以采用随材料下发使用说明的方法，告知使用人员如何使用及注意事项。

（2）给予适宜的解释说明：面向个体的宣传材料，工作人员应向其解释阅读该材料与健康的重要关系，帮助理解材料的重点内容；面向特定群体的宣传材料，可组织特定的对象进行宣传讲解；面向大众的宣传材料，应张贴或摆放在易于受众浏览的位置，方便阅读。

（四）新媒体在社区健康教育中的应用

新媒体是相对于报纸、杂志、广播、电视等传统媒体而言的，是利用数字技术、网络技术、移动技术，通过互联网、无线通信网、有线网络等渠道，以及电脑、手机、数字电视等终端，向用户提供信息和娱乐的传播形态和媒体形态。目前，新媒体主要包括移动电视、有线数字电视、网络广播、网络电视、手机电视、楼宇电视，以及博客、微博、微信、抖音等社交媒体。其中微博、微信、抖音的应用最为广泛。新媒体作为一种新兴的大众媒介，具有信息量大、表现形式丰富多样、交互性强、即时性好、参与度高、人人可及等特点，使健康信息的产生和发展更加多样化，健康传播渠道更加多元化，为开展健康教育提供了崭新的、广阔的平台，对健康教育和健康传播产生了重大影响。

1. 新媒体的主要类型 作为健康传播渠道的新媒体主要包括以下三种类型。

（1）互联网新媒体：当今时代，网络已经成为居民获取健康类信息的一个重要途径。在我国，随着网络的普及和公众的健康意识逐渐增强，越来越多的人使用网络获取健康相关的知识和信息。互联网和移动电子设备的普及使得各种形式的健康信息能够跨越时空的限制在人群中传播，大大降低了传播成本，提供了健康传播的效益。

（2）手机新媒体：微信、微博、抖音成为新媒体时代的代表产物，信息传播方式上更加体现传播的便捷性、及时性、交互性等特点。将健康信息以文字、图片、视频、音频等形式发布在网络上，使大众可以同步阅读浏览，前所未有地改变了公众的媒体习惯和信息传播模式，许多医学专业人员成为"网络大V"和知名博主，利用其专业知识进行健康传播和健康咨询，订阅其账号的"粉丝"可以浏览并参与内容的分享和讨论，在不同平台上乃至平台之间形成健康传播的网络社群。因其易于被大众接受，传播者与受众互动性强，畅通了反馈和交流，成为健康传播在新媒体中最具即时性、用户最活跃的信息传播平台。

（3）数字电视新媒体：数字电视使传统电视的媒体形象发生了变化，如开机画面、电子节目指南、数据广播、视频点播乃至互动电视，都成为全新的广告载体。利用数字电视传播健康知识，使大众在看电视时就能掌握更多有利于健康的知识和技能，方便大众学习。

2. 新媒体在社区健康教育中的具体应用 当前，随着"移动互联网＋医疗"模式的迅速发展，手机新媒体逐渐成为社区健康教育非常重要的阵地。手机作为一种新的传播媒介，可以随时随地接收和发送信息，既可以进行大众传播，也可以进行点对点传播，用户人群涵盖男女老幼各个年龄层，且自主化和私密性较强，因此成为细分人群的优质健康教育传播平台，运用手机新媒体开展健康传播已成为必然趋势。当前，手机新媒体最常见的健康传播平台是微信。社区护士可以通过微信公众号传播各种健康知识，微信平台上传播的健康内容，以图、文、音频、视频相结合的形式，使读者可以利用碎片化的时间，获得自己需要的健康知识，深受广大群众的欢迎。同时，微博和各种健康类的应用程序（APP）在健康传播中也发挥了重要作用。同时，随着健康可穿戴设备的暴发式发展，人们每日的运动、睡眠、心率、血糖、血压等健康数据可以快速反馈到各大平台，通过这些医疗大数据，人群的不同健康状况被前所未有地细分，这些都直接影响着健康传播信息的针对性推送。

3. 新媒体健康传播存在的问题

（1）信息的真伪性、科学性和准确性难以辨别：因为新媒体传播的平民化和草根化，人人都可以成为信息的发布者，使得信息的真伪性、科学性和准确性难以辨别，要求受众具备一定的科学素养，即分析、判断和甄别的能力。

（2）不良信息传播速度快，易造成不良后果：在公众科学素养较低的情况下，一些虚假、不实信息容易造成误导，且因为互联网信息传播速度快，易引发不良社会后果。

（3）往往缺乏系统性和完整性：由于人们快餐式的信息需求，新媒体常不愿提供某一领域或门类的系统知识或信息。

科研小提示

新媒体作为一种新兴的健康传播形态，在社区健康教育中的应用处于起步阶段，可通过严谨的科研设计验证基于新媒体的健康教育干预措施的效果。

四、社区不同人群健康教育的实施

（一）社区妇幼健康教育

社区妇幼健康教育是针对社区妇女、儿童及相关人员，通过传播妇幼保健知识和技能，帮助目标对象获得必要和正确的保健知识，增强健康意识，自觉采纳有益于健康的行为和生活方式，消除或减少影响健康的危险因素，预防疾病，促进身心健康，提高健康水平和生活质量。

1. 社区妇幼健康教育的主要内容

（1）社区妇女健康教育的主要内容：针对社区妇女不同年龄阶段包括围婚期、育龄期、妊娠期、分娩期、产褥期、哺乳期及围绝经期的需求，开展健康教育。围婚期健康教育的重点内容包括婚前医学检查、婚前卫生指导、新婚夫妇避孕知识和技能、优生优育知识等；育龄期健康教育重点内容包括安全性行为和预防意外怀孕，预防常见妇科感染、预防性病等；妊娠期健康教育重点内容包括孕期营养和生活卫生相关知识、孕期监测、孕期保健、哺乳准备等；分娩期健康教育的重点内容包括临产先兆、及时入院分娩、分娩过程配合等相关知识；产褥期健康教育的重点内容包括产后卫生、产后饮食与营养、产后休息与运动、产后身体恢复与身体保健、产后健康检查等；哺乳期健康教育的主要内容包括尽早开奶、母乳喂养、人工喂养、婴幼儿护理等知识与技能；围绝经期健康教育的重点内容包括正确对待围绝经期的生理变化，消除心理紧张情绪等，特别是指导围绝经期妇女如何调节生活方式，适应这个时期的生理变化，顺利度过围绝经期。

（2）社区婴幼儿健康教育的主要内容：社区婴幼儿健康教育主要以父母及家庭监护人为教育对象，并通过对幼儿园老师的指导来开展针对幼儿的生活和卫生行为的训练，培养孩子的良好卫生习惯。重点内容包括婴幼儿的生长发育及变化规律方面的知识、合理喂养与营养知识、儿童身体活动指导、儿童早期智力开发和训练方法、常见疾病的防治和危重情况处理知识和技能、预防接种和健康检查知识、生长监测图的使用方法指导等。

2. 社区妇幼健康教育的主要方法

（1）在妇幼保健基本服务中进行健康教育：主要通过婚前保健、孕前保健、产前保健和儿童保健等院内服务和产后访视、妇女病普查普治、集体儿童保健等院外服务来实现。孕妇学校是目前非常普遍的一种针对孕期保健的健康教育形式，通过孕妇学校系统的授课，结合实例，模拟操作，有效提高孕妇自我保健意识和对相关知识的理解与掌握。

（2）结合妇幼卫生项目开展健康教育：20世纪90年代以来，我国开展的"创建爱婴医院"活动、"降低孕产妇死亡率、消除新生儿破伤风"项目、"农村妇女孕前和孕早期补服叶酸"和"农村妇女两癌筛查"等项目在实施过程中，通过开展多种形式的健康教育，帮助群众了解科学的妇幼保健知识，树立科学的生育观、健康观，提高自我保健和利用卫生服务的能力，在保障妇幼健康中发挥了非常重要的作用。

（3）开展有针对性、不同形式的健康教育：妇女儿童在生理和心理发育过程中呈现出明显的阶段性，在开展健康教育活动时，应根据不同人群、不同阶段，有针对性地选择不同的内容、采用不同的方法开展健康教育，如开展健康教育科普讲座、运用互联网传播妇幼保健知识、利用民间艺术形式开展健康教育。

（二）社区老年人健康教育

通过开展社区老年人健康教育，提高老年人群的健康素养，帮助老年人掌握卫生保健、常见病预防和治疗的相关知识，做到定期体检、无病早防、有病早治，可以有效降低慢性病发生的风险，改善老年人的生活质量，进而减少医疗费用，降低家庭和社会的负担。同时做好老年人健康教育也是对老年群体关怀的一种表现，是社会文明和进步的重要体现。

1. 社区老年人健康教育的主要内容　由于增龄和老化，老年人的身体机能逐渐衰退，使他们成为慢性病的高发群体，同时随着老年人口，特别是高龄和失能老年人口的增加，老年人的健康与保健问题愈加突出。老年人健康教育的主要内容包括：

（1）一般日常生活行为健康教育：指导老年人选择科学、合理的行为方式，纠正不健康的行为和生活习惯，科学合理地安排饮食，从事适量的健身运动，加强脑力锻炼，保持生活规律，心态平和，提高生活质量。

（2）常见疾病防治知识健康教育：重点指导老年人群学习易患疾病的防治知识，如心脑血管病、糖尿病、慢性阻塞性肺疾病、骨质疏松症、腰腿关节疾病、阿尔茨海默病、帕金森病。给老年人讲解常见疾病的预防、治疗和护理知识，着重让老年人了解疾病的先兆症状和早期信号，使其掌握防病知识，具备一定的自救、互救和自我护理技能，并认识健康体检的重要性。

（3）提供心理支持，帮助疏导和化解心理问题：随着年龄的增长，老年人会出现社会角色的改变和社会地位的变化、丧偶、与子女分居、对新事物不熟悉等问题，处理不好就有可能引发心理问题。健康教育者不仅要关注老年人的生理问题，还要关注老年人的心理问题，注意通过社区和家庭对老年人开展心理支持活动。

（4）营造尊老爱老的社会文化氛围：由于老年人生理、心理特点的变化，决定了老年人需要得到家庭和社会的尊重，需要得到生活照顾和精神慰藉。关爱老人不仅是家庭道德问题，而且关系到社会文化的健康，也是构建中国特色社会主义和谐社会的重要举措。应该从家庭做起，形成全社会关爱老人的文化氛围，建立起保护和促进老年人健康的社会环境，动员全社会力量参与关爱老年事业，使所有老年人都能真正感受到来自家庭和社会的关爱。

2. 社区老年人健康教育的方法

（1）个别指导：针对社区老年人的身体特点、健康问题、教育水平、民族文化、风俗习惯等特点，面对面地指导其学习相关的健康知识，帮助其采纳健康行为。在个别指导中最重要的是要具体分析老年人的特点，突出针对性。

（2）科普讲座：老年人关注自己的健康问题，退休后往往有时间参加此类活动，在社区开展健康教育科普讲座，会受到老年人的欢迎。需要注意的是，在组织讲座之前要适当进行调查，了解社区中有哪些主要健康问题，尽量让讲座内容具有针对性。

（3）示范演示：老年人需要掌握与健康相关的技能，如使用血压计测量血压、使用血糖仪测量血糖，健康教育者要在传授知识的同时演示和传授相关技能，并指导老年人进行实际操作。

（三）学校健康教育

儿童和青少年处于生命的起步阶段，是行为习惯和世界观形成的关键时期，是最适合开展健康教育的目标人群。开展学校健康教育对于儿童和青少年健康素质的全面提高和社会的发展具有非常重要的现实意义。学校健康教育（school health education）是指在学校中通过各种形式的教育活动，帮助儿童和青少年获得卫生健康知识，具有追求健康的愿望，养成良好的生活习惯和健康的生活方式，预防疾病，保护和促进健康，为终生健康和社会适应能力打下良好的基础。

1. 学校健康教育的内容　学校健康教育是使儿童和青少年获得卫生知识、转变态度、增强卫生信念、转变不利于健康的行为、产生有益于健康的行为并改善环境，以达到促进其身心健康，提高其健康素质的目标。具体内容如下。

（1）传授系统的卫生健康知识：包括人体的基本知识、饮食卫生、劳动卫生、体育卫生、环境卫生等。考虑不同年龄段的需要和接受程度，合理安排不同阶段的教育内容，做到既能相互衔接，逐年加深，又能避免重复，有所区别。普及卫生知识不等于单纯的卫生宣传，而是在普及卫生知识的基础上，使学生了解自身的健康问题及其与环境的关系，并能理论联系实际，同时培养学生获得、评估和应用新的健康相关知识的能力。儿童和青少年在日常生活中会通过各种渠道获得大量的信息，这就要求他们必须要有能力区分有效的和无效的信息，并对正确的有益的信息加以利用。

（2）转变对卫生健康问题所持的观念和态度：帮助儿童和青少年在对待卫生保健问题上从依赖型向自主型转变。

（3）培养良好的卫生习惯，转变不利于健康的行为，建立健康行为：良好的卫生习惯包括营养和饮食卫生习惯，清洁卫生与起居习惯，有规律的学习、运动、劳动习惯，预防意外伤害的习惯等。通过学校健康教育使儿童和青少年停止有损于健康的行为，逐步形成有益于健康的行为，自觉选择健康的生活方式，改善生活质量，增进身心健康，预防成年期慢性病，为终身健康奠定良好基础。

（4）开展心理健康教育：根据儿童和青少年心理发育的阶段和特征，加强心理教育，提高其心理素质，使其更快地适应社会环境及生活环境的快速变化，培养健康的心理素质、竞争的心理和抵御挫折的能力。通过教育使学生学会如何处理好个人、家庭及社会之间的关系，如何处理人与人之间的关系，如何应对个人遇到的困难和烦恼，保持良好的、愉快的心情。

> **知识链接**
>
> **同伴教育对中小学生青春期知识、信念、行为的影响**
>
> 为了分析同伴教育对改善中小学生青春期知识、信念、行为的影响效果，采用非等同比较组设计方法抽取重庆市綦江区2个乡镇，随机分为干预组和对照组，每个乡镇选取1所小学四至五年级和1所中学七至八年级的全体学生作为研究对象，干预组685名，对照组821名，干预组接受为期1年的同伴教育。采用课题组自行设计的基本情况问卷和青春期知信行问卷对干预前后的基本信息和青春期知信行情况进行调查。
>
> 结果显示：干预后，干预组青春期知识、态度、行为和总分的增长值均高于对照组，除行为得分增长值外，其余得分增长值差异均有统计学意义（$P < 0.05$）。提示同伴教育对中小学生青春期知识水平的提高、正向态度的形成有一定的效果，对青春期行为的改善效果尚待进一步研究。
>
> 资料来源：金凤，刁华，蒲杨，等. 同伴教育对中小学生青春期知识信念行为干预效果评价 [J]. 中国学校卫生，2021，42（7）：987-990.

2. 学校健康教育的方法

（1）开设健康教育课：是健康知识和技能普及的有效方法之一。健康教育课可采用健康教育权威部门编写的健康教育教材，不同年级应有规范系统的健康教育课程。学校应配置必要的师资，授课老师应接受过学校健康教育培训，既掌握一定的医学基本知识和技能，又有教育学的背景，知道如何开展健康教育，注重科学性与趣味性的结合，做到生动活泼，有吸引力。除了开设专门的健康教育课，学校还可以采用渗透教学的方法，把健康教育融入其他学科的教学过程中，促进学校健康教育的持续发展。

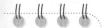

（2）开展健康教育活动：根据不同学生的年龄阶段可组织有针对性的健康教育活动，如健康知识竞赛、健康演讲比赛、健康绘画比赛、健康征文比赛。学生通过亲身参与健康教育活动，能够把课堂教育的内容与实践活动有机地结合起来，加深印象，强化学习效果。

（3）校外教育活动：会对学校健康教育起到明显的强化作用，是学校健康教育的组成部分。校外教育中最重要的是家庭教育，学校应利用家长会等方式，把学校健康教育的目的、意义、内容和方法广泛告知家长，取得家长的配合，创造强化学校健康教育效果的家庭环境。如学校开展吸烟有害健康的健康教育活动时，应争取家长配合主动做到不在孩子面前吸烟。

（4）同伴教育：是一种在儿童和青少年中应用较好的健康教育方法，该方法主要是在有相似背景的一群人中选择具有影响力的某一个人或几个人进行教育指导后，让他们去影响其他人，帮助他们的同伴改变观念和行为。因为儿童和青少年更喜欢结伴，更喜欢模仿同伴的行为，所以同伴教育的方法在学校健康教育中针对某些特定行为的干预中加以应用，可以取得很好的效果。

第三节　社区健康促进

一、概述

（一）定义

社区健康促进（community health promotion）是指通过健康教育和环境支持改变个体和群体行为、生活方式与社会影响，降低本地区疾病的发病率和死亡率，为提高社区居民生活质量和文明素质进行的活动。社区健康促进是健康促进理论、策略、方法在解决社区健康问题中的应用。《渥太华宣言》中将"加强社区行动"列为健康促进的领域之一，《雅加达宣言》中进一步申明了"社区参与"的重要性，并将社区列为健康促进的优先领域，由此可见健康促进的重点在社区。社区健康促进的构成要素包括健康教育及一切能够促使行为、环境有益于健康改变的政策、组织、经济等支持系统。

（二）健康促进的活动领域

《渥太华宣言》是在首届国际健康促进大会上通过的具有里程碑意义的健康促进纲领，宣言中明确了健康促进的 5 个活动领域。

1. 建立促进健康的公共政策　促进健康的公共政策多样而互补，涉及政策、法规、财政、税收、组织改变等多个方面。因此，需要将人们的健康问题提到政府部门的议事日程中，使其了解决策对人群健康的影响，并需承担健康责任。

2. 创造健康支持环境　健康与支持性环境的创造互相依存，密不可分。健康促进必须创设一个对健康更加有利的环境，必须是安全的、舒适的和满意的工作、生活条件，为人们提供免受疾病威胁的保护，促使人们提高增进健康的能力。与此同时，系统评估环境对健康及健康相关行为的影响，倡导政府部门制定有针对性的环境保护策略，为健康行为提供支持性环境也尤为重要。

3. 加强社区行动　发动社区力量，利用社区资源，增进自我帮助和社会支持，提高解决健康问题的能力。确定健康问题和需求是社区行动的出发点，社区群众的参与是社区行动的核心。社区群众需要能够连续、充分地获得卫生信息、学习机会及资金支持。

4. 发展个人能力　通过提供健康信息和教育来帮助人们提高做出健康选择的能力，并支持个人和社会的发展。个人技能包括基本的健康知识、疾病预防和自我保健等多方面的内容，学校、家庭、工作单位等功能社区在帮助人们发展个人技能中应发挥重要作用。

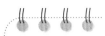

5．调整卫生服务方向　卫生部门应该将疾病预防和健康促进作为服务模式的一部分，转变卫生研究和专业教育培训的理念，把完整的人的总需求作为服务对象。卫生服务责任应由个人、社区组织、卫生专业人员、卫生机构、商业部门和政府共同承担。

（三）健康促进的基本策略

1．倡导（advocacy）　倡导政策支持、社会各界对健康措施的认同和卫生部门调整服务方向，激发社会关注和群众参与，从而创造有利健康的社会经济、文化与环境条件。

2．赋权（empowerment）　帮助人们具备正确的观念、科学的知识、可行的技能，激发其获得健康的潜力，赋予社区和个人权利来解决自己的健康问题。

3．协调（mediation）　协调不同个体、社区、卫生机构、社会政治经济部门和非政府组织（non-governmental organization，NGO）等在健康促进中的利益和行动，组成强大的联盟和社会支持体系，共同努力实现健康目标。

随堂测 4-6

二、健康促进的计划设计模式

健康促进的计划设计模式包括格林模式、健康生态学模型、社区健康计划策略、联合国儿童基金会模式等。其中格林模式和健康生态学模型的具体内容详见本章第一节。

（一）社区健康计划策略

20 世纪 80 年代，美国疾病控制中心和州或地区的卫生保健部门与社区合作，共同建立了一种以社区为基础的计划模式，即社区健康计划策略（planed approach to community health，PATCH），它是关于专业部门与多个社区共同计划、实施、评价健康促进项目和疾病控制项目的一套工作程序。此程序吸取了 PRECEDE-PROCEED 模式的框架内涵，帮助社区建立健康促进组织，收集利用社区数据，提出需要优先解决的健康问题，设计并评价干预项目。PATCH模式分 5 个阶段：①动员社区阶段；②组织和收集资料阶段；③选择主要的健康问题；④制订综合的干预计划；⑤评价 PATCH 项目，此阶段强调既要监测和评价各阶段的工作开展，又要评价干预措施的效果。

（二）联合国儿童基金会模式

联合国儿童基金会将健康促进计划分为 2 个阶段 9 个步骤：①问题与政策分析；②形势分析；③目标人群分析；④确定目标；⑤确定教育策略；⑥材料制作与预实验；⑦人员培训计划；⑧活动与日程管理；⑨监测与评价。其中前 3 个部分为计划前研究阶段，后 6 个部分为计划活动研究阶段。

三、社区健康促进的实施

社区健康促进的实施就是根据健康促进规划确定的目标、策略、措施，进行组织实施及监测控制，保证各项活动按质量完成，最终实现预期的目的。影响社区健康促进实施成功的因素很多，如是否有足够的资源，实施时社区是否能广泛参与及多部门协作，是否有高素质、高技术水平、高效率、能力出众的人力，是否建立了动态的质量监测系统，这些都会对社区健康促进的实施产生重大影响。

（一）社区参与、多部门合作

社区参与、多部门合作是健康促进的重要原则。社区的广泛参与对规划的实施会产生多项益处：①充分动员、利用社区现有资源，提高资源分配的合理性和效率；②提高社区居民对干预活动的接受程度；③提高社区居民的能力及各部门之间的密切关系；④社区居民参与将提高社区对健康促进规划的控制感、主人翁感，使规划能在社区持续开展；⑤社区志愿者的参与可弥补人力资源的不足并节省资金；⑥社区参与、多部门合作才能完成整合性的综合干预，解决社区的复杂问题；⑦社区参与提供了激发创新思维的机会，将有利于人们对规划的改进做出贡献。

具体的参与形式包括：①建立健康促进规划实施顾问委员会，由社区居民、部门代表、社区领导共同组成；②将规划实施任务整合到社区各部门的日常工作之中，作为他们各自日常工作来进行；③建立多部门协调工作网络及双赢或多赢的合作关系，保持通畅的对话机制，促进信息的交流及问题的及时沟通与解决。

（二）项目培训

规划的各项活动都必须由人去完成，因此，全部规划实施者、合作者及参与者，如果缺乏对规划目标、策略、措施的共同认识，缺乏提供相应服务的基本技能，缺乏互相合作的技巧和能力，都可能导致规划实施的失败及资源的浪费。避免这些问题的办法就是对人员进行培训，培训内容包括规划的总体目标、执行干预活动的技能、数据收集等，可以采用集中讲授、讨论交流、自我学习等方式进行。

（三）质量控制

质量控制是保证干预活动产生效果的关键，应贯穿于健康促进实施的始终。主要内容包括：建立持续的监督体系；采用过程记录表记录每个活动执行情况；建立质控专家组；加强对资源、资金使用的内部审计等。需要注意的一点是，在质量控制过程中对出现的问题不应只进行批评指责，更应以帮助改进为主。

四、健康促进发展趋向

健康促进概念提出后，经历了不同时期的发展：20世纪70年代主要关注疾病的预防；80年代人们认识到公共政策、跨部门合作和健康环境对健康会产生重要影响；进入21世纪，健康促进扩展到健康的决定因素、社会变革、全球统一健康行动，以及资源投入和政府领导作用。目前国际卫生发展呈现以下趋势：一是将国民健康纳入国家策略，制定国家健康发展规划；二是建立健全适应国情的基本卫生服务制度，更加注重全覆盖和公平性；三是提倡促进健康的公共政策，强调预防为主和初级卫生保健。因此，健康促进必将起到更加重要的作用。

在健康促进理论的指导下，很多国家开展了适合自己国情的健康促进活动。例如，很多亚洲国家在制定国家卫生政策时纳入了健康促进策略，增设了相关机构，同时确定了重点人群；澳大利亚用烟草税收开展健康促进活动。我国的社区健康促进活动主要是在各级政府的领导下进行，具有自身的特色。为增进社区特殊人群的健康，国家先后推出了系列计划，如"国家大豆行动计划""中小学生豆奶计划""学生营养餐计划""爱婴行动""破伤风干预工程"，这些计划和工程的实质就是社区健康促进活动。

2016年11月在上海召开了全球第九届健康促进大会，大会主题为"可持续发展目标中的健康促进"，会上发布了《2030可持续发展中的健康促进上海宣言》（简称《上海宣言》）和《健康城市上海共识》两份重要成果文件。《上海宣言》指出了未来健康促进的3个优先领域。①健康共治：通过良好治理实现健康目标和其他可持续发展目标；②健康城市：将城市和社区作为实现健康的关键场所；③健康素养：提升每个人的健康素养水平。

健康促进是当代卫生政策的核心功能，社区健康促进已成为新时期卫生体制改革的重点，并作为干预社区群众的健康相关行为和生活方式、改善社区生态环境和社会环境的主要手段，在社区卫生工作中发挥越来越重要的作用。

《"健康中国 2030"规划纲要》目标

2016 年 10 月，中共中央、国务院印发的《"健康中国 2030"规划纲要》中提出，到 2020 年，建立覆盖城乡居民的中国特色基本医疗卫生制度，健康素养水平持续提高，健康服务体系完善高效，人人享有基本医疗卫生服务和基本体育健身服务，基本形成内涵丰富、结构合理的健康产业体系，主要健康指标居于中高收入国家前列。

到 2030 年，促进全民健康的制度体系更加完善，健康领域发展更加协调，健康生活方式得到普及，健康服务质量和健康保障水平不断提高，健康产业繁荣发展，基本实现健康公平，主要健康指标进入高收入国家行列。到 2050 年，建成与社会主义现代化国家相适应的健康国家。

到 2030 年具体实现以下目标：

——人民健康水平持续提升。人民身体素质明显增强，2030 年人均预期寿命达到 79.0 岁，人均健康预期寿命显著提高。

——主要健康危险因素得到有效控制。全民健康素养大幅提高，健康生活方式得到全面普及，有利于健康的生产生活环境基本形成，食品药品安全得到有效保障，消除一批重大疾病危害。

——健康服务能力大幅提升。优质高效的整合型医疗卫生服务体系和完善的全民健身公共服务体系全面建立，健康保障体系进一步完善，健康科技创新整体实力位居世界前列，健康服务质量和水平明显提高。

——健康产业规模显著扩大。建立起体系完整、结构优化的健康产业体系，形成一批具有较强创新能力和国际竞争力的大型企业，成为国民经济支柱性产业。

——促进健康的制度体系更加完善。有利于健康的政策法律法规体系进一步健全，健康领域治理体系和治理能力基本实现现代化。

第四节　社区健康咨询

咨询（counseling）是指咨询人员通过与需要帮助的当事人进行交谈、商议，协助当事人寻找出问题之所在，给予当事人一些意见和建议，让当事人自行解决自己的问题的过程。健康咨询是对个体或群体的健康进行全面监测、分析、评估、提供健康咨询和指导及对健康危险因素进行干预的全过程，其目的是调动个体和群体及整个社会的积极性，有效利用有限资源达到最大的健康效果。

现代社会中，咨询在各行业均得到迅速发展，尤其在西方国家。在医疗领域中，健康咨询侧重于人类身心健康、精神活动方面。健康咨询是咨询行业在医疗健康领域中发展形成的，当代社会人们的健康需求不仅仅是有病就医，更重要的是在没有发生疾病的情况下或在治疗过程中去咨询有关健康的问题。因此，健康咨询的目的是帮助健康人、亚健康人、患者认识有关健康的问题，提供解决问题的方法，促进人们自觉遵守健康行为，提高患者自理能力及与医护人员的协作能力，从而维护机体健康。

健康咨询与护理密不可分，健康咨询贯穿于整个护理过程中，应用领域已经逐渐扩展到社区卫生保健咨询和治疗，如控制体重、戒烟、锻炼、睡眠、性健康、慢性病应对。护士的角色之一是咨询者，去帮助那些有问题的人。因此，为了提供系统化的护理，护士需要知道患者的问题、情绪及他们的疾病和治疗情况。通过咨询能增进护士与当事人、护士与护士、护士与其他卫生服务人员之间的沟通。目前，社区健康咨询服务已成为多个城市建设健康城市工作的重要内容。作为社区健康教育的基础性工作，对解决人们日常健康相关问题，提高居民健康知识和技能，促进民众健康行为的形成等具有重要的意义。

一、健康咨询的基本要求

健康咨询是一件充满挑战性的工作，具有独特的工作特点，其基本要求可以概括为以下三个方面。

1. 健康咨询是以控制疾病危险因素为核心　危险因素包括可变危险因素和不可变危险因素。前者为通过自我行为能够改变的可控因素，包括不合理饮食、缺乏运动、吸烟酗酒等不良生活方式，高血压、高血糖、高血脂等异常指标因素。后者为不受个人控制的因素，包括年龄、性别、家族史等因素。

2. 健康咨询体现三级预防并举　健康咨询针对一级、二级、三级预防内容，实现降低有害暴露水平，避免或减少并发症、后遗症和残疾的发生，促进功能恢复，提高生存质量，延长寿命，降低病死率等目的。

3. 健康咨询的服务过程为环形运转循环　健康咨询的实施环节为健康监测（收集服务对象个人健康信息，是持续实施健康咨询的前提和基础）、健康评估（预测各种疾病发生的危险性，是实施健康咨询的根本保证）、健康干预（帮助服务对象采取行动控制危险因素，是实施健康咨询的最终目标）。整个服务过程通过这三个环节不断循环运行，以减少或降低危险因素。

健康咨询又是科学性与艺术性频繁交叉、相互融合的工作。在咨询过程中，既要有艺术性的情感投入，又要具备缜密思考的专业能力，人文素养和专业素养并重，从而提高咨询质量。

二、健康咨询的类型

健康咨询的类型目前主要有现场健康咨询、电话健康咨询和网络健康咨询三种类型。

（一）现场健康咨询

现场健康咨询在社区主要为现场定点健康咨询。定点健康咨询具体做法就是为个体和群体（包括政府）提供有针对性的科学健康信息，并创造条件采取行动来改善健康。定点健康咨询大多在社区进行，以往经常选择具有代表性的纪念日，如世界艾滋病日、世界结核病日，结合专题进行健康咨询活动，这也成为社区慢性病预防的主要形式。活动形式与内容主要为社区定点健康监测和健康干预。

（二）电话健康咨询

电话健康咨询多用于心理健康咨询。这种方式具有即时性、便利性和匿名性的特点，可以缓解咨询者的心理负担，既可以单纯提供某种健康信息、知识和情报，也可由专门训练的咨询人员在评估后提供某种解决方案。

（三）网络健康咨询

网络健康咨询是指以网络为中介，通过建立良好的咨询关系，以专业知识为基础，运用医学专业方法和技术，帮助来询者发现健康问题、发掘健康资源，并以建设性方式解决健康问题，从而有效满足其健康需求，提高其生活质量。

三、健康咨询的发展

随着慢性病发病率的升高及老龄化的加剧，人们对健康知识的需求大大增加，而健康咨询及相应的健康管理可以通过系统检测和评估可能发生疾病的危险因素，帮助人们在疾病形成之前进行有针对性的预防性干预，可以成功地阻断、延缓甚至逆转疾病的发生和发展进程，实现维护健康的目的。

发达国家的健康咨询及管理计划已经成为健康医疗体系中非常重要的一部分，并已证明能有效地降低个人的患病风险，降低医疗开支。美国的健康咨询管理经验证明，通过有效的主动预防与干预，健康咨询及管理服务的参加者按照医嘱定期服药的概率提高了50%，医生能开出更为有效的药物与治疗方法的概率提高了60%，从而使健康管理服务的参加者的综合风险降低了50%。我国已在多地区试行健康咨询服务点，取得了较好的效果。社区健康咨询人员应根据居民的性别、年龄、文化程度、个性特点和身体状况，开展包括科学饮食、疾病预防保健、心理健康、合理用药、意外伤害等方面的个性化健康教育。

在推进健康中国建设的背景下，无论是从满足社区居民多元化及日益增长的健康服务需求方面，还是提升居民健康素养水平、加快普及健康生活方式方面考虑，都迫切需要培养专业的健康咨询服务人才。在今后的工作中，应加强健康咨询服务的规范化建设，增强健康咨询服务形式和服务内容的多样性，从而提高居民对健康咨询工作的认可度。

小 结

健康教育的核心目标是改变行为，健康促进的核心目标是创造可持续的支持性环境，健康教育与健康促进在培育健康素养与文化、促进疾病预防和控制、助力疾病治疗和康复中发挥着重要作用。社区健康教育是面向社区全体居民的。社区医护人员应关注社区重点人群的健康教育工作，如社区妇幼健康教育、社区老年人健康教育、学校健康教育。

健康促进是促使人们维护和提高他们自身健康的过程，是协调人类与环境的战略，其活动领域涉及公共政策、支持环境、社区行动、个人能力和卫生服务五个方面。社区健康促进的实施需要社区参与、多部门合作，目前主要包括格林模式、健康生态学模型、社区健康计划策略（PATCH）和联合国儿童基金会模式等。健康咨询是对个体或群体的健康进行全面监测、分析、评估、提供健康咨询和指导及对健康危险进行干预的全过程，其类型主要有现场健康咨询、电话健康咨询和网络健康咨询三种。

思考题

1. 复述健康教育和健康促进的概念。
2. 简述社区健康教育的目标。
3. 列举社区健康教育的主要对象。
4. 解释社区健康教育效果评价的主要指标。
5. 说明确定社区健康教育优先问题的基本原则。
6. 列举社区健康教育需求评估的主要内容。
7. 简述健康促进的领域与基本策略。

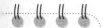

8. 某社区位于北京市海淀区，该社区老年人口比例为 17.36%，常见慢性病为高血压、糖尿病和脑卒中。请根据该社区的实际情况确定社区健康教育的主题和对象，并制作一份社区健康教育宣传资料。

（侯淑肖　闫贵明）

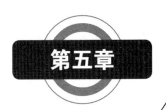

第五章 社区健康护理

导学目标

通过本章内容的学习，学生应能够：

◆ **基本目标**

1. 解释社区评估内容及评估方法。
2. 说明社区护理目标的确定、计划实施的步骤。
3. 比较和运用社区护理评价的种类和方法。
4. 建立和管理社区健康档案。

◆ **发展目标**

综合运用社区护理程序，评估、发现和解决社区健康问题。

◆ **思政目标**

1. 树立"以促进健康为中心"的大健康观、大卫生观，正确认识全民共建共享的"健康中国"策略。
2. 培养群体护理观念，具备严谨求实的态度和沟通协作能力。

社区护士的首要任务是解决社区健康问题，提高社区居民的健康水平。社区健康护理是以社区整体为对象，为提高社区人群的整体健康水平，对社区的自然环境、社会环境和社区人群健康进行的有计划、有目的的护理活动。社区健康护理的意义在于了解社区人群和环境的健康状况，及早发现健康问题，并进行有效的社区健康干预，同时向政府提供保护居民健康的建设性意见，建立有利于社区居民健康的社会资源，从而促进和维护社区整体健康。

社区健康问题往往是复杂的，受多因素影响，而社区护士的资源又是非常有限的。因此社区护士需要进行批判性思考，以社区为服务对象，运用护理程序的方法，最有效地利用时间和资源，发现并解决能使多数人获得最大利益的健康问题。

案例 5-1

春晖社区是广东省广州市一个面积 1.2 平方公里、服务业发达的城市社区。社区位于老城区，以老旧住宅为主，绿地和室外公共场所较少。常住家庭 15 966 户，总人口 49 781 人，平均年龄为 36.16 岁，60 岁以上占 19.83%。社区居民不参加体育锻炼、吸烟、饮酒、超重、饮浓茶的人较多。

案例 5-1（续）

近期社区在开展 45 岁以上居民免费体检并建立健康档案的工作。工作中发现：高血压、糖尿病、慢性呼吸系统病、胃及十二指肠疾病、冠心病等慢性病的患病率较高；被检居民中高血压患者占 4.33%；既往高血压患者中，不服药者占 32.05%。

请回答：

1. 为了解该社区居民的健康状况和问题，社区护士收集了哪些信息，还应收集哪些信息？

2. 社区护士可以用什么方法收集信息？

3. 社区护士应如何分析收集到的信息，并提出社区护理诊断？

4. 怎样才能制订出可行的社区护理计划，并确保它的有效执行？

第一节 社区护理评估

社区护理评估（community nursing assessment）作为社区健康护理的第一步，是收集与社区健康状况相关的全部资料，并对所收集到的资料进行整理和分析的过程。其目的是明确社区的健康问题及影响社区健康的因素，为确立社区护理诊断和实施有效的社区护理措施提供依据。

社区护理评估过程中，社区护士必须充分了解所评估社区，从多方面收集有关社区健康的资料，准确描述并确定社区健康总体的水平。这就需要社区护士运用护理学和公共卫生学等多学科相关的原理、方法和技能，如采用人口学和流行病学的方法来评估社区居民的健康水平，诊断他们的健康需求。

一、社区护理评估范围及内容

为了准确评估社区健康问题及其影响因素，社区护士必须对社区进行全面充分的了解。根据构成社区的基本要素，可以把社区评估的内容分为人口群体特征、社区地理特点及社会系统三大部分。

（一）人口群体特征

人是社区的核心。评估社区的人口群体特征是社区评估的重要内容，通过了解社区不同群体的健康需求，有助于解决人群的共同健康问题。社区人口群体状况包括人口基本情况（人口数量情况、构成和分布情况、流动情况）及人口健康状况。

1. 社区人口基本情况

（1）社区人口数量情况：社区人口的数量决定了社区所需卫生保健服务的需求量。社区内人口增多、密集会增加社区护理的工作负荷，影响社区护理服务质量，同时会增加社区人口的生活压力、疾病传播和环境污染的危险。人口过少、分布较分散又会降低社区卫生资源的利用。另外还要注意人口数量在一定时间范围内的变化趋势。

（2）社区人口构成和分布情况：社区人口构成情况包括人口的年龄、性别、婚姻、职业、文化程度、籍贯等基本人口学特征。不同的人口构成将会导致不同的健康需求。如根据人群的年龄构成可以确定社区的主要需求：老年人比较关心如何保持健康、寻找积极的生活方式，年轻人比较关心儿童养育和智力发展；根据婚姻构成可以了解社区主要家庭类型，判断有无潜在

的影响健康的因素存在；根据职业构成可以间接了解社区居民的收入水平，判断职业对健康的影响水平；根据文化程度构成可以了解社区居民接收健康信息的能力，遵循卫生人员劝导养成良好行为和生活习惯的能力，为制订健康教育方案提供参考；根据籍贯构成可以了解社区人口流动情况，预测流动人口的健康需求等。

（3）社区人口流动情况：随着城市化趋势的加快，社区人口可在短时间内大量增加或流失，而流动人口的健康需求也属于社区健康护理的范畴，因此不仅要对固定人口进行评估，同时也要评估社区流动人口的情况。

2．社区人口健康状况　社区护士要了解社区居民的出生情况（出生率）、死亡谱（主要死亡原因、死亡年龄、各种死亡率等）、疾病谱（急、慢性疾病患病率，主要疾病谱，疾病的地理分布、时间分布、高危人群数等）。

另外，社区人口健康相关特点、危险因素等也是需要考虑的因素。健康受损或某种疾病高危人群可能会组成一个群体或团体以相互学习或支持，如孤独症儿童的父母、心肌梗死的患者。即使这些人没有形成一个组织团体，社区护士也应该认识到他们作为一个群体的独特性和共同的需求，将共同问题与个体问题结合就可能会形成该问题的社区解决方案。社区可能会有许多相互交叉的群体，社区护士应发现和掌握这些社区群体的健康问题和需求，并及早提供有效的健康服务。

3．社区人口群体的健康相关行为　健康相关行为是指任何与疾病预防、增进健康、维护健康及恢复健康相关的行动，分为促进健康行为和危害健康行为。促进健康行为包括：合理营养、平衡膳食、积极锻炼、积极的休息与适量睡眠等基本健康行为；戒烟、戒毒、不酗酒与不滥用药品等戒除不良嗜好行为；驾车使用安全带，溺水、车祸、火灾等意外事故发生后的自救和他救行为等预警行为；减轻环境污染、离开污染的环境、应对引起人们心理应激的紧张生活事件等避开环境危害行为；正确的求医和遵医等合理利用卫生服务的行为。危害健康行为包括：不良生活方式与习惯、致病行为模式、不良疾病行为及违反社会法律、道德的危害健康行为。

（二）社区地理特点

地理环境包括自然环境和人文环境。社区护士要重点了解地理特征对社区居民生活方式及健康状况的影响，同时也要了解社区居民对威胁健康的环境危险因素的应对情况。

1．社区基本情况　社区是一个由政府行政划分的有地缘分界线的实体，这个界线规定了城市、乡镇、居委会等的地理范围，同时也规定了行政、学校、水域、交通、火警、公安、水电等的管辖范围。社区护士评估一个社区时需掌握的最基本的资料包括社区名称、地理位置、界线、面积及其与整个大环境的关系等。

2．地理环境　评估时需注意有无特殊的自然环境，如是否靠近山川河流，对居民的健康或生命有无威胁，可否作为社区居民的休闲娱乐场所，社区居民能否很好地利用这些自然资源。

3．气候环境　评估社区的常年气候特征，特别是温度、湿度的变化，社区居民有无应对气候骤变的能力，气候的变化是否影响到居民健康。此外，还应收集社区对气候变化的调节能力的相关资料。

4．动植物分布情况　了解社区内有毒、有害的动植物分布，有无外来物种，宠物有无接种疫苗，社区绿化的情况；社区居民能否正确理解动植物存在的利弊，是否对不利于健康的动植物采取防范措施等。

5．人为环境　包括社区的房屋、桥梁、工厂、学校等建筑设施，应评估这些建筑设施对社区自然环境的影响。例如，工厂排放的废水、废气对环境的污染；建筑工地等是否有较大噪声影响居民生活和休息；生活设施及社区内医疗保健服务设施的分布和便利情况。了解居民居住条件，如房子面积、朝向、是否通风，取暖、供水、照明设备等是否齐备，以及卫生清扫及

随堂测 5-1

垃圾处理等情况。

（三）社会系统

社区是一个复杂的社会系统（social system）。一个健康完善的社区应具备卫生保健、经济与就业、安全与交通、信息与通信、社会服务与福利、娱乐、教育、政治及宗教等系统（图5-1）。

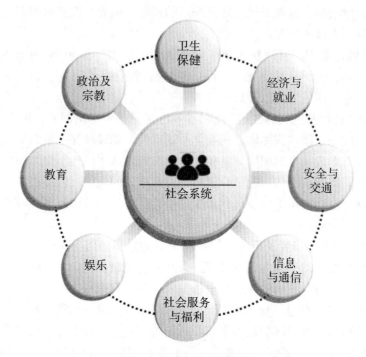

图 5-1　社会系统评估内容

1. 卫生保健　包括卫生机构（医院、诊所、急救站、社区卫生服务中心等）的数量、位置、分布、交通便利与否等影响居民就医及保健的状况；医护人员数量、素质、提供保健服务的能力，设备与人口比例，卫生经费的多少等卫生人力资源情况；卫生机构能否为社区所有居民（包括健康者、患病者、高危人群和特殊人群）提供全面的、连续的健康服务及服务利用状况等；同时，对社区的转诊程序、与其他机构的配合情况也要进行评估。

2. 经济与就业　社区经济状况决定了可能投入社区卫生服务事业中的经费和资源。社区居民的经济水平直接影响利用医疗资源的健康行为和健康需求。社区护士要了解社区内的产业性质，居民生活水平、医疗保险、收入和职业特征、失业率、低收入阶层等情况。

3. 安全与交通　评估社区治安现状、居民安全感、社区内消防设备（消防通道、灭火器等）情况，如附近有无消防队、警察局、环保所，社区是否为残障者提供了无障碍通道等；还要评估居民日常生活中使用的交通工具及交通便利情况，去医疗保健机构是否方便，有无道路标志不清、交通混乱、人车混杂或者停车不便等情况。

4. 信息与通信　了解社区居民平常获取信息的途径，如电视、报纸、网络、杂志、电话、公告栏、收音机、信件，为将来制订护理计划时选择合适的沟通途径提供依据。

5. 社会服务与福利　评估提供社会服务的机构，如商店、饭店、旅馆，以及满足特殊需要的机构，如托儿所、养老院、家政服务公司，是否能满足居民日常生活的需求；了解政府所提供的福利政策、申请条件、福利政策的覆盖率、民众的接受度及满意度等。

6. 娱乐　了解社区内是否具备公共休闲设施，如公园、街心花园、儿童游戏区、影视剧院、游乐场，以及居民对社区所提供的休闲设施是否满意。

7. 教育　了解社区居民的教育程度，包括不同学历人员占社区人口比例；社区中正式与非正式的教育机构及其类型、数量、分布、师资、教育经费投入、学校健康保健系统及其利用情况，居民的接受度和满意度；社区附近有无图书馆、文化中心及接受特殊教育可利用的资源。

8．政治及宗教 了解社区的主要管理机构（民政局、街道办事处和居委会等）的分布情况、工作时间和社区中各领导人的办公联系方式，以便在计划实施时能够得到管理机构的帮助和支持；了解社区人群健康保健的相关政策、政府部门对大众健康的关心程度及用于卫生服务的经费等；社区中有无宗教组织、宗教的类型、信徒人数、组织领导者及活动场地等，以及政策和宗教对居民健康的影响等情况。

社会各系统相互关联、相互依靠。例如，卫生保健系统作为社区的子系统，依赖并作用于城市、政府等上级系统，当地方政府因财政压力而缩减卫生部门经费时，卫生部门可能会压缩卫生项目，减少卫生服务人员，缩减服务范围或服务对象等。评估时要注意逐一评估社会系统，评估各系统健全与否、功能是否正常、能否满足居民的需求等。

二、社区护理资料收集的方法

为了使评估结果真实反映社区健康的实际状况，社区护士收集的资料必须具体、全面且客观真实。资料通常包括主观资料和客观资料，完整的健康评估需要主观资料和客观资料相结合。对客观数据资料进行定量评估，对主观资料则进行定性评估。确定社区居民的健康需求除了数据依据之外，更取决于社区居民的主观感受和愿望，两者相辅相成，不可或缺。为获得完整的信息，护士在评估前需要进行周密的计划和安排。收集评估信息的策略主要由人群的规模、性质和收集信息的目的及社区护士所拥有的资源所决定。社区护士需根据评估需要和资料的特点选择不同的方法进行资料的收集。

（一）实地考察法

实地考察法（field survey）又称挡风玻璃调查法（windshield survey）。为了对社区有一个初步、快速、整体的印象，社区护士可以通过在社区开车或者步行的方法对社区进行观察和调查。通过感官（视、听、味、嗅、触）体验和收集社区中人群的互动、生活形态及物理环境等反映社区特性的资料。通过实地考察，社区护士能够对社区的环境、布局有一个整体的了解，包括地理特点、机构（服务、商业、工业等机构）的位置，发现可能存在的问题。在进行实地考察之前，要确定调查的范围和观察的重点（表5-1），准备一份调查表和社区平面地图。有效的实地考察需要护士具有敏锐的观察能力。

随堂测 5-2

表5-1　实地考察时的观察重点

项目	观察重点
1．社区的活动状况	➤ 在社区中看见的人，他们在做什么？
	➤ 住在附近的是些什么人？年龄范围是多少？以哪些年龄的人为主（如老年人、学龄前儿童、学龄儿童、年轻的母亲）？
	➤ 主要是哪个民族的人？
	➤ 观察到的这些人的总体外貌怎样？他们看起来健康吗？你看到有明显残疾的人了吗，如使用助行器或轮椅的人、精神障碍的人？他们住在哪里？
	➤ 那些保养良好的，瘦或胖的，精力充沛或虚弱的，蓬头垢面或衣着暴露的，或衣着整洁的居民都是什么人？
	➤ 注意到社区里有游客或其他来访者吗？
	➤ 有没有看到酗酒或吸毒的人？
	➤ 看到孕妇了吗？见到推着婴儿车和小孩的妇女吗？

项目	观察重点
2. 社会和经济状况	➢ 房屋的总体情况如何？居民建筑是集中的还是分散的？这些房屋是残破的还是正在进行重建？人们使用的交通工具是什么？有公共交通工具吗？有足够的带有长椅和荫凉的公共汽车站吗？是否有到卫生保健机构的交通工具？ ➢ 居民都从事什么类型的工作？附近是否有工作机会，如工厂、小企业或军事设施？有没有失业的人，无家可归的人？ ➢ 看到人们在街上成群地聚集吗？他们长什么样？他们在做什么？ ➢ 这是农村吗？有农场或农村企业吗？ ➢ 看到有季节性工人吗，如移民或临时工？ ➢ 看到有女人在街上闲逛吗？他们在做什么？ ➢ 在白天有没有看到离开学校的孩子或青少年？ ➢ 在广告牌、招牌、广播、电视中看到健康教育的信息了吗？这些方法对观察到的人来说合适吗？ ➢ 有哪些学校和日托中心？
3. 卫生资源	➢ 注意到有什么医院了吗？它们是什么种类的？它们位于哪里？ ➢ 有诊所吗？他们为谁服务？有计划生育服务吗？ ➢ 那里有医生和牙医诊所吗？他们是专家还是通才？ ➢ 有没有看到养老院、康复中心、心理健康诊所、乙醇或药物成瘾治疗中心、无家可归的人或被虐待的人的避难所？ ➢ 这些资源是否适合和足够解决社区中存在的各种问题？
4. 与健康有关的环境条件	➢ 有没有看到可能对地面、水或空气造成污染的现象？ ➢ 房屋的卫生状况如何？住房是否过于拥挤？是否需要修理？ ➢ 路面状况如何？有凹坑存在吗？排水系统是否到位？是否有警告信号？ ➢ 有足够的交通灯吗？人行道、路缘有交通标志吗？铁路交叉路口是否装有警示牌和路障？街道和停车场好吗？ ➢ 这是一个交通繁忙的地区，还是乡村道路？是否有弯道？有没有使道路变得危险的因素存在？ ➢ 通往建筑物、人行道和街道的路面是否有残疾人通道？ ➢ 观察过周围的娱乐设施和广场吗？它们被利用了吗？有基督教教会或社区中心吗？有日托机构或幼儿园吗？ ➢ 孩子们在大街小巷里玩耍，还是在公园里玩耍？ ➢ 你看到什么餐馆了吗？ ➢ 街上有卖食物吗？人们在公共场所吃饭吗？有垃圾桶和供人们坐的地方吗？有公共厕所吗？ ➢ 有蚂蚁、家禽、蚊子或啮齿动物等害虫吗？
5. 社会功能	➢ 在附近观察到什么家庭了吗？能观察到它们的结构或功能吗？谁在照顾这些孩子？他们是怎样照顾的？ ➢ 在社会上或地理上是否有相互关联的群体？ ➢ 能观察到的邻里关系怎样？有哪些证据？ ➢ 能观察到的增强社区凝聚力的证据有哪些？邻里之间有没有通过集体努力来改善生活条件或邻里关系？有邻里互助或监督组织吗？ ➢ 社区组织张贴社区会议的标志吗？ ➢ 教堂的数量是多少？类型有哪些？ ➢ 观察到任何让人怀疑为帮派活动、青少年犯罪、吸毒或酗酒、青少年怀孕等的社会问题吗？
6. 对健康的态度	➢ 观察到卫生资源得到了很好的利用还是没有得到充分利用？ ➢ 有没有观察到居民预防疾病或保健的证据？ ➢ 观察到有什么改善居民健康的措施吗？看到有关健康活动、诊所或讲座的广告了吗？

（二）重点人群访谈法

重点人群访谈法（key information interview）是对社区中的重点人物进行访谈，以了解社区发展过程、社区特性、主要健康问题和需求等。重点人物通常是非常了解社区的人，如社区居民、社区工作人员、社区卫生服务工作者。访谈对象的观点不一定能反映所有居民的观点，因此重点人物需来自不同的阶层。重点人群访谈法可以采取滚雪球抽样的方式进行，经由重点人物介绍其他重要及相关人员，协助增加资料的深度和广度。开展重点人群访谈法必须仔细选择参与者，制订访谈内容提纲和问题，分析会议记录。

（三）社区讨论法

社区护士可以召集社区居民举办社区论坛或讨论会，围绕某个选定的问题进行讨论。这不仅给社区居民提供了发表意见和建议的平台，还让护士更加了解社区人群的健康需求及对健康问题的看法和态度。社区护士组织社区讨论前必须做好充分的准备工作，制订详细的会议计划，以获得更多高质量的信息。

（四）参与式观察法

参与式观察（participant observation）是社区护士以社区成员的身份参与社区活动。通过参与社区正式与非正式的活动，社区护士可选择社区居民经常聚集的地方，观察或聆听社区发生的事情及现象，并对最真实、自然的对话和行为进行系统记录。社区护士通过参与式观察能发现社区的权力分配、沟通方式、解决问题的方法、有关策略和决策等，也可得到社区信仰及价值观方面的线索。

（五）问卷调查法

问卷调查（survey）常用于调查人数较多、调查对象集中的情况。问卷调查能有效缩短取得大量资料及数据的时间，节省社会调查所需的人力与经费，并可探讨特定的社区健康问题及其影响因素，是发现社区问题和资源最常用的方法。问卷调查可以得到有效的、有代表性的社区资料，但应注意问卷分析结果的正确性，另外也应注意问卷的信度及效度。

社区护士还可以通过信访法进行调查，即将调查问卷通过邮寄或网上调查的方式寄给社区居民，由社区居民自己填写后寄回。信访法具有调查范围广泛、高效、经济等优点，但回收率可能会降低。

（六）文献查阅法

文献查阅法（literature review）当社区护士面对一个完全陌生的社区时，二手资料的文献考察则是收集资料的首选方法。从图书馆和网上收集研究报告、地方报纸、出版物等资料，可以帮助护士了解社区的历史及变迁。另外，可以从疾病预防控制中心、居委会、派出所等部门收集相关流行病学的信息，如人口信息、人口流动情况、健康统计数据等资料，通过这些数据资料了解人群的健康模式、疾病分布、健康问题的性质及确定高危人群等。但此方法需要社区护士采取不同的评估方法相互比较资料，来支持资料的可靠性。

1. 人口普查数据　人口普查（census）是指在国家统一规定的时间内，按照统一的方法、统一的项目、统一的调查表和统一的标准时间，对全国人口普遍地、逐户逐人地进行的一次性调查登记。它是当今世界各国广泛采用的搜集人口资料的一种最基本的科学方法，是提供全国基本人口数据的主要来源。

社区护士通过将现在的社区统计数据与过去或其他不同地区的统计数据进行比较，可以发现本社区独特的属性，而这些特性能为发现社区存在的或潜在的健康危险因素提供线索。例如，社区护士回顾普查报告后发现某一个社区的老年人口特别多，据此护士可对该社区的社会资源（如住房、交通、社区服务、活动站）、卫生资源（如医院、养老院、老年诊所）及老年人常见的健康问题做进一步的评估。社区护士还可通过识别人口变化趋势，对健康计划进行修改，以满足社区人群变化的需要。

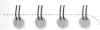

第七次全国人口普查

2019 年 11 月，经李克强总理签批，国务院印发《关于开展第七次全国人口普查的通知》。根据《中华人民共和国统计法》和《全国人口普查条例》的规定，国务院决定于 2020 年开展第七次全国人口普查。普查标准时点是 2020 年 11 月 1 日零时，彻查人口出生变动情况及房屋情况。普查对象是普查标准时点在中华人民共和国境内的自然人及在中华人民共和国境外但未定居的中国公民，不包括在中华人民共和国境内短期停留的境外人员。

普查主要调查人口和住户的基本情况，内容包括：姓名、公民身份证号码、性别、年龄、民族、受教育程度、行业、职业、迁移流动、婚姻生育、死亡、住房情况等。

2021 年 5 月 11 日，第七次全国人口普查结果公布，全国人口共 1 411 778 724 人。

2．健康统计数据 除人口普查以外，每年国家、省、市、区的卫生部门都会收集并报告社区居民的出生、死亡、结婚、离婚、收养等官方记录文件，这些数据也是重要的统计基本数据。同样，出生登记证明文件中的出生信息（如剖宫产、未婚母亲、先天畸形）等对评估社区健康状况也非常重要。

3．健康数据的来源 每年政府或相关机构会根据需要在其他领域进行调查并公布健康数据，如犯罪、住房、就业等领域进行的各种形式的调查和报告。地方机构、商会、地区健康部门、医院也均会收集社区的健康相关资料。社区护士也能从中获得相关数据对人群健康进行评估。这些调查数据和统计报告，通常在公共图书馆或网络上可以得到。例如，国家统计局每年会发表、出版和网上公布国家统计年鉴，以描述整个国家的经济和社会发展趋势。《中国统计年鉴》收录了全国各省、自治区、直辖市每年的经济、社会等各方面的统计数据，以及多个重要历史年份和近年全国主要统计数据，是一部全面反映我国经济和社会发展情况的资料性年刊。

三、社区护理资料分析

资料收集后的整理与分析是社区护理评估的重要环节。社区护士在分析过程中进一步确认需要补充的资料，并且根据分析的结果发现社区护理需要。资料是否真实、完整、全面，是否有预见性是准确判断社区护理问题的关键。资料的整理与分析包括以下内容。

（一）资料整理与复核

社区护理人员将收集的资料进行分类。分类方法很多：按身体、心理、社会等方面分类；按马斯洛（Maslow）的基本需要层次分类；按高登（Gardon）的功能性健康形态分类；还可以从流行病学方面（包括人、环境、生活形态与卫生保健系统四大部分）分类。资料整理常采用文字描述法、表格法、图形法等形式。

美国内布拉斯加州奥马哈（Omaha）访视护士协会于 20 世纪 70 年代中期开始发展适用于社区卫生服务的奥马哈系统。其中护理诊断（问题）分类系统中，社区护士可以将评估资料分为环境、心理社会、生理和健康相关行为四类，并分别对其进行分析和整理，以找出该类资料所反映的问题，做出相应护理诊断（表 5-2）。

表5-2 奥马哈系统护理诊断（问题）分类系统

领域	护理诊断（问题）分类
环境	收入、卫生、住宅、邻居或工作场所等
心理社会	与社区资源的联系、社会接触、角色改变、人际关系、精神压力、哀伤、情绪稳定性、性、照顾、忽略儿童或成人、虐待儿童或成人、生长发育、其他
生理	听觉、视觉、说话与语言、咀嚼、认知、疼痛、意识、皮肤、神经肌肉骨骼系统功能、呼吸、循环、消化、排便功能、生殖泌尿功能、产前产后等
健康相关行为	营养、睡眠与休息型态、身体活动、个人卫生、物质滥用（酒精或药品）、家庭计划、健康指导、处方用药、特殊护理技术等

（二）资料分析

资料分析是对已归纳和分类整理出来的资料和数据进行解释、确认和比较，并分析社区存在的问题和影响因素，为确定社区健康诊断奠定基础的过程。

1. 对收集的资料进行科学处理和分析 对定量资料，如发病和死亡等指标通常按年龄、性别、年代及其他有关的变量分组后进行分析；对定性资料，按内容进行分类，按问题提出的频率确定问题的严重程度。在收集资料中，可能存在影响资料准确性和完整性的各种混杂因素，需通过分析消除混杂因素，找出本质问题。

2. 分析时注意进行比较分析 包括不同区域的横向比较，不同时间的纵向比较。当疾病的分布有地域性时，需要对该地区居民所具有的特征或该地区的生物、化学、物理、社会环境进行进一步的分析和解释，并与其他地区进行横向比较。将健康统计数据与上年同期数据进行比较。通过比较可以了解人群增长或减少原因、死亡原因、致残原因等的变化趋势，从而找到健康问题。确定的问题和诊断应是社区整体的健康问题，以社区环境（包括自然环境和社会环境）和群体健康为主，而不是仅仅局限于个人或家庭的健康问题。

（三）报告评估结果

向社区评估小组的成员及相关机构或领导、社区居民等报告评估结果，并寻求反馈。

第二节 社区护理诊断

案例 5-2

针对体检中遇到的现象，为了找到相关原因，护士小李和她的同事对社区居民进行生活方式调查。对45岁以上人群发放问卷200份，回收后统计结果显示：没有锻炼习惯者占64.0%，吸烟者占21.0%，饮酒者占16.0%，男性居多。另外，体重超重、饮浓茶的比率也很高。在召开的社区领导和医务工作者座谈会中，大家认为目前影响社区居民的主要疾病是高血压，其病因可能与不良生活方式有关。

请回答：

1. 该社区存在哪些问题？如何陈述这些问题？

2. 收集的信息对健康问题的解决有哪些帮助？

一、社区护理诊断的形成

社区护理诊断（community nursing diagnosis）是护理程序的第二步，即通过对收集到的数据和信息加以整理和比较分析，对社区的整体健康状况进行诊断，说明或指出社区存在的或潜在的健康问题，以及问题的性质和原因，指导社区护士制订解决问题的计划。

（一）社区护理诊断原则

1. 社区居民共同参与制定护理诊断。

2. 以社区护理人员能解决的问题为考量。

3. 社区护理诊断应考虑到社区的内、外资源的可利用程度。

4. 社区护理诊断应符合当前卫生政策的方向。

（二）社区护理诊断标准

社区护理诊断的确定需根据以下标准来判断其准确性。

1. 此诊断反映出社区人群目前的健康状况。

2. 与社区健康需求有关的各种因素均已考虑在内。

3. 每个诊断是确切的且合乎逻辑。

4. 诊断的做出是以现在获得的各种资料为依据的。

（三）形成社区护理诊断

形成社区护理诊断包括得出结论和进行核实。

1. 得出结论　通过对调查资料的整理分析，得出积极的或消极的结论。对具体健康问题的结论有以下几种情况。

（1）没有明显的健康问题，不需要提供促进健康的措施。

（2）虽没有明显的健康问题，但需要提供促进健康的措施。

（3）有潜在的或可能的健康问题，需要提供预防健康问题的措施。

（4）有现存的健康问题，需要提供控制或解决健康问题的措施。

2. 核实　进一步对相关资料进行分析，核实得出结论的相关因素。如果相关因素与得出的结论一致，则社区护理诊断形成，否则需要再核实，重新得出结论。

（四）社区护理诊断的陈述

社区护理诊断的书写格式，可采用 PES 公式。

P（problem）即健康问题，是对社区健康状况简洁清楚的描述。

E（etiology）即原因和因果关系，用"与……有关"加以描述。它不仅是健康问题的原因，还是护士干预措施的侧重点，所有的计划和相关措施都将以这些原因为工作重点。例如，提出诊断"社区居民高血压患病风险增加与居民不良的生活方式有关"，描述了相关因素，明确解决该健康问题的重点在改变社区居民不良生活方式。

S（sign/symptom/define characteristics）即该诊断所依据的数据和信息，分为主要依据和次要依据。主要依据是指证实护理诊断成立的证据，次要依据是可能出现的证据。所有数据和信息均应来自已完成的社区评估数据和健康指标。

例如，对某一社区进行健康评估发现该社区幼儿园儿童龋齿率（80.0%）较高。经调查，确认该社区幼儿园儿童没有养成晚间刷牙习惯（75.0%）、家长不督促（80.0%）是造成儿童患龋齿的主要原因。因此，该社区护理诊断：幼儿园儿童患龋齿风险增加，与晚间不刷牙、家长不督促有关。依据：80.0% 幼儿园儿童患龋齿，75.0% 儿童没有晚间刷牙习惯，80.0% 家长不督促儿童晚间刷牙。

二、确定社区问题的优先顺序

（一）确定优先顺序的原则

一个社区在某时间段可能存在多个健康问题，但并不是所有问题都要在第一时间解决。为了提高社区资源的利用率及护理工作效率，在有限的时间、人力、财力、物力条件下，就必须要确定社区护理诊断的优先顺序。社区护士需要判断哪个问题最急需、最重要、最需要优先处理。一般应遵循以下几个原则。

1. 严重性　所要干预的健康问题对本社区人群有较大危害。

2. 可预防性　已有的手段能有效控制该健康问题或危险因素，通过护理干预能改善不良健康状况或控制危险因素。

3. 可行性　有可利用的资源，采取的措施能得到政府或机构的关注和支持。

（二）确定优先顺序的方法

常用的确定优先顺序的方法有 Muecke 法和 Stanhope & Lancaster 法。

1. Muecke 法

（1）评估因素：Muecke 法的社区诊断标准有 8 个评估因素，社区问题根据此准则进行赋分，根据得分情况确定优先顺序。①社区对健康问题的认知程度：居民对某种健康问题的严重性认识越深刻，要求解决的愿望就越迫切；②社区对解决问题的动机，即居民要求解决问题的主要目的是什么；③健康问题的严重性，如造成影响的范围、致死或致残情况、经济损失等后果如何；④社区可利用的资源，即能否为解决该问题提供便利条件和必要的支持；⑤采取措施的预防效果，即出现的问题是否得到了早期处理，预防效果怎样；⑥社区护士解决问题的能力，包括护士对解决该问题所具有的知识和技能，护士对问题的熟悉程度，解决问题的熟练程度；⑦现有的健康政策与目标：确定社区护理的目标与政府当前的健康相关政策和目标是否一致，这将直接影响干预措施是否能更容易获得相关人力、物力和财力的支持；⑧解决问题迅速性与持续效果。

按 Muecke 法的 0 ～ 2 分的评分标准对社区健康问题进行"重要性"评价：0 分表示不太重要，不需优先处理；1 分表示有些重要，可以处理；2 分表示非常重要，必须优先处理。

（2）步骤：①列出所有社区护理诊断；②根据社区护理诊断因素（8 条）进行优先顺序的排序；③根据评分标准，评估者分别对各个健康问题进行评估及赋分；④综合每个诊断所有评估因素的得分情况，分数越高代表越需要优先处理。

举例说明：某社区存在中小学生网瘾、青少年吸烟率上升、下岗工人心理问题等社区健康问题，应用 Muecke 法排序后发现下岗工人心理问题评分最高，需优先解决（表 5-3）。

表5-3　Muecke优先顺序确定法

问题	社区对健康问题的认知程度	社区对解决问题的动机	健康问题的严重性	社区可利用的资源	采取措施的预防效果	社区护士解决问题的能力	现有的健康政策与目标	解决问题迅速性与持续效果	总分	排序
中小学生网瘾	1	0	1	1	1	1	2	1	8	2
青少年吸烟率上升	0	0	1	0	1	1	1	0	4	3
下岗工人心理问题	2	2	2	1	1	2	2	1	12	1
……										

2. Stanhope & Lancaster 法　Stanhope & Lancaster 法与 Muecke 法的区别在于突出了资源对实施护理计划的重要性。评估时将评估因素中的资源一项单独提出，并分别对其余 7 个评

分因素的资源状况进行评价，再用资源的分值乘以重要性的分值，得到该健康问题的最后分数。

（1）方法：对每一个项目给予 1～10 分的分数，评定各自的重要性，得分越高的，表示越是急需解决的问题。

（2）步骤：①列出所有社区护理诊断；②列出评估因素（7 条，与 Muecke 法相比较减少了"可利用资源"）；③护士自我评定各个诊断的各个因素的重要性（1～10 分）；④评估每个诊断的每个因素具有资源的多少情况（1～10 分）；⑤将每个诊断的每个因素所得的重要性得分与资源得分相乘；⑥总和每个诊断所有评估因素的得分，分数越高代表越需优先处理。

举例说明：某社区存在中小学生网瘾、青少年吸烟率上升、下岗工人心理问题等社区健康问题，通过 Stanhope & Lancaster 法排序后发现下岗工人心理问题评分最高，需优先解决（表 5-4）。

表5-4　Stanhope & Lancaster优先顺序确定法

问题	社区对健康问题的认知程度		社区对解决问题的动机		健康问题的严重性		采取措施的预防效果		社区护士解决问题的能力		现有的健康政策与目标		解决问题迅速性与持续效果		总分	排序
	重要性	资源	重要性	资源	重要性	资源	重要性	资源	重要性	资源	重要性	资源	重要性	资源		
中小学生网瘾	3	6	2	4	10	10	10	10	2	2	2	2	10	5	284	2
青少年吸烟率上升	8	1	1	1	3	6	5	10	10	10	5	1	4	5	202	3
下岗工人心理问题	1	5	1	5	5	8	10	10	10	10	10	10	10	10	450	1

第三节　社区护理计划

经过社区护理评估，确定社区护理诊断后，社区护士要制订出解决健康问题的计划。社区护理计划（community nursing planning）是社区护理工作中最重要的部分，可协助社区工作者明确工作思路、确定工作时间、拟定评价项目等，是一种科学的工作模式。计划包括确定护理对象、活动目标，制订实施措施的方案。制订计划是一种合作的、有顺序的、循环的过程，应鼓励社区居民参与。

一、确定社区护理目标

社区护理目标是通过社区护理活动或措施期望达到的结果，可以是功能改进、行为改变、知识增加、情绪稳定等多种形式。一个明确的、合乎实际的目标是制定社区护理干预措施的指南，是衡量护理计划优劣的标准，也是措施实施的动力。社区护理目标包括总体目标和具体目标。通常一个社区护理计划的总体目标只有一个，可针对社区的不同需求和不同目标人群，将总体目标分解为若干具体目标。

目标的确定应遵循 SMART 原则，即特定对象的（specific）、可测量的（measurable）、可达到的（attainable）、相关的（relevant）、有时间期限的（timely），以便于护理计划的落实和护理评价的实施。社区护理目标的对象可分为个人、家庭和社区人群。确定的目标应是在社区

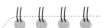

有限条件、有限时间内可以达到的目标，并与健康问题直接相关。例如，"半年内，花城社区小学生的防火知识普及率达到95.0%"，该计划目标的对象为花城社区小学生，防火知识普及率可通过考试等方法测定，完成时间为半年。在确定目标时，应避免用"能够了解"这样含糊的语句，而是具体描述为"能够确定""能够列出""能够讨论"。根据目标的完成时间，还可以把目标分为短期目标和长期目标。长期目标往往需要若干个短期目标来完成和实现。

二、制订社区护理计划

社区护理计划是社区护士为帮助护理对象达到预期目标所采取的具体干预措施的实施方案。制订社区护理计划是一个复杂的过程，要充分考虑社区内外可利用的资源及其局限性（如资金缺乏、工作人员不足）。应邀请个人、家庭或相关机构的人员共同协商，寻找最有效的实施措施，以保证措施的可行性。制订社区护理计划的步骤如下。

1. 选择合适的社区护理措施 干预措施一般以三级预防为中心，社区护士分别从个人、家庭和社区人群三个水平进行干预。

2. 确定所需资源及其来源 针对社区护理措施确定实施者、合作者、所需器材、场地、经费等。

3. 为社区护理措施排序 通过排序可以及早执行有效的措施，尽早控制社区健康问题。

4. 记录社区护理计划 要完整地记录社区护理诊断、目标和具体措施。

5. 评价和修改计划 形成书面计划后，共同探讨，及时发现问题并修改。

第四节 社区护理计划的实施与评价

一、计划的实施

社区护理计划的实施是指社区护士根据计划的要求和具体措施，在社会各部门人员的参与下，充分利用社区资源，对不同的目标人群开展一系列防治疾病和促进健康的活动。社区护理干预的对象是社区居民，社区居民的积极参与是获得预期结果的必要条件。社区护士有义务唤起居民的健康意识，使社区居民承担起对自身健康的责任。社区护理计划实施的步骤如下。

（一）实施前的准备工作

实施计划前确认参与者是否已经明确了解计划实施的时间、地点，计划实施者对于服务的方法、服务所需的知识和技能、所需承担的责任。要根据团队成员的能力和计划的实施内容合理分配工作。例如，在实施家庭访视时，可以由经验丰富的家庭访视护士来完成任务，在进行社区康复训练时，可以由康复师或有康复训练经验的社区护士实施，做到合理有效地利用人力资源。

实施计划前应考虑到计划实施地点、环境、设备等是否满足计划实施的要求，为护理对象营造一种安全舒适的氛围。

（二）实施护理计划

实施过程中，要及时发现和处理各种问题和困难，提前做好宣传工作，让参与者按时参与到计划当中。对因意外情况未能参加计划的对象，实施者可以选择其他合适的时间就同样内容再次实施同一任务。此外，实施过程中，要对每天的活动进行详细了解和记录，如确认人力、时间、环境安排是否合理，针对干扰因素要及时重新评估，随时监测、监督及调整。

（三）完成护理计划

加强计划实施者之间、计划实施者与参与者之间的沟通，建立良好的合作关系。与居委

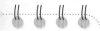

会、民政局、疾病控制中心等部门人员分工协作，按照计划安排，共同完成护理计划。

（四）质量控制

实施护理计划需要很好的质量控制，质量控制内容通常包括计划是否按时间表执行、实施内容是否与计划相符、实施者的知识与技能是否满足计划需求等。

（五）记录实施情况

社区护士要及时准确地记录护理计划实施的情况、参与对象的反应及产生的新需求等，体现护理的动态性和连续性。记录格式常采用 PIO 格式，即"问题（problem）+ 护理措施（intervention）+ 结果（outcome）"的书写格式。

二、实施效果评价

社区护理评价（community nursing evaluation）是社区护理程序中的最后一步，是考查结果、吸取经验教训、改进和修正护理计划的过程。社区护士在计划实施结束以后要对计划实施是否有效、居民健康状况是否改善、社区环境是否改善、健康服务是否达到预期效果等问题进行评价。护理程序是周而复始的，作为最后一步的护理评价，也是新的护理程序的开始。社区护理干预的有效性依赖于对社区健康的连续性评估，以及根据实际情况的变化对护理计划进行不断的修改和实施。

（一）社区护理评价的内容

护理评价是一种连续的、系统的、直接或间接的观察过程，它客观地记录与判断计划目标的完成程度，同时预测未来的发展趋势。社区护理评价的目的是为了说明护理程序的每一个步骤是否恰当，护理措施是否最终解决了社区存在或潜在的健康问题，因此社区护理评价也分为过程评价和结果评价。

1. 过程评价　过程评价是对社区护理程序中的五个步骤进行评价，不同阶段评价内容不尽相同，重点评价社区护士是否按照社区护理标准实施社区护理计划。过程评价贯穿社区护理的全过程。

（1）评估阶段评价内容主要包括：所收集的资料是否可靠？资料能否反映现实情况？能否涵盖社区居民关心的健康问题？通过加工分析，能否确定社区护理问题？收集资料的方法是否恰当？

（2）诊断阶段评价内容主要包括：所确定的问题是否存在？所确定的问题是否反映社区居民的健康需求？护理诊断是否以服务对象为中心？诊断是否有明确的原因或相关因素？诊断是否可以通过护理措施得到解决？

（3）计划阶段评价内容包括：目标是否以服务对象为中心？目标是否明确、具体？护理措施是否具体、可行？护理计划是否由服务对象共同参与制订？护理计划是否充分考虑到社区资源的合理利用？

（4）实施阶段评价内容包括：是否按照计划加以实施？服务对象是否确实获得所需要的支持和帮助？是否如实记录服务对象对护理措施的反应？是否按照预期计划所规定的时间进行？护理措施是否花费最少的人力、物力和财力？

（5）评价阶段评价内容包括：是否制定了社区护理评价标准？是否进行了过程评价？对评价过程发现的问题是否及时修正？评价是否由服务对象、社区护士、相关人员共同参与？评价是否实事求是？

2. 结果评价　结果评价是在护理计划完成之后，针对护理计划中项目实施效果是否达到预期目标的总体评价，可分为近期结果、中期结果及远期结果评价。近期结果评价主要评价在实施中可以短时间看到效果的指标，如护理对象的知识、态度、技能改变情况，部分生理指标如体重、血压、血糖的控制情况。中期结果评价主要包括行为改变和环境改变情况，如是否调整饮食、是否戒烟。远期结果评价也称结局评价，主要包括护理对象健康状况及其危险因素的变化和情况、效益评价和成本‐效益分析等。

（二）社区护理评价的过程

评价的目的在于不断改进，精益求精，没有评价就没有进步。可以说评价本身就是一种经验总结。

1. 评价活动 结果评价需要回顾护理目标，收集反映护理目标和预期结果的资料；过程评价则需要在护理活动的执行过程中获得资料。

2. 得出结论 在进行结果评价时，护士应将收集的资料进行分析，与护理目标比较，从而对目标实现情况进行评价。实现情况分为三种：目标完全实现、目标部分实现、目标未实现。

3. 重审、修改护理计划 通过评价护理目标是否实现，能很好地反馈出护理措施是否解决、减轻或预防护理对象的健康问题，有助于护理计划的重审和修改。当护理目标完全实现时，说明护理措施是有效的，可以继续执行。当护理目标部分实现或未实现时，应分析原因，重审基础资料、护理诊断、护理目标和护理措施，确定是否有新问题产生，并重新确定护理目标、拟定护理措施。

第五节 社区健康档案的建立与应用

一、概述

（一）健康档案的概念

健康档案（health record）是居民疾病防治、健康保护及健康促进等健康管理过程的规范、科学的记录。健康档案贯穿着整个生命的全过程，涵盖了各种健康相关的因素，是实现信息多渠道动态收集的客观、系统的记录。居民健康档案的建立与应用属于国家基本公共卫生服务项目之一，是医疗卫生机构为居民提供高质量、连续性医疗服务的有效途径，是社区卫生工作者为居民提供适宜的医疗干预措施的依据，在各级政府及卫生行政部门制定相关卫生政策时具有参考价值。

（二）社区健康档案的作用

1. 发现社区居民健康问题，满足居民健康需求 健康档案反映了社区居民健康相关事件的发生、发展及变化全过程。建立真实完整规范的健康档案，有利于了解社区居民的基本情况和健康状况。通过全面、连续、动态的健康记录，能发现社区居民的健康问题及对社区卫生服务的需求情况。通过系统地收集和分析社区居民的健康信息，能找出影响社区居民健康的危险因素，为制订针对性的卫生服务计划、提供有效的干预措施及开展社区疾病的综合防治提供科学依据。

2. 掌握辖区居民健康动态，促进居民健康水平 居民健康档案收录了动态的居民健康相关的内容，如家族疾病史、个人生活习惯、健康行为、定期体检、就诊经历、疾病治疗和预防情况。通过查阅健康档案的原始资料，医疗卫生服务机构的工作者能及时掌握辖区居民的健康动态，及早发现人群中潜在的健康危险因素、高危人群的疾病分布，早期做出正确判断，采取相应的干预措施，根据社区居民健康的需求合理调配现有的卫生资源，随时调整服务内容，有效预防和控制疾病的发生。

3. 评估社区卫生服务指标，落实居民健康管理 建立真实、完整、科学的健康档案是实施基本公共卫生服务项目的工作方法和手段。居民健康档案为社区卫生服务的管理提供了基础性的技术支撑，是监督和评估社区医疗服务质量的管理和技术水平的重要部分。健康档案的动态记录和使用频率，反映辖区内居民开展健康管理服务的落实情况，也是上级卫生机构开展督查时考核的主要指标，为区域卫生规划、卫生政策制定及突发公共卫生事件应急指挥提供了科学决策依据。

4. 收录社区健康信息，服务教学与科研 健康档案涉及个人、家庭及社区等各层面，采用以问题为导向的记录方式收录科学、系统的信息资源，是应用于医疗护理教学、科研方面的重要资料。健康档案包含现阶段生物 - 心理 - 社会层面的医学模式，培养以预防为主的大卫生理念，利用健康档案信息平台可进一步建立和导出更多探索人类健康的不同类型的课题研究，是一个不可多得的良好素材。

二、社区健康档案的类型和内容

社区健康档案根据内容可分为个人健康档案、家庭健康档案、社区健康档案三个部分。社区卫生服务机构依据国家有关部门的要求，保留存档纸质健康档案，同时以社区为单位进行电子健康档案录入，将居民健康信息录入居民健康档案系统，以便于管理与查询。

（一）个人健康档案

个人健康档案是涵盖了个人生命历程的健康状况及接受医疗卫生保健服务等动态发展变化的综合记录，是个人健康信息的全面记载。我国统一制定的居民个人健康档案包括了以下内容。

1. 封面 居民健康档案封面内容包括姓名、现住址、户籍地址、联系电话、乡镇（街道）名称、村（居）委会名称、建档单位、建档人、责任医生、建档日期。

2. 个人基本信息 主要为姓名、性别、年龄、婚姻状况、职业、文化程度等人口学信息，以及既往史、家族史、药物过敏史、遗传病史、残疾情况等基本健康信息。

3. 健康体检 包括现阶段主要身体症状、一般健康体检状况、个人生活方式、脏器功能、查体情况、辅助检查情况、用药情况、非免疫规划预防接种史、中医体质辨识、现存的主要健康问题、健康评价、健康指导、危险因素控制等。

4. 重点人群健康管理记录 0～6岁儿童健康管理记录、孕产妇健康管理记录、预防接种卡、老年人健康管理记录、高血压患者随访服务记录、2型糖尿病患者随访服务记录、脑卒中患者随访服务记录、冠心病患者随访服务记录、恶性肿瘤患者随访服务记录、重症精神疾病患者管理记录等。

5. 记录表 分为接诊记录表、会诊记录表、双向转诊单。接诊记录表主要记录内容包括就诊者的主观资料、客观资料、评估及处置计划等；会诊记录表记录内容包括会诊原因、会诊意见等；双向转诊单分为转出单和回转单两个部分，记录内容包括患者的姓名、性别、年龄、家庭住址、转诊机构及医生等基本信息，转出单记录内容还包括初步印象、转出原因、既往史、治疗经过，回转单记录内容包括检查结果、治疗经过、治疗方案及康复建议等。

（二）家庭健康档案

家庭健康档案是以家庭为单位，记录家庭成员和家庭整体在医疗保健活动中产生的有关健康基本状况、疾病动态、预防保健服务利用情况等的文件材料，主要记录内容包括家庭位置、居住环境、居住面积、厨房及卫生设施、家用设施等基本资料，以及家庭生活周期、家谱图、家庭卫生保健、家庭主要问题目录及问题描述和家庭各成员的健康档案，是实施以家庭为单位医疗保健的重要参考资料。

（三）社区健康档案

社区健康档案是社区卫生服务机构进行社区诊断的重要参考资料，主要记录社区卫生状况、社区环境特征、社区卫生资源利用及居民健康状况等信息。社区健康档案可包括以下内容。

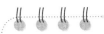

1．社区基本情况　包括社区自然环境状况、人群特征、人文和社会环境状况、经济情况等资料。

2．社区卫生服务质量　可根据医疗服务机构和人力资源的配备情况进行判断。内容可记载能为居民提供医疗保健服务的卫生服务机构的基本情况，如地点、服务范围、特殊服务项目；卫生人力资源则记录卫生服务人员的数量、构成、结构状况等资料。

3．社区卫生服务状况　包括医疗服务统计、家庭访视和居家护理人次、转诊和住院统计等资料。

4．社区健康状况　包括社区居民健康危险因素评估分析、社区健康问题的分布情况、疾病的分布情况及社区疾病谱和死因谱等资料。

三、建立社区健康档案的特点

1．体现以人为本　健康档案以人的健康为中心，以全体居民（包括健康者、亚健康者及患者）为服务对象，以满足居民的健康需求和自身健康管理为重点。

2．力求内容全面　健康档案记录的信息来自居民本身，贯穿个人的生命全周期，内容涵盖了与健康相关的详细内容，不仅涉及疾病的诊断治疗过程，而且包括了在各类卫生服务机构所发生的所有卫生服务活动，关注了生理、心理、社会因素对健康的影响。

3．突出重点内容　健康档案记录的内容是从日常卫生服务记录中适当抽取的，与居民个人和健康管理、健康决策密切相关的重要信息。卫生服务详细过程记录保留在社区卫生服务机构中，需要时可进行调整、查询。

4．实现动态高效　健康档案的建立和更新是社区卫生服务工作内容之一，它与卫生服务机构的日常工作紧密融合，通过电子化应用系统实现居民健康相关信息的数字化采集、整合和动态更新。

5．力争标准统一　应按照国家规范与标准建立和更新健康档案，符合健康档案的数据录入标准，即记录内容和数据结构、代码等都要严格遵循统一标准。健康档案的标准化是实现不同来源的信息整合、无障碍流动和共享利用、消除信息孤岛的必要保障。

6．达到分类指导　健康档案虽然遵循统一的业务规范和信息化标准，但根据各地区卫生服务工作的不同而具有一定的差异。健康档案的优点是在内容的广度和深度上具有灵活性和可扩展性，在满足国家基本工作要求的基础上，支持各地区的差异化发展。

四、社区健康档案的管理与应用

（一）社区健康档案的建立

社区健康档案建立要遵循政策引导与居民自愿相结合的原则，建档对象为辖区内居住半年以上的户籍居民及非户籍居民，优先为老年人、慢性病患者、孕产妇、0～3岁儿童等人群建立健康档案，逐步扩展到全人群。建立社区居民健康档案的途径有以下两种。

1．居民来访基层卫生服务机构　辖区居民到乡镇卫生院、村卫生室、社区卫生服务中心（站）等基层卫生服务机构接受服务时，由医务人员一对一负责为居民建立居民健康档案，并根据其主要健康问题和服务提供情况仔细填写完整、真实的记录，同时为服务对象填写并发放居民健康档案信息卡。

2．入户调查　由乡镇卫生院、村卫生室、社区卫生服务中心（站）等基层卫生服务机构组织医务人员通过入户服务（调查）、疾病筛查及健康体检等多种方式，为居民建立健康档案，并根据其主要健康问题和卫生服务需要填写相应记录。这种方式建档速度较快，但因建档对象多，工作量增大，在调查过程中易出现资料填写遗漏，需要注意资料的准确性和保证档案质量。

另外，要将医疗卫生服务过程中填写的健康档案相关记录表单装入居民健康档案袋统一存放，根据情况及时更新健康档案。农村地区可以家庭为单位集中存放保管，有条件的地区建立电子化健康档案。

（二）社区健康档案的管理

根据国家卫生行政部门制定的健康档案指导意见内容，各地区卫生行政部门应建立监督管理机制，并保证人力、物力和财力的支持。

1. 建立健全规章制度　社区卫生服务机构应制定健康档案的建立、保管、安全、使用、维护等各项规章制度，监督专（兼）职人员负责档案的管理工作，保证健康档案的完整、安全。在居民就诊时要及时做好调档、就诊登记和归档，在转诊、借用居民健康档案时必须做好登记并及时收回。

2. 健康档案的保管和维护　社区卫生服务机构应配置档案信息室和相应的设备、设施，并按防盗、防晒、防高温、防火、防潮湿、防尘、防鼠和防虫等要求妥善保管，按国家统一的编号顺序存放档案以便查找，并在信息平台下实现资源共享。使用过程中要注意保护服务对象的个人隐私，尤其是电子健康档案要注意保护信息的数据安全。

随堂测 5-3

基层医疗机构负责居民健康档案的建立和终身管理工作，及时补充、更新，各类检查报告单和转、会诊的相关记录应粘贴留存归档，通过多种信息收集方式保持资料的连续性，注意避免资料的缺失。

（三）社区健康档案的使用

1. 已建档居民到乡镇卫生院、村卫生室、社区卫生服务中心（站）复诊时，应出示居民健康档案信息卡，在调取其健康档案后，由接诊医生根据复诊情况，及时更新、补充相应记录内容。

2. 入户开展医疗卫生服务时，应事先查阅服务对象的健康档案并携带相应表单，在服务过程中记录、补充相应内容。

3. 对于需要转诊、会诊的服务对象，由接诊医生填写转诊、会诊记录。

4. 所有的服务记录由责任医务人员或档案管理人员统一汇总、及时归档。

5. 农村地区建立居民健康档案可与中国城乡居民基本医疗保险工作相结合。

（四）社区健康档案考核指标

1. 健康档案建档率 = 建档人数 / 辖区内常住居民数 × 100%。

2. 健康档案合格率 = 填写合格的档案份数 / 抽查档案总份数 × 100%。

3. 健康档案使用率 = 抽查档案中有动态记录的档案（指 1 年内有符合各类服务规范要求的相关服务记录的健康档案）份数 / 抽查档案总份数 × 100%。

小　结

采用护理程序进行以社区整体为对象的护理。社区护士需要熟悉社区护理程序的每个步骤，掌握各个环节的原则和方法，包括：社区评估范围及评估方法；形成和确定社区护理诊断的标准、原则和方法；充分考虑社区资源，制定出明确的、合乎实际的目标，找到最有效的实施措施；完成对整个护理程序的评价。

社区居民健康档案是居民疾病防治、健康保护及健康促进等健康管理过程的规范、科学的记录。健康档案的种类有个人健康档案、家庭健康档案、社区健康档案。基层医疗卫生部门要建立健全健康档案的管理规章制度，并及时更新和维护健康档案信息，保持资料的连续性。居民需要调档、就诊、借用等情况下，做好登记、及时回收，并妥善安全保管健康档案，避免健康档案的丢失。

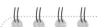

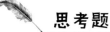

1. 社区护理评估内容和方法有哪些?

2. 社区护理诊断的原则有哪些?

3. 利用 Muecke 法试述确定社区护理诊断优先顺序的方法。

4. 叙述社区护理评价中的结果评价内容。

5. 建立社区居民健康档案的途径有哪些?

6. 护士小李是幸福社区的社区护士, 她了解到幸福社区有辖区居委会 7 个, 人口共计 28 987 人, 该社区: ①以常住人口为主; ②经济水平较富裕; ③位于老城区, 居住环境欠佳, 人口密度较大, 公共空间较少。社区去年常见病顺位前三分别为上呼吸道感染、高血压、急性胃肠炎。对 60 岁以上的社区老人进行调查发现健康危险因素主要有: 吸烟; 血脂异常, 约占 25%; 高血压, 约占 27.8%; 部分退休人员心理空虚、落差明显, 容易出现较大的情绪波动; 对大医院、专科医生过度信赖; 过度相信药物的治疗效果, 忽略了日常的综合干预; 对血压、血糖定期检查不重视, 容易出现并发症。问题:

(1) 请根据已知的信息, 分析判断这些信息是小李通过哪些方法收集来的。

(2) 请根据资料, 写出一个该社区存在的主要健康问题并完整陈述。

(3) 请对该健康问题提出护理目标。

（晏晓颖　陈长香）

家庭健康护理

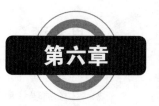

导学目标

通过本章内容的学习，学生应能够：

◆ **基本目标**

1. 描述家庭护理的概念及工作内容、家庭访视的类型、居家护理的对象、延续护理的概念。
2. 概括家庭生活周期及家庭面临的发展任务，家庭访视目的、原则，居家护理的目的。
3. 比较常见居家护理服务的形式。
4. 运用评估常用工具，绘制访视家庭的家系图和家庭社会关系图。

◆ **发展目标**

1. 综合运用家庭访视的三个步骤，解决社区家庭中常见的访视问题。
2. 将护理程序应用于家庭护理中。

◆ **思政目标**

1. 明确家庭在德育教育中的重要性，引导学生思考感悟"大家-小家"的关系，培养学生家国情怀及爱国主义情感。
2. 通过典型案例的选取、话题讨论、实践任务的开展，鼓励学生积极思考、善于表达，提高明辨是非的能力，树立正确的价值观和职业精神。

　　家庭（family）是个体生活的主要场所，是构成社区的基本单位，是社会的重要组成部分，是介于个人与社会之间的一种社会组织。家庭为家庭成员提供精神防御，还对个人价值观、生活习惯、性格的形成及解决问题的方式等产生较大影响。每个家庭的健康直接影响社区、社会的整体健康。以家庭为单位的护理是社区护士常用的工作方法，社区护士不仅要关注患者，更应关注患者家庭的整体健康状况。

第一节　概　述

案例 6-1

赵某，男，31 岁，高校科研人员，平时工作繁忙，经常做实验至深夜，压力大。妻子 29 岁，三甲医院护士，1 周前剖宫产一女婴，刚从医院回家，目前在家休养。为照看孩子，赵某母亲（61 岁）从农村搬到城里与儿子一起生活，10 年前确诊为糖尿病，一直口服降血糖药物。赵某父亲因脑出血去世半年。

请回答：

1. 该家庭属于哪种家庭类型？
2. 该家庭处于家庭生活周期的哪一发展阶段？
3. 该家庭的发展任务有哪些？

社区护士在进行家庭健康护理前，应具备家庭健康护理的理论知识和技能，通过评估，确定家庭现存或潜在的健康问题和健康需要，拟订完整可行的护理计划，协助和指导家庭采取适当措施，合理利用家庭资源，解决家庭的健康问题。

一、家庭的概念与类型

（一）家庭的概念

因受不同的历史环境和思想文化影响，不同时代、不同国家、不同民族及不同学科对家庭的认识亦不同。如生物学强调生殖及血缘关系，社会学强调血缘、婚姻和供养关系，法律学则注重结婚、离异或分居及领养等关系。

传统的家庭是指依靠婚姻、血缘或收养关系联系在一起的两个或更多人组成的社会生活基本单位。随着社会的发展，人们对家庭的概念也有了新的认识。现代的家庭除强调婚姻关系和法定的收养关系外，也承认多个朋友组成的具有家庭功能的家庭。总之，家庭是由两个或多个人组成，家庭成员具有婚姻、血缘、情感和经济供养关系，以及共同生活、彼此依赖的场所，是社会团体中最小的基本单位，如典型的核心家庭、同居家庭（异性或同性同居）、单亲家庭、继父母家庭。在我国，多数的家庭是以婚姻为基础，以法律为保障，传统观念较强，家庭关系比较稳定而完整。

（二）家庭的类型

根据家庭成员的数量、性别、角色和年龄，将家庭分为以下几种类型。

1. 核心家庭　又称小家庭，是指由父母及其未婚子女组成的家庭，也包括无子女夫妇家庭和养父母及养子女组成的家庭。核心家庭是现代社会的基本家庭单位。

2. 主干家庭　又称直系家庭，是由一对已婚子女同父母（包括单亲）、未婚子女或未婚兄弟姐妹共同组成的家庭。主干家庭是核心家庭的纵向扩大，其比重在我国仅次于核心家庭。

3. 联合家庭　又称旁系家庭或复式家庭，指家庭中至少有两对或两对以上同代夫妇及其未婚子女组成的家庭，包括由父母和几对已婚子女及孙子女组成的家庭，或两对以上已婚兄弟姐妹组成的家庭等。联合家庭是核心家庭的横向扩大。

4. 单亲家庭　指由离婚、丧偶、未婚的单身父亲或母亲及其子女或领养的子女所组成的

随堂测 6-1

家庭。

5．其他类型家庭 如单身家庭、重组家庭、同居家庭、享用同一居室非亲属关系的人组成的家庭。

前三种家庭类型是关系健全家庭的基本类型。核心家庭具有规模小、人数少、结构简单和便于相处的特点，家庭结构和关系的牢固程度取决于夫妻之间的关系，对亲属关系网络的依赖性较小，但由于可利用的资源少，遇到危机时，会因较少得到家庭内外的支持而易导致家庭危机或家庭破裂。主干家庭和联合家庭人数多、结构复杂，当出现危机时可利用的家庭资源丰富，有利于维持家庭的稳定性。

近年来我国家庭的发展趋向于小规模和多样化，以核心家庭为主，老年夫妇单独生活的空巢家庭逐年增多。与此同时，在大城市中，单身家庭、单亲家庭、同居家庭亦有逐渐增加的趋势，由于家庭关系不完整、不稳定或个人的孤独带来的与此相关的社会心理问题比较普遍，因而家庭健康面临更大的挑战，更需要得到社会工作者和社区医护人员的关注。

科研小提示

2020 年 11 月 1 日第七次全国人口普查结果显示，我国平均每个家庭户的人口为 2.62 人，比 2010 年第六次全国人口普查的 3.10 人减少 0.48 人。

二、家庭结构与功能

（一）家庭结构

家庭结构（family structure）是指构成家庭单位的成员及各成员间的相互关系，分为外部结构和内部结构。家庭外部结构主要指家庭人口结构，即家庭的类型。家庭内部结构是指家庭成员间的互动行为，即家庭关系，包括家庭角色、家庭权力、沟通方式和家庭价值观四个方面。

1．家庭角色 是指家庭成员在家庭中所占有的特定地位。一般情况下，家庭成员依照社会规范和家务工作性质、责任，自行对家庭角色进行分配，家庭成员各自履行其角色行为。每一位家庭成员都承担一个以上的角色，如一位中年男性，在家庭中既是丈夫角色，也是父亲、儿子或兄弟的角色。家庭角色随社会环境、家庭成员的受教育程度及文化宗教背景等因素的变化而变化。如家庭成员不能很好地履行角色义务，常会发生角色冲突，导致情绪、心理功能紊乱，甚至出现躯体障碍、家庭功能障碍，影响家庭健康。

2．家庭权力 是指家庭成员在家庭中所具有的影响其他成员的能力，包括个人的影响力、控制权和支配权。家庭的权力结构主要有四种类型。

（1）传统权威型：由家庭所在的社会文化传统规定形成的权威。如在男性主导社会，父亲通常是一家之主，家庭成员均以父亲为权威人物，而不考虑其社会地位、职业、收入、健康及能力等。

（2）工具权威型：又称情况权威型，负责供养家庭、主宰家庭经济大权的人是家庭的权威人物，可以是丈夫，也可以是妻子或子女。家庭权力随家庭情况的变化而发生转移，如丈夫失业由妻子赚钱养家，权力自然由丈夫转移到妻子。

（3）分享权威型：家庭成员分享权力，共同协商做出决定，由各人的能力和兴趣来决定所承担的责任。这类家庭又称民主家庭。

（4）情感权威型：由家庭感情生活中起决定作用的人担当决策者，其他的家庭成员因对他的感情而承认其权威。

家庭权力结构并不是固定不变的，有时会随家庭生活周期的改变、家庭变故、社会价值观的变迁等家庭内外因素的变化而由一种类型转化为另一种类型。随着社会的进步，家庭权力中心的形成越来越受感情和经济因素的影响，传统权威型逐渐向民主的家庭权力形式转变。家庭权力结构是社区护士进行家庭评估继而采取家庭干预措施的重要参考资料。

3．沟通方式　指家庭成员间在情感、愿望、需求、价值观念、意见和信息等方面进行交换的过程，常通过语言和非语言（姿势、表情、手势、眼神等）方式进行。家庭关系的好坏，关键在于沟通。开放、诚实、直接、说和想一致的沟通是有效的沟通，能化解家庭矛盾、解决家庭问题，促进家庭成员间的良好关系。

4．家庭价值观　是指家庭对社会事物、现象所持的信念和生活态度。家庭价值观的形成受到家庭所处的社会文化、宗教信仰与现实状况的影响，是家庭生活的重要组成部分。社区护士对家庭价值观和健康观的了解，有助于与家庭成员一起制订切实可行的家庭护理计划，有效解决家庭健康问题。

（二）家庭功能

家庭功能（family function）是指家庭本身所固有的功用和性能，决定能否满足家庭成员在生理、心理及社会各方面、各层次的需求。主要表现在维持家庭的完整性、满足家庭及其成员的需要、实现社会对家庭的期望等方面。家庭具有以下五种功能。

1．情感功能　情感是形成和维系家庭的重要基础，家庭成员以血缘和情感为纽带，通过彼此相互理解、关爱和支持，满足爱与被爱的需要，使每个成员都获得家庭归属感和安全感。

2．经济功能　指维系家庭生活需要的经济资源，满足家庭成员的衣、食、住、行、教育、娱乐及健康等各方面的需要，奠定家庭成员发展的基础。

3．生殖和性需要的功能　生儿育女、培养下一代是家庭特有的功能，体现了人类世代延续的本能和需要，同时还满足了人对性的需要和对性行为的控制与调节。

4．健康照顾功能　指家庭成员间相互照顾、抚养子女、赡养老人、维护家庭成员的健康、为患病家庭成员提供各种照顾和支持的功能，与家庭结构和经济状况密切相关。其主要内容包括：①提供合理饮食、居住条件和衣物；②维持有益于健康的居家环境；③提供保持健康的卫生资源；④配合社区整体健康工作。

5．社会化功能　家庭可提供社会教育，帮助子女完成社会化过程，如家庭指导子女了解和接触社会，并依据社会法规和民族习俗约束其行为，督促子女接受文化素质教育，帮助其学习承担社会角色，提高社会适应技能，使其具有正确的人生观和价值观。

三、家庭生活周期及其发展任务

家庭生活周期（family life cycle）是指从夫妻组成家庭开始，经过子女出生、成长、工作、相继结婚组成各自家庭离开，夫妻又回到二人世界，最后因相继去世而消失。在家庭生活周期的不同阶段，家庭发展任务亦不同。家庭发展任务（family developmental task）是指家庭在各发展阶段所面临的、普遍出现的、由正常变化所致的与家庭健康相关的课题。健康家庭会妥善处理各阶段的发展任务，使家庭生活稳定发展，而问题家庭就会在各发展阶段出现矛盾，影响家庭成员的健康。

杜瓦尔（Duvall）家庭生活周期是以核心家庭为主，将家庭发展过程分为八个阶段，每个发展阶段均有不同的发展任务，是目前我国应用最为广泛的家庭发展模式（表6-1）。

随堂测6-2

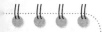

表6-1 杜瓦尔家庭生活周期

阶段	定义	发展任务
新婚	男女结合	新婚生活的计划与适应、性生活及计划生育
第一个孩子出生	第一个孩子0~30个月	适应父母角色、产后的恢复、承担经济和照顾孩子的压力
有学龄前儿童	最大孩子30个月~6岁	抚育孩子、儿童身心发育、孩子与父母部分分离
有学龄儿童	最大孩子6~13岁	教育孩子、使孩子逐步社会化
有青少年	最大孩子13~20岁	青少年的教育与沟通、与异性交往、性教育
孩子离家创业	最大、最小孩子离家	把孩子释放到社会、父母与子女间转为成人关系、父母逐渐感到孤独
空巢期	父母独处至退休	重新适应婚姻关系、适应新家庭成员、计划退休后生活、做好慢性病三级预防
退休	退休至死亡	经济及生活依赖性高，面临老年疾病、丧偶或死亡等问题

社区护士可通过了解和确定服务对象家庭所处的发展阶段，评估家庭有关发展所需求的知识及满足需求的程度，提供适合家庭的健康咨询和健康教育，协助进行生活周期的调试，帮助解决家庭发展过程中遇到的各种问题，使家庭顺利度过各阶段，促进家庭健康发展。

四、家庭与健康

家庭是个体健康观念、健康相关行为、压力和情感支持的根本来源，个体过去和现在的家庭关系与其成长、发育及身心健康有内在联系，故社区护理应重视家庭对健康的影响。

（一）家庭对个体健康的影响

家庭是个体健康与疾病发生、发展的重要场所，家庭对个体健康的影响可概括为以下几方面。

1. 遗传的影响　每个人都是其特定基因型与环境间相互作用的产物，有些疾病就是受家庭遗传因素和母亲孕期各种因素的不良影响而产生的。先进的医学知识和医疗技术已使许多先天性疾病得以预防。

2. 家庭对儿童身心发育的影响　家庭是儿童生理、心理和社会成熟的必要环境，个体身心发展的最重要阶段（0~18岁）多在家庭内完成，儿童躯体和行为方面的疾病与家庭存在的问题密切相关。如长期缺乏父母照顾与自杀、抑郁和社会病态人格三种精神障碍有关。

3. 家庭对成年人疾病发病率和死亡率的影响　家庭是个体获得社会支持的主要来源，家庭资源缺乏、家庭功能障碍可导致家庭不能有效应对生活事件。疾病发病前常伴有生活压力事件的增多，如压力水平高而支持水平低的孕妇，出现产科合并症的比例升高；年轻鳏夫患病的死亡率比未丧偶男性高出约10倍，再婚后，其死亡率又出现下降，说明婚姻家庭对男性健康有保护作用。

4. 家庭对疾病传播的影响　疾病在家庭中的传播多见于传染病和神经官能症。家庭成员长期居住、生活在一起，密切接触，部分传染病在家庭中极易传播，如上呼吸道感染、细菌性痢疾、肝炎、皮肤感染；配偶有精神疾病的个体也有发生类似疾患的倾向，特别在结婚7年后；患有精神性疾病的母亲，其子女更易患该疾病。

5. 家庭对疾病治疗的影响　家庭的支持对各种疾病有很大影响，尤其是慢性病和残疾的治疗与康复。国外研究发现，糖尿病控制不良与低家庭凝聚度、高冲突度相关，因为家庭的合作和监督是糖尿病患者控制饮食的关键。家长的冷漠可导致糖尿病患儿血糖控制不良和抑郁症。脑卒中偏瘫患者的康复更与家人的支持密切相关。具有良好功能的家庭可使成员产生积极的就医行为，改变不良生活习惯与方式，促进疾病康复。

（二）与健康相关的主要家庭事件

1. 严重疾病与伤残　严重疾病与伤残可引起家庭其他成员身心疲惫和疾患，对家庭生活产生很大影响，需家庭成员改变自身的行为与角色以应对此类变化。

2. 家庭冲突　家庭冲突可发生于任何家庭，严重冲突会使家庭关系僵化，致使出现照护困境，或冲突个体因情绪激动罹患身心疾病。对家庭冲突的应对方式可反映家庭的功能状态。

3. 离婚事件　离婚事件可使家庭成员产生极大的悲伤、愤怒、罪恶、自我否认等感受，比丧失亲人的痛苦时间更长。孩子是最易受婚姻事件影响的成员，半数以上会产生忧虑并持续多年。低龄儿童可产生畏缩心理，在生活、学习和情感上出现问题，年龄稍长的孩子可能会被直接卷入监护权之争而出现人格等方面的问题。

4. 丧失亲人　丧失至亲是严重的感情创伤性事件，可对身心健康产生重大影响。丧失至亲者常出现食欲下降、体重减轻、腹泻、疼痛等躯体症状，孤独、愤怒、内疚、丧失生活目标等心理感受。其根本原因是无法有效地发泄内心深处的悲伤，严重者可导致自杀。亲戚朋友应尽量为其提供帮助，进行疏导，以免使问题变得更为严重。

5. 贫困　在某些贫困区域的家庭，由于医疗设施落后、交通不便、过分拥挤、无安全饮用水、卫生意识与卫生条件差等使一些疾病的发病率与死亡率明显升高。对于此类家庭，除对社会与社区条件进行改善外，以家庭为单位的针对性卫生改造显得尤为重要。

6. 移民或家庭远距离迁移　随着城市化的不断进展，移民与家庭远距离迁移变得普遍。被迫迁移的家庭，如难民家庭，会受到较大打击；即使为追求更好生活的迁移也会对家庭成员形成不同影响，如环境文化与语言（如方言）的变化、周边朋友或生活群体的重新适应对每个家庭人员都是一种新的挑战。

7. 失业　失业意味着失去收入和自信心及改变社会地位，尤其是家庭收入的主要来源者失业或由于家族性企业破产而失业对个人和家庭的打击会更大，个人与家庭的不良反应会导致严重的健康问题。

第二节　家庭护理

　　家庭护理是以家庭为中心的护理，侧重点为家庭整体的健康。在家庭健康护理中，社区护士运用护理程序进行家庭健康的评估，做出诊断，制订和实施护理计划，并从个体和社会层面进行评价。

一、家庭护理的概念及意义

　　社区护士运用护理学、社会学、家庭治疗与行为健康学等基础理论与技能，在进行家庭护理时注重家庭成员的特异性、调动家庭的主观能动性、帮助家庭针对健康问题做出决策、指导家庭做出各种改变和适应，为整个家庭提供健康服务。

　　（一）概念

　　家庭护理（family nursing）是指为促进家庭及其成员达到最高水平的健康，以家庭为单位进行的护理实践活动。家庭护理以护理程序和家庭访视为工作方法，社区护士与家庭共同参与，帮助家庭充分发挥健康潜能，预防、应对和解决家庭发展阶段的各种健康问题，以维持和促进家庭健康。

　　（二）家庭护理的意义

　　1. 有助于早期发现家庭健康问题　生物遗传是影响人类健康与疾病的重要因素。血友病、肿瘤等疾病与遗传因素密切相关，高血压、糖尿病、乙型肝炎等疾病又具有家族聚集性。通过家庭护理可进行家庭成员间的早期筛查、早期预防，做到早发现、早诊断、早治疗。

　　2. 有助于控制疾病的发生、发展及传播　通过家庭护理，可加强防治疾病知识的宣传，影响家庭健康观念，改变就医及遵医行为，形成健康的生活方式，从而有助于控制疾病的发生、发展及传播。

　　3. 有助于促进疾病康复　通过家庭护理，促进家庭对患病成员的关心、照顾、经济及情感支持，有助于患者康复，从而促进和维持家庭成员的健康，发挥家庭的最大健康潜能。

　　4. 有助于促进儿童生长发育　家庭是儿童生长的基本环境，优质的家庭护理可使儿童得到合理的喂养和保健，接受良好的教育，促进身心发展。

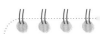

二、家庭护理服务对象

1．有健康问题的家庭及家庭成员 包括出院后需继续治疗和康复的患者、在家休养的慢性病患者、急性病需立即就诊或转诊的患者及家中的临终患者等。

2．具有疾病高危因素的家庭及家庭成员 如家庭及家庭成员具有疾病高危因素，发生疾病的概率则会高于普通家庭。

3．有重点保健人群的家庭及家庭成员 老年人、妇女、儿童、残疾人等社区重点保健人群有特殊的生理及心理需求，故为重点服务人群。

4．健康与亚健康的家庭成员 社区护士应指导并督促健康与亚健康的家庭成员学习健康知识，形成健康的生活方式，以预防疾病的发生。

三、家庭护理服务特点及服务内容

（一）服务特点

社区护士为家庭及家庭成员提供的护理服务不同于医院的护理服务，其服务特点如下。

1．家庭护理服务的场所不受限制。

2．家庭护理的对象是家庭中的个体或家庭。

3．家庭护理除关注对家庭成员的个人护理外，还应注重家庭的结构和功能、家庭生活周期及发展任务、健康行为、生活方式、心理社会变化等。

4．家庭护理服务是长期的。

5．家庭护理应与家庭紧密协作，发挥家庭的主动性，使家庭成员参与护理计划的制订。

（二）服务内容

家庭护理是较复杂的、高级的护理实践活动，其服务内容广泛，包括处理家庭内外部相互关系、指导家庭生活周期顺利转变、护理患病家庭成员等。其具体服务内容包括"一提供四协助"。

1．为患病家庭成员提供医疗及护理服务 为患者及其家属提供有关疾病、居家护理的知识和技能指导，协助家庭发现健康问题，指导家庭尽早明确诊断和接受治疗，使家庭获得全面的医疗护理服务。

2．协助家庭成员增强心理、社会适应能力 正确评估家庭所处的生活周期，熟悉各阶段的发展任务，及时发现并解决家庭各阶段现存或潜在的健康问题，满足家庭成员的生理、心理需求，使家庭成员良好地适应社会，获得最佳健康状态。

3．协助家庭建立或改善健康的生活环境 了解家庭成员的健康知识、信念及行为，提供家庭所需的保健指导。根据家庭经济能力和现有条件改善家庭生活环境，使家庭成员获得安全舒适的成长和生活环境，建立健康的生活方式。

4．协助家庭参与社区、社会活动 根据社区人群的健康状况开展多种形式的健康活动，为家庭提供活动信息并鼓励其参与，促进家庭与社会联系，充分挖掘家庭的健康潜能，以维护家庭正常功能。

5．协助家庭充分利用健康资源 社区护士有责任和义务为家庭提供相应的社会福利信息，协助家庭成员充分认识并利用家庭内外部的健康资源，如家庭自身的有利条件（家庭成员或亲属的支持与帮助）、社会支持性团体（邻居、志愿者和家政部门等）、社会福利机构（医疗保险机构、居民委员会、养老院、社区卫生服务中心等），以解决家庭的健康问题。

四、护理程序在家庭护理中的应用

家庭护理程序（family nursing process）是运用护理程序对出现问题的家庭进行护理的方

法。社区护士通过家庭护理评估判断家庭是否出现健康问题，提出家庭护理诊断，制订家庭护理计划，并进行具体实施和评价，通过评价判断家庭问题是否得到解决，并根据评价效果做出必要的修正，以维护和促进家庭健康。

（一）家庭护理评估

家庭护理评估（family nursing assessment）是为确定家庭存在的健康问题而收集主、客观资料的过程。其目的是收集与家庭健康相关的资料，明确健康问题给家庭带来的影响，认识家庭自身应对问题的能力及采取的方式和方法。

1. 评估内容　是以 Friedman 家庭评估模式为基础制定的评估项目（表 6-2）。

表6-2　家庭护理评估内容

评估项目	评估具体内容
家庭一般资料	1. 家庭地址、电话
	2. 家庭成员基本资料（姓名、性别、年龄、家庭角色、职业、教育、婚姻状况及主要健康问题等）
	3. 家庭生活方式与健康观念
	4. 家庭健康管理状况
	5. 家庭环境（地理位置、周边环境、居家环境、邻里关系、社区服务状况等）
	6. 家庭经济（家庭主要经济来源、家庭成员卫生资源利用情况、消费观念等）
家庭患病成员状况	1. 疾病种类和日常生活受影响的程度
	2. 疾病愈合
	3. 日常生活能力
	4. 家庭角色履行情况
	5. 疾病消费
家庭发展阶段及任务	1. 目前家庭发展阶段
	2. 目前家庭发展任务、家庭履行发展任务的情况
家庭结构	1. 家庭角色、成员间关系
	2. 家庭权力分配
	3. 家庭沟通和交流
	4. 家庭价值观
家庭功能	1. 家庭成员间的情感
	2. 培养子女社会化的情况
	3. 家庭自我保健行为
家庭与社会的关系	家庭与亲属、社区、社会的关系，家庭利用社会资源的能力
家庭应对和处理问题的能力与方法	1. 对健康问题的认识
	2. 应对健康问题的方式
	3. 情绪变化
	4. 战胜疾病的信心
	5. 生活调整
	6. 对家庭经济的影响
	7. 对家庭成员健康状况的影响

2．评估常用工具

（1）家庭结构图：是收集和分析家庭健康资料的主要工具，提供整个家庭结构、健康问题、家庭人口学信息、家庭生活事件、社会问题和信息的图示，常以家谱的形式展示家庭成员及其相互关系，并提供家庭的健康信息（图6-1）。

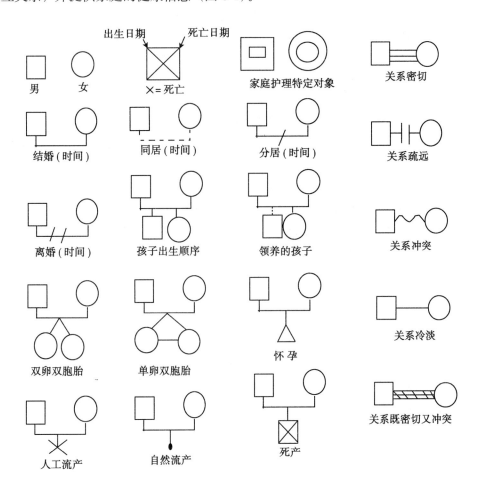

图 6-1　家庭结构图常用符号

家庭结构图中每个成员符号旁边，应注明年龄、婚姻状况、出生或死亡日期、遗传病或慢性病等资料，还可根据需要标明家庭成员的职业、文化程度、家庭的决策者、提供家庭主要经济来源者、患者照顾者、家庭中的重要事件及成员的主要健康问题等信息（图6-2）。

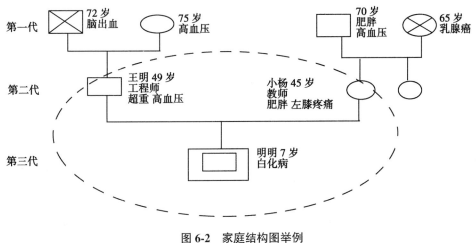

图 6-2　家庭结构图举例

95

（2）家庭关怀度指数：可采用 Smilkstein（1978 年）设计的快速检测家庭功能的 APGAR 问卷进行评估（表 6-3）。该问卷因涉及问题少、易于回答和评分简单，并可粗略、快速地评价家庭功能，反映家庭成员对家庭功能的主观满意度，因而比较适宜在社区工作中使用。

该问卷包括：①适应度（adaptation）：家庭面临危机时，利用家庭内外资源解决问题的能力；②合作度（partnership）：家庭成员对问题的决定权和共同做出决定的程度；③成熟度（growing）：家庭成员通过相互支持而达到各方面成熟的程度与自我实现的程度；④情感度（affection）：家庭成员相互关爱的情况和程度；⑤亲密度（resolve）：家庭成员彼此享受共同的时间、空间和经济资源的程度。

表6-3　APGAR家庭功能问卷

维度	问题	经常 2分	有时 1分	几乎很少 0分
适应度	当我遇到问题时，可以从家人得到满意的帮助	□	□	□
合作度	我很满意家人与我讨论各种事情及分担问题的方式	□	□	□
成熟度	当我希望从事新的活动时，家人都能接受且给予支持	□	□	□
情感度	我很满意家人对我表达感情的方式及对我情绪的反应	□	□	□
亲密度	我很满意家人与我共度时光的方式	□	□	□
问卷分数： 家庭功能评价：				

注：0~3分表示家庭功能严重障碍，4~6分表示家庭功能中度障碍，7~10分表示家庭功能良好

（3）社会支持度图：体现以家庭护理对象为中心的家庭内、外的相互作用。社区护士通过社会支持度图可较完整地了解家庭目前的社会关系和可利用的资源（图 6-3）。连线表示两者间有联系，双线表示关系密切。

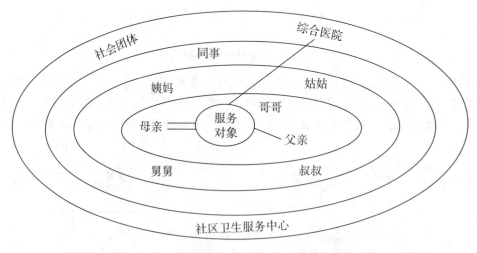

图 6-3　社会支持度图

（二）家庭护理诊断

家庭护理诊断（family nursing diagnosis）是根据评估收集的资料，判断家庭现存或潜在的健康问题，确定需要提供的护理服务的内容。

1. 基本步骤

（1）收集、分析资料：对评估收集的资料进行整理、分析，并按家庭问题类别进行分类。

（2）确定家庭健康问题：社区护士根据家庭突发紧急事件、患病家庭成员给家庭带来的变化、家庭在各发展阶段有无发展任务未完成的情况，判断家庭存在的健康问题。

（3）判断需要护理及优先解决的护理问题：社区护士从家庭应对和处理健康问题的角度判断所需护理的程度，确定是否需要提供紧急帮助，或暂缓解决，或维持现状、继续观察，待家庭自行解决健康问题。应将对家庭威胁最大、后果严重的健康问题排在首位，优先解决。

2. 护理诊断的形式 采用 PSE 的形式表述。

案例 6-2 中的家庭问题（P）：①家庭应对失调；②知识缺乏。其原因（E）：①家庭缺乏有效沟通；②照顾新生儿知识缺乏；③家庭无其他可利用资源。其主观资料（S）："张某心情烦躁、入睡困难、无食欲、时常哭泣""丈夫经常出差，夫妻双方亲戚均在外地""张某担心影响日后体形恢复和夜间休息，拒绝母乳喂养""婆婆在孩子睡觉时用包布将孩子双腿包扎"。

知识链接

家庭护理诊断系统

家庭护理诊断可运用北美护理诊断协会（NANDA）的诊断系统，根据家庭实际情况提出。

1. 活动无耐力；
2. 母乳喂养有效；
3. 母乳喂养不当或无效；
4. 母乳喂养中断；
5. 照顾者角色紧张；
6. 有照顾者角色紧张的危险；
7. 不适：急性疼痛、慢性疼痛；
8. 沟通障碍；
9. 语言沟通障碍；
10. 应对无效：防御性应对、无效性否认；
11. 家庭有增强应对的愿望；
12. 家庭妥协性应对；
13. 家庭应对能力缺陷；
14. 决策冲突；
15. 娱乐活动缺乏；
16. 家庭运作中断；
17. 家庭运作改变：酗酒；
18. 生长发育迟缓：有发育迟缓的危险、有生长不成比例的危险；
19. 成人缺乏生命活力；
20. 健康维持无效；
21. 寻求健康行为（特定）；
22. 持家能力障碍；
23. 婴儿行为紊乱；
24. 有婴儿行为紊乱的危险；
25. 婴儿有行为能力增强的潜力；
26. 有受伤的危险：有误吸的危险、有跌倒的危险、有中毒的危险、有窒息的危险、有外伤的危险；

27．知识缺乏；

28．有孤独的危险；

29．个体处理治疗的危险；

30．处理治疗方案不当或无效。

资料来源：Carpenito-moyet L J．护理诊断手册［M］．11 版．北京：世界图书出版公司，2008.

（三）家庭护理计划

家庭护理计划（family nursing planning）是以家庭护理诊断为依据，确定家庭护理目标和家庭护理措施的过程。

1．确定家庭护理目标　包括长期目标和短期目标。长期目标是社区护士和家庭希望达到的最终目标。短期目标是指为实现长期目标在几天、几周或几个月内应达到的分目标。明确的护理目标是护理计划实施的指南，是护理评价的标准。因此，确定护理目标应考虑家庭解决问题的可能性，应能够观察或测量其结果。

例如，案例 6-2 中的长期目标：家庭成员更新观念，全家和谐相处。短期目标：① 1 个月内达到家庭成员进行有效沟通；② 1 周内张某和婆婆掌握新生儿照护知识、张某坚持母乳喂养；③利用家庭外部资源等。

2．制订家庭护理计划　完整的家庭护理计划包括护理问题、长期目标、短期目标、护理措施、护理对象、实施者、实施时间、实施地点等。

（1）向家庭介绍沟通交流方法，促使家庭内有效沟通。

（2）对家庭进行产后康复及育儿知识宣教，促使张某更新观念（社区卫生服务中心安排专业护士上门对该家庭进行产后康复、育儿知识宣教及家庭沟通技巧教育等）；与有育儿经验的邻居联系，促使她们经常与张某交流育儿经验（社区护士与张某同事、好友及邻居联系，促使她们关心、帮助张某）。

（3）与家庭协商，决定是否需要专业家政人员的帮助（需要时，社区护士可立即与家政服务公司联系，安排某家政人员承担照顾产妇和新生儿的工作）。

（四）家庭护理实施

家庭护理实施（family nursing implementation）是将家庭护理计划付诸行动的过程。由家庭成员、社区护士、家庭护理小组成员、家庭社会关系网中的其他成员等共同执行，主要责任者和实施者是家庭成员。

1．帮助家庭正确认识危机，提供家庭情感支持和应对疾病或压力的方式。

2．提供家庭成长、发展和适应的知识，帮助家庭处理健康问题。

3．为家庭提供并协调卫生资源与信息资源，协助制订保健决策。

4．提供消除家庭环境有害因素的方法，帮助家庭应对不良环境。

社区护士在家庭护理实施过程中可能遇到一些障碍，如家庭执行无效、怀疑与犹豫、应对冷淡、无价值感，其原因可能是护士与家庭的价值观不同，家庭因害怕失败而不愿执行，或因失望而变得束手无策等。社区护士应全面分析产生障碍的原因，运用多种有效的护理方法克服障碍，解决家庭健康问题。

（五）家庭护理评价

家庭护理评价（family nursing evaluation）是保证家庭护理计划实施成功的关键措施，贯穿于整个家庭护理过程的始终，目的是总结经验、吸取教训、改进工作，分为形成性评价和终

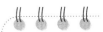

结性评价。评价结果有三种情况。①修改计划：当出现新问题或实施方法与实际情况不符时，应与家庭成员一起修改计划并实施新计划；②继续执行计划：当目标过高或实施时间太短，未在设定时间内完成任务或未达到预定目标时，可将计划继续实施；③终止计划：当问题得到解决并达到预定目标时，不再需要护理干预，可解除对家庭的援助。

第三节　家庭访视

家庭访视是家庭护理的基本手段。社区护士通过家庭访视，完成对家庭护理服务对象的预防保健、健康促进、护理照顾和康复护理等工作。

一、家庭访视的概念及目的

（一）家庭访视的概念

家庭访视（home visit）是指在服务对象家庭里，为了维持和促进个人、家庭和社区的健康，与服务对象及家庭成员进行有目的的交往活动。家庭访视是家庭护理的重要工作方法，是社区护理的主要服务形式。

社区护士通过家庭访视可了解和发现社区居民个人、家庭潜在或现存的健康问题，掌握服务对象的家庭现状，了解服务对象的家庭环境、家庭成员的健康状况、家庭结构、家庭功能等，从而发现其家庭的健康问题，并运用家庭的内在、外在资源，为服务对象及其家庭提供全面的家庭护理服务，以维护和促进服务对象的家庭健康。

（二）家庭访视的目的

家庭访视是用科学方法了解服务对象情况，明确其健康需求，发现问题，合理制订和实施家庭护理计划，以减少危险因素，解决健康问题，达到促进健康的目的。

1．及早发现家庭健康问题　社区护士通过家庭访视，可了解家庭及家庭成员的健康状况，并及早发现服务对象及其家庭成员的健康问题。

2．确认影响家庭健康的相关因素　社区护士通过了解阻碍家庭健康的相关因素，并提供切实可行的家庭援助计划，确保服务对象的家庭健康。通过对具有某些共性健康问题的家庭进行访视，可为确定社区健康问题提供有关线索。

3．寻求在家庭内解决问题的方法　收集家庭成员间的相处关系、家庭环境等有关资料，并依据家庭现有资源采取适当措施，进行有针对性的家庭护理，在家庭内解决问题。

4．促进家庭功能　为家庭成员提供有关促进健康和预防疾病的健康教育，调动服务对象及其家庭成员积极参与，提高自我健康管理能力，掌握与疾病相关的保健与护理知识，有效促进家庭功能，维持家庭健康。

5．有助于社区护士与访视家庭建立良好关系　深入的家庭访视工作加深了社区护士对服务对象的了解，便于两者间建立信任关系，有利于家庭护理计划的实施。

二、家庭访视的对象及访视类型

（一）家庭访视的对象

家庭访视的对象主要是存在健康问题或潜在健康问题的个人及其家庭成员，多为社区内的弱势群体，主要生活在以下家庭：①健康问题多发家庭；②具有慢性病患者且缺少支持系统的家庭；③具有遗传性危险因素或有残疾人的家庭；④不完整家庭；⑤家庭功能不完善的家庭；⑥特困家庭。

随堂测 6-3

（二）家庭访视类型

按照家庭访视的目的和对象的不同，将家庭访视分为四类。

1．预防性家庭访视 目的是预防疾病和促进健康，主要用于妇幼保健性家庭访视和计划免疫等。

2．评估性家庭访视 目的是对服务对象的家庭进行评估，常用于年老体弱者、残疾人或存在家庭危机、健康问题的家庭。

3．连续照顾性家庭访视 目的是为患者提供定期、连续性的照顾，主要用于患有慢性病或需康复护理的患者、肿瘤患者、临终患者及其家属。

4．急诊性家庭访视 目的是解决临时性、紧急的情况或问题，如外伤、家庭暴力。

三、家庭访视的原则及步骤

（一）家庭访视的原则

1．整体原则 社区护士的服务对象重点强调整个家庭，家庭生活周期的全过程均贯穿家庭访视，在健康服务过程中将预防、保健、治疗、康复等融为一体。

2．科学原则 为正确地对服务对象及其家庭成员进行各项评估，社区护士应掌握扎实的专业知识和技能，定期接受专业知识培训，以提供最佳的健康服务。

3．预防原则 家庭访视是提供家庭健康护理的基本工作方法，预防性保健内容在家庭健康护理中占有很大比重，特别是向亚健康个体及家庭提供保健服务。

4．参与原则 家庭访视的顺利实施与服务对象及其家庭成员的积极参与密切相关，调动其共同参与家庭护理计划的制订及实施，可促进家庭护理服务取得良好效果。

5．安全原则 社区护士在家庭访视过程中，应注意自我保护，遇到突发的危险情况果断处理，做好自身及服务对象安全的防护，防止意外受伤。

（二）家庭访视的步骤

1．访视前准备 全面充分的准备是家庭访视顺利开展的首要条件。

（1）选择访视对象：需访视家庭的数量较多时，应根据具体情况有计划、有重点、有目的地安排访视优先顺序。其原则是首先访视有严重健康问题的家庭，其次是易产生后遗症及利用卫生资源能控制疾病的家庭。排列顺序：群体为先，个体为后；传染病为先，非传染病为后；急性病为先，慢性病为后等。可根据访视家庭的意愿、访视内容、交通路线、安全状况等做出灵活调整。

（2）确定访视目的：社区护士在家庭访视前必须先确定访视目的，再确定访视的具体步骤。在第一次访视前，要基本了解访视家庭的环境，熟悉家庭一般情况；若是连续性的家庭访视，在每次访视前均应根据上次的访视结果、家庭资料、患者住院情况及病情等确定每次具体的访视目的。

（3）准备访视用物：根据访视对象及目的准备访视用物，一般包括三类。第一类为基本用物，主要包括：①体检工具（体温计、血压计、听诊器、手电筒、量尺）；②常用消毒物品（酒精、安尔碘、纱布、棉球）；③外科器械（剪刀、止血钳）；④消毒隔离用物（消毒手套、塑料围裙、帽子、口罩、工作衣）；⑤注射用具（不同规格的注射器、针头）；⑥常用药物；⑦各种记录单及健康教育资料等。第二类是根据访视目的增设的访视用物，如新生儿家庭访视需增加体重秤、软尺、出声音的小盒子、母乳喂养和预防接种的相关资料。第三类是可利用的家用物品，如训练婴儿用的各种玩具、冷热敷所需的物品。

（4）联络访视家庭：一般通过电话或网络联络，预约访视家庭。与访视家庭提前预约好具体访视时间，也可向服务对象或其家庭成员告知访视的目的和内容，使其消除疑虑并做好相应的准备。如因预约使访视家庭有所准备而对真实情况进行掩盖，可安排临时性的突击访视。

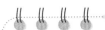

（5）安排访视路线：根据访视家庭的地址、访视的优先顺序等合理安排一天的访视路线，可由远及近，或由近及远，尽量节省交通时间。在访视机构留下访视目的、出发时间、预计回归时间和访视家庭的地址、路线及联络方式等，以备有特殊情况时，访视机构能尽早与访视护士取得联系。

2．访视中的工作　家庭访视可分为初次访视和连续性访视。初次访视的主要目的是与访视对象建立信任关系，获取基本资料，确定家庭主要健康问题，因社区护士进入的是一个陌生环境，开展访视工作相对较为困难。连续性访视的主要目的是对上次访视计划进行评价和修改，制订下次访视计划并按新计划开展护理服务。具体访视中的工作如下。

（1）确定关系：与访视对象及家庭建立良好的信任关系。访视目标的实现需访视对象及家庭成员的配合。

1）自我介绍：初次访视时，社区护士向访视对象介绍本人的姓名和所属单位，确认访视对象的家庭地址和姓名等。通过简短的交流，取得访视对象的信任。

2）尊重访视对象，提供相关信息：向访视对象介绍访视目的、内容、必要性、所需时间等，征得访视对象同意后，提供服务及资料的收集，必要时与访视对象签订家庭访视协议书，以保障访视对象的权利。

（2）评估、计划、实施及评价

1）评估：通过观察、交谈、查阅相关资料等方法，对访视对象及家庭进行整体健康评估，包括初步的个人评估、家庭评估、环境评估、访视对象及家庭成员的知识水平评估、社区资源评估等，掌握现存或潜在的健康问题或上次访视后的变化情况等。

2）计划：根据评估结果及护理问题，与访视对象共同制订或调整护理计划。

3）实施：①为访视对象及家庭提供直接的护理服务；②对家庭成员进行健康教育；③为家庭成员提供情感支持；④指导家庭成员能充分利用家庭内在、外在的健康资源。在进行护理操作时，社区护士要严格执行查对制度、无菌技术操作原则及消毒隔离制度，防止发生医疗事故及交叉感染。在进行健康教育时，要根据访视对象的文化程度、学习能力、知识需求等进行有针对性的个体化健康教育。

4）评价：家庭访视结束前，社区护士需对家庭访视的效果进行评价，以便及时调整下一步计划。如评价护理措施的实施情况、访视对象对家庭访视的配合度。

（3）简要记录访视情况：访视结束后，对收集到的主、客观资料及实施的护理措施和效果等进行记录。

（4）结束访视：当访视目的完成后，根据访视对象问题的缓急，征得访视对象的同意，共同预约下次访视的时间和内容，并给访视家庭留下社区护士的相关信息，以便必要时联系。

3．访视后的工作

（1）消毒及物品的补充：访视结束后，社区护士要洗手、漱口，对所用过的物品进行消毒、整理和补充访视包内的物品。

（2）记录和总结：整理和补充家庭访视记录，书写阶段性访视报告，并建立家庭健康档案和病历的相关资料。访视记录书写时要注意正确、规范，避免涂改。

（3）修改和完善护理计划：根据新收集的家庭健康资料及访视过程中存在的问题，及时修改和完善护理计划，以解决访视对象的健康问题。

（4）协调合作：与其他社区工作人员交流访视对象的情况，采用个案讨论、汇报等方式商讨解决办法。如现有资源不能解决访视对象的健康问题，且该问题在社区护士职权范围外，应与其他服务机构、医生、设备供应商等联系，对服务对象提供转诊服务或其他帮助。

4．家庭访视的注意事项

（1）着装：着装得体、整洁、大方，适合社区护士身份。穿舒适鞋子，便于行走方便。

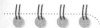
不佩戴贵重首饰。随身携带身份证、工作证等。

（2）态度：要求合乎礼节、稳重大方、亲切自然，尊重访视对象及家庭成员的交流方式、文化背景、社会经历等，保守其隐私。

（3）灵活运用沟通技巧：运用说话、问话及倾听等沟通技巧，有助于获得服务对象及家庭成员的信任，从而建立良好的信任关系，更好地收集资料，保证家庭访视的顺利完成。

（4）保持一定界线：注意不要让自己的态度、价值观、信仰等影响访视对象的决策，与异性服务对象保持一定界线，以免影响其家庭功能。

（5）访视时间：以1小时内为宜，避开家庭吃饭和会客时间。尽量利用早、晚的时间，以便家庭成员均能参与。

（6）服务项目与收费：明确收费项目与免费项目，一般家访护士不直接参与收费。

（7）签订家庭访视协议：访视机构应与访视家庭签订家庭访视协议，以确认家庭是否同意被访视、访视的方式和时间、双方的责任与义务等，避免护患纠纷。

（8）安全问题

1）自身安全：①访视前尽可能与访视对象取得联系，确认地址、路线及如何到达。②访视前准备好行程计划，包括访视时间、地址及交通工具等，并告知访视机构其他人员。③尽量避免单独前往偏僻或偏远场所。④对于生活不能自理或丧失完全民事行为能力者，须有具备完全民事行为能力的家属或照护者在场。⑤如在访视家庭中目击到不安全因素（如打架、酗酒、吸毒），可立即离开；突遇访视家庭成员处于危险或正在受伤，应给予紧急处理，同时报警或通知急救中心。

2）访视对象安全：①严格遵守访视机构的各项管理制度，明确职责范围，慎重对待不确定信息。②进行护理操作时，严格执行护理查对制度、无菌技术操作原则和消毒隔离制度。③对于需在家中进行输液或其他特殊治疗者，应与其签订知情同意书。④在家庭中首次使用的药物，应在操作后至少观察30分钟无异常方可离去，并向患者和家庭成员讲解注意事项及紧急处理办法。⑤妥善处理访视用物，避免污染。⑥如访视家庭成员出现危险或受伤情况，立即紧急处理，并报警及通知急救中心。

第四节　居家护理

一、居家护理的概述

居家护理作为方便、经济、有效的社区护理工作方法，是住院服务的院外补充形式。在居家环境中实施医疗或护理服务，易于患者预防疾病、恢复及促进健康。

（一）居家护理的概念

居家护理（home care）是指在服务对象熟悉的家庭环境中，对有健康需求的个人及其家庭提供专业性的基本医疗护理服务。服务对象不仅能在家中享受到专业人员的照顾，还能享有正常的家庭生活，节省医疗和护理费用。

（二）居家护理的目的

1. 患者方面　①提供连续性治疗与护理；②增强自我照顾的意识和能力；③缩短住院时间；④控制并发症，降低疾病复发率和再住院率。

2. 家庭方面　①增加家庭照顾患者的意识；②提供患者护理的相关知识和技能；③减少家庭经济负担。

3. 医疗机构方面　①缩短患者住院天数，增加床位利用率；②提高个体及家庭对医疗服务的满意度。

4. 专业方面 ①提升护士专业形象，提高职业成就感；②拓展护理专业的工作领域，促进护理专业发展。

二、居家护理的服务对象

1. 慢性病患者 高血压、冠心病、糖尿病、肺源性心脏病、慢性肾衰竭、阿尔茨海默病等慢性病患者是我国目前居家护理的主要服务对象。

2. 出院后病情已稳定但仍需继续治疗或康复的患者 如术后或脊柱损伤等需康复训练的患者、脑卒中恢复期患者。

3. 重症晚期患者 如肿瘤晚期患者、植物状态的患者。

4. 残疾人 如高位截瘫患者、先天畸形或后天损伤造成的功能障碍或残疾者。

三、居家护理的工作特点

居家护理的工作特点是以个案管理的方式提供服务，即由护理人员提供个案所需的各项健康护理服务，负责长期照顾的系统性工作，以减少综合医院和社区卫生服务机构的风险与成本。护理人员在应用护理程序进行个案管理时，具有以下特点。

1. 评估个案对健康照顾的需求。

2. 确定个案存在的健康问题。

3. 制订符合个案需要的护理计划，维持个案独立性功能。

4. 利用各种有效资源提供完整的护理服务。

5. 根据个案健康状况的改变评价护理效果，必要时需重新评估，调整计划方案。

四、居家护理的服务形式

（一）国内居家护理服务形式

目前国内居家护理的服务形式主要包括综合医院及社区卫生服务机构设置的家庭病床、新型居家护理试点服务模式。

1. 家庭病床 以家庭为治疗及护理的场所，设立病床，使患者在熟悉的环境中接受医疗或护理服务，最大限度满足社会医疗护理要求，是医院住院服务的院外补充形式，也是社区卫生服务的重要形式。

（1）机构设置：包括两种形式。①由综合医院在其所负责的地段内设置，服务对象诊疗费由基本医疗保险承担，经营费用多纳入医院的整体规划；②由社区卫生服务机构在其所管辖的地段内设置，服务对象诊疗费多由服务对象个人或基本医疗保险承担，经营费用由机构独立核算，如社区卫生服务机构直属某上级医院，经营费用也纳入医院的整体规划。该形式在我国呈逐年增长趋势，已成为居家护理服务的主要形式。

（2）工作人员：由综合医院或社区卫生服务机构派遣医生或护士到服务对象家中进行诊疗和护理服务。

（3）服务方式：经医师对综合医院门诊就诊或住院患者的病情判断，设置家庭病床；亦可由患者本人或家属到综合医院或社区卫生服务机构申请，医师到家中进行评估后，再设置家庭病床。根据患者病情一般每周居家护理2次，3个月为一个疗程。

（4）服务项目：常包括静脉输液、肌内注射、静脉注射、换药、化验标本采集、吸氧、鼻饲、导尿、灌肠、测血糖、留置管道护理、压疮护理、口腔护理、会阴护理、针灸和按摩、心电图检查、康复训练、心理护理、服药指导等。

2. 新型居家护理试点服务模式 近年来部分发达省市根据区域特点，推出新型居家护

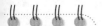

理试点服务模式，如上海市杨浦区借鉴日本介护式居家护理服务模式，将居家护理分为以下两种。

（1）家庭病床介护式居家护理服务模式：在居家养老基础上，由专门护理机构派"介护员"为有需求者提供与医院护理模式相同的医疗护理服务。由医师、护士、康复师和护工组成的服务团队，在服务对象家中提供换药、输液、验血、注射、协助康复训练等项目，并定期随访，根据病情变化及时调整干预措施。

（2）项目化介护式护理服务模式：采取社区卫生服务中心与非政府公益性社区护理服务站合作的模式，根据居民需求，提供医疗卫生机构无法满足的、多层次的、公益性的延伸健康服务。参与居家护理的人员除专业护士外，还有曾为家政人员或医院护工的"介护员"，上岗前接受过专业培训，并获得介护培训上岗证。"介护员"可进行输液、翻身、压疮预防、口腔清洁、睡眠护理、环境设置等基础护理服务，为居家老人提供生活照料及日间看护服务，也提供临终关怀服务。

（二）国外居家护理服务形式

国外居家护理服务除包括为慢性病患者、年老体弱等特定人群提供以疾病治疗、恢复健康为主的专业技术性护理服务外，还包括疾病预防、健康促进、临终关怀、家政服务等，且形式多样化。其中家庭护理服务中心是美国和日本等国家常采用的居家护理服务形式。

1．机构设置 家庭护理服务中心机构多由政府、当地社会财团、医院或民间组织等设置，不同机构的组织和管理各有不同。其经费多数来源于护理保险机构，少部分由服务对象承担。

2．工作人员 由医师、社区护士、护理员、家政服务人员、康复医师、心理咨询师、营养师、志愿者等组成，多学科专业人员可为服务对象提供全面的居家护理服务。

3．服务方式 家庭护理服务中心接到有服务需求居民的申请后，由社区护士到居民家中访视，先对护理需求情况、医师诊查需求情况、心理咨询需求的介入情况、需要护理员进行生活护理情况等内容进行评估，再确定服务对象需要的具体服务内容，并与其共同制订居家护理计划。为保证居家护理良好发展，还需满足：①患者家中必须有能承担照顾责任的人；②护理费用纳入相关保险；③有明确的经营方向和资源管理方法；④建立健全相关保障制度。

第五节　延续护理

一、延续护理的概述

（一）延续护理的概念

延续护理（continuity of care）是通过一系列的行动设计，确保患者在不同的健康照护场所（如从医院到家庭）及同一健康照护场所（如医院的不同科室）得到不同水平的协作性与连续性照护，多指从医院到家庭的延续，包括经由医院指定的出院计划，转诊患者回归家庭或社区后的持续随访与指导。

延续护理又称过渡护理，是一种有成本效益的健康护理，主要为治疗复杂但病情已稳定或有康复需求的患者提供服务，是确保患者在服务传递系统的不同元素间获得有序、不间断医疗服务的程序。

（二）延续护理的类型

延续护理常包括以下三种类型。①信息的延续：患者的个人信息，包括过去疾病发生时间及个人健康情况相关信息的延续使用；②管理的延续：对患者不断变化的服务需求做出反应，

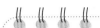

根据其健康状况实施的一种连续且一致的管理方法；③关系的延续：患者与一名或多名健康服务提供者间的可持续的治疗性关系。

二、延续护理的服务对象

（一）因疾病需延续护理的患者

1．慢性病患者，如患有糖尿病、脑卒中、心力衰竭、慢性阻塞性肺疾病的患者。

2．长期接受放射治疗（简称放疗）、化学治疗（简称化疗）的肿瘤患者。

3．外科疾病及术后如髋部骨折、周围血管病、冠状动脉搭桥术后的患者。

4．产妇、早产儿和儿科慢性病患者。

（二）有较高再入院率的患者

1．出院后对居家护理仍有较高需求的患者。

2．长期接受放、化疗的肿瘤患者。

（三）老年患者

1．老年、高龄、独居或缺乏社会支持者。

2．有反复跌倒史的老年患者。

（四）其他

1．大便失禁、尿失禁、长期置管、需长期换药的患者。

2．需提高整体自我护理能力的患者及其家属。

三、延续护理的工作内容

延续护理是利用一切可利用资源，纵向延伸护理服务的时间，横向拓展护理服务的层次，以满足不同患者自医院回归家庭和社会的健康需求。

（一）出院前的主要工作内容

为患者提供用药、饮食、心理、康复训练等基础健康指导；评估发生不良事件和再入院的风险，并给予针对性的出院宣教；多学科专业人员以循证医学为依据，与患者共同制订出院康复计划；建立出院患者延续性护理档案或护理回访登记表等。

（二）出院后的主要工作内容

定期通过家庭访视、电话随访及现代通信技术等，追踪观察患者的健康状况，评估出院计划的履行情况。

1．药物指导 包括告知患者药名、药物剂量、药物不良反应及服用方法等。

2．饮食指导 针对不同疾病提供个性化饮食指导。

3．症状管理与识别 出院后病情恶化症状的识别及应对措施，评估患者再次入院的风险。

4．活动指导 包括对活动方式、活动时间、活动强度等进行正确指导。指导患者使用辅助器具的方法，以促进肢体康复。

5．心理指导 包括提供心理支持、心理咨询服务、情绪疏导等。

6．居家环境的评估 根据评估结果，提供相应建议，侧重防止老年人跌倒方面。

此外，延续护理的工作内容还包括与社区医护人员保持沟通协调，并对其提供技术指导；接受电话及现场咨询，积极为患者、家属、居家护士提供健康教育、专业建议及技术支持；加强风险因素的管理，妥善处理突发事件等。

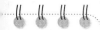

> **知识链接**
>
> ### 延续性护理团队
>
> 　　延续性护理团队是由多学科人员组成的综合性组织，其核心为延续性护理者（transitional care nurse，TCN）、医生、高级实践护士（advanced practice nurse，APN）、社区护士或家庭护士、社会工作者、出院规划师、药剂师、理疗师及其他卫生服务人员。护士应具有5年以上临床经验，熟练掌握各种常见病和多发性疾病的护理措施；有丰富的专科知识，接受过本专业技能的培训；有良好的沟通能力，能与患者进行有效交流。
>
> 　　团队实现目标的方式不尽相同。如在心血管病的延续性护理中，护士占主导地位，团队其他成员起辅助支持作用；在针对老年患者的延续性护理中，药剂师主导的服务能直接降低出院后1年内由药物引起的再入院率。
>
> 　　资料来源：陈夏瑜，周竞奋，华海应. 美国延续性护理模式发展现况及对我国的启示 [J]. 护理研究，2021，35（18）：3293-3297.

四、延续护理的服务形式

　　患者住院期间或出院后，护士通过交流、合作等对患者及其家属进行持续性照护，以提高患者的治疗效果或康复速度。延续护理的服务形式多样，主要包括以下几种方式。

　　1. 电话随访　通过与患者及其家属的简单交流，不仅掌握患者近期状态，指导其保持健康生活方式，也使患者出院后亦可感受到关怀，抚慰心灵。这是肿瘤患者家庭最基本的延续护理模式。

　　2. 建立网络平台　因该服务形式快捷、方便，且受患者喜爱，故医院常采用这种形式。

　　3. 组建患者俱乐部　多由医院组织建立，患者及其家属可分享彼此的心情、抗病经验，实现同伴教育、相互鼓励作用；还可以为提高患者及其家属的疾病护理知识水平，定期组织相关知识竞赛。

五、延续护理在社区中的应用

　　在社区开展延续护理，可促进社区卫生服务中心与医院工作的联系，实现以医院为中心、多个社区联合的服务模式，为社区居民提供完整的医疗服务。

　　基于社区的延续性护理应用模式主要包括家庭、医院和日间康复中心，国内以家庭病床的形式为主。该模式可提供一般及特殊治疗性护理服务；设置社区宣传栏，定期开展健康讲座；为患者提供日间运动功能训练和康复护理；定期进行家庭访视，上门提供健康咨询；监督患者的遵医行为，提供护理服务等。

　　基于医院-社区-家庭-社会多元联动的延续护理模式，通过在医院、社区、家庭、社会组织或志愿者间形成环形的交流协作模式，为患者提供全程、无缝隙的专业护理服务。目前该模式还处于探索阶段。

小　结

　　家庭结构分为家庭外部结构（核心家庭、主干家庭、联合家庭、单亲家庭及其他类型的家庭）和家庭内部结构（家庭角色、家庭权力、沟通方式和家庭价值观）。杜瓦尔

（Duvall）家庭生活周期是目前我国应用最为广泛的家庭发展模式，将家庭发展过程分为八个阶段，每个发展阶段有其不同的发展任务。通过家庭结构图、家庭关怀度指数、社会支持度图等常用评估方法对家庭进行评估；根据家庭评估结果对家庭做出护理诊断，常采用 PSE 形式；以家庭护理诊断为依据，确定家庭护理目标和制订家庭护理计划；按照制订的计划实施，在实施过程中和实施结束后，进行家庭护理评价。家庭护理主要工作方法为家庭访视；居家护理的工作特点是以个案管理的方式提供服务。

思考题

1. 家庭的类型及功能是什么？
2. 家庭生活周期及其各阶段发展任务是什么？
3. 家庭护理的服务对象有哪些？
4. 如何进行家庭的护理评估？
5. 家庭访视的目的包括哪些？
6. 家庭访视的类型有哪些？
7. 居家护理的服务对象有哪些？
8. 患者，女，32 岁，自然分娩一男孩，产后大出血，面色苍白，血压下降，呼吸困难，经医生抢救后脱离危险，恢复正常，5 天后出院。问题：

（1）社区护士应何时进行产后家庭访视？
（2）产后家庭访视的护理措施包括哪些？
（3）如何具体实施家庭访视的步骤？

（吕雨梅）

社区儿童及青少年保健

导学目标

通过本章内容的学习，学生应能够：

◆ **基本目标**

1. 说明儿童各年龄段分期、生长发育特点和评价内容。

2. 描述青少年的心理、生理生长发育特点。

3. 说出儿童及青少年各期保健指导要点。

4. 熟记预防接种程序及禁忌证，并能根据所学知识对预防接种不良反应做出准确判断和护理措施。

◆ **发展目标**

1. 将健康教育的知信行理论与儿童及青少年保健指导建立联系。

2. 综合运用所学知识对所在社区或者学校存在的青少年健康问题进行指导，拟订详细的干预计划。

◆ **思政目标**

树立"儿童健康是国家社会经济发展的重要保障因素"的思想观念，培养"关爱儿童，促进儿童健康"的职业情怀。

儿童及青少年是祖国的未来，民族的希望，儿童健康是社会经济可持续发展的重要保障，儿童的生命健康指标是衡量人民健康水平和社会文明程度的重要标志。作为社区的特殊保护群体，提高儿童与青少年卫生健康水平是世界各国卫生系统始终努力的方向。本章重点介绍不同年龄分期的儿童及青少年社区健康管理与卫生保健内容。

第一节　概　述

《中国儿童发展纲要（2021—2030 年）》指出，要尊重儿童的人格尊严，遵循儿童身心发展特点和规律，保障儿童身心健康。社区儿童及青少年保健就是以儿童及青少年生长发育规律及其影响因素为依据，采用有效措施防治社区内儿童及青少年的健康问题，满足社区儿童及青少年健康的基本需要。

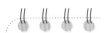

一、社区儿童及青少年保健目标及意义

（一）目标

儿童及青少年保健的目的是保障每个儿童都能在健康环境中成长，包括得到充足的营养、接受适宜的健康指导、获得合理有效的卫生资源、拥有爱及安全感。主要目标如下。

1．普及儿童健康生活方式，早期发展的知识、方法和技能，提高儿童及其照护人的健康素养。

2．降低新生儿、婴儿和 5 岁以下儿童死亡率，缩小地区和城乡差距。

3．有效防治儿童常见病、多发病。

4．降低 5 岁以下儿童贫血率和生长迟缓率，控制儿童超重、肥胖上升趋势。

5．提高适龄儿童免疫规划疫苗接种率。

6．促进城乡儿童早期发展服务供给，普及儿童早期发展的知识、方法和技能。

7．降低儿童及青少年新发近视率。

8．增强儿童体质，提高中小学生体质健康达标（《国家学生体质健康标准》）优良率。

9．增强儿童心理健康服务能力，提升儿童心理健康水平。

10．适龄儿童普遍接受性教育，儿童性健康服务可及性明显提高。

（二）社区儿童及青少年保健的意义

儿童及青少年的健康状况是衡量社会发展及经济、文化、卫生水平的重要指标之一，可决定国家未来人口的素质。促进儿童及青少年健康成长，能够为国家可持续发展提供宝贵资源和不竭动力，是建设社会主义现代化强国、实现中华民族伟大复兴中国梦的必然要求。社区依据儿童及青少年各阶段不同的生长发育特点，对儿童及青少年实施整体、连续的保健服务，预防儿童常见病、多发病，降低新生儿与儿童死亡率，促进生长发育，增强体质，培养儿童及青少年健康的心理和良好的社会适应能力。

开展社区儿童及青少年保健是实现人人享有卫生保健的有效措施之一，是动员全社会共同参与的重要手段，是合理利用卫生资源的可靠措施。

科研小提示

社区卫生服务中心儿童保健服务能力现状还在调查研究中，如 2020 年对 35 家社区卫生服务中心进行的调查。

二、社区儿童及青少年保健工作的内容

社区儿童及青少年保健工作的具体内容包括规范健康管理、定期健康检查、开展健康教育、常见健康问题的预防和治疗、预防接种。

（一）规范健康管理

按照《国家基本公共卫生服务项目》的要求，对社区所管辖的 0～6 岁儿童建立健康档案，做好新生儿家庭访视、新生儿满月健康管理（疫苗接种、体格检查、筛查疾病等）、婴幼儿健康管理、学龄期儿童健康管理工作。

（二）定期健康检查

1．健康检查　根据我国儿童及青少年生长发育的标准，定期进行健康检查，筛查生长发育有问题的儿童及青少年，通过询问了解家庭在喂养、教养和护理等方面有无知识缺乏，及时予以指导。

2．机构指导　指导幼托机构和学校定期对儿童及青少年进行体格检查。

（三）开展健康教育

1. 常见病防治教育 通过社区卫生服务中心的集中健康教育活动和运用各种媒介，宣传良好饮食习惯、运动习惯等相关知识，常见病防治知识，意外伤害预防知识等。

2. 预防接种教育 宣传预防接种的重要性，指导并督促社区儿童按时进行预防接种。

3. 心理卫生教育 向家长介绍各时期儿童成长发展规律，帮助树立良好的亲子关系，培养儿童积极向上的健康心理。

4. 营养保健教育 指导家长及育儿机构保证儿童及青少年摄入必要的营养，以维持其良好的营养状态；指导社区儿童建立合理的生活制度，培养良好生活习惯；指导家长为儿童选择合适的服装和玩具。

（四）常见健康问题的预防和治疗

儿童发育阶段不同，常见健康问题也不同，因此社区护士要做好儿童各发育阶段的常见病、多发病和传染病的防治工作，必要时进行家庭访视，积极配合医师治疗患儿。

（五）预防接种

按照《国家免疫规划疫苗儿童免疫程序及说明（2021年版）》为辖区内0～6岁儿童进行预防接种，并做好相关预防接种管理工作。

> **知识链接**
>
> **儿童与健康发展主要策略**
>
> 2021年9月我国发布的《中国儿童发展纲要（2021—2030年）》中，在儿童与健康方面提出了十五项策略：
>
> 1. 优先保障儿童健康。
> 2. 完善儿童健康服务体系。
> 3. 加大儿童健康知识宣传普及力度。
> 4. 保障新生儿安全与健康。
> 5. 加强出生缺陷综合防治。
> 6. 加强儿童保健服务和管理。
> 7. 强化儿童疾病防治。
> 8. 加强儿童免疫规划疫苗管理和预防接种。
> 9. 加强儿童早期发展服务。
> 10. 改善儿童营养状况。
> 11. 有效控制儿童近视。
> 12. 增强儿童身体素质。
> 13. 加强儿童心理健康服务。
> 14. 为儿童提供性教育和性健康服务。
> 15. 加强儿童健康领域科研创新。

第二节 社区儿童保健

案例 7-1

某社区护士对新生儿进行家庭访视。新生儿，女，第一胎，出生后7天。护士观察发现新生儿面部和颈部皮肤散在点状红疹，哭闹频繁。家中窗户、窗帘紧闭，桌子上放着装有少量剩奶的奶瓶，产妇卧床看手机。护士询问情况，产妇母亲告诉护士，坐月子不能吹风，不能开窗户，现在还没有奶，孩子体重都没有增长，得好好喝奶粉。

请回答：

1. 该新生儿在保健方面存在哪些问题？
2. 社区护士应从哪些方面给予健康指导？

随堂测 7-1

儿童及青少年生长发育按阶段呈现不同的特点，每一阶段保健的重点内容有所区别，社区护士应了解各年龄期儿童及青少年生长发育特点，做好各时期卫生保健工作，促进生长发育，增强体质。

一、各期儿童发育特点

（一）新生儿生长发育特点

自胎儿娩出脐带结扎至生后 28 天称新生儿期（neonatal period）。

1. 体格发育

（1）身长、体重：新生儿平均身长为男婴 51.6 cm，女婴 49.9 cm；平均体重为男婴 3.15 kg，女婴 3.06 kg。出生后 1 周内出现生理性体重下降，常于出生第 7～10 天恢复到出生时的水平。

（2）头围、胸围：新生儿头围平均 34 cm；胸围比头围小 1～2 cm，约 32 cm；前囟出生时 1.5～2 cm，后囟出生时很小或闭合。

（3）生理反射：新生儿有觅食、吸吮、握持、拥抱等条件反射。

2. 认知发展 依据皮亚杰的认知发展理论，新生儿期最关键的是父母与新生儿间亲子关系的促进，而父母与新生儿的依恋关系在亲子关系中最为重要。喂奶，尤其是母乳喂养，令新生儿感到温暖、安全，可促进依恋关系的发展。

（二）婴儿期儿童生长发育特点

出生后到 1 周岁为婴儿期（infant period）。婴儿期是儿童体格发育的第一个高峰。

1. 体格发育

（1）身长、体重：身长在出生后第 1 年平均增长约 25 cm，至 1 岁时身长可达 75 cm。体重估算公式如下。

1～6 个月：体重（kg）= 出生体重（kg）+ 月龄 ×0.7。

7～12 个月：体重（kg）=6+ 月龄 ×0.25。

（2）头围：第一年头围平均增长 12 cm，6 个月时头围平均为 42 cm，1 岁时头围为 46 cm。

（3）乳牙：婴儿 4～10 月龄时乳牙开始萌出。

（4）运动发育：婴儿 3 个月抬头较稳，出现颈椎前凸；4 个月抬头很稳，并能自由转动；6 个月能双手向前撑住独坐，出现胸椎后凸；7 个月能有意识地从仰卧位翻至俯卧位；8 个月

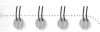

能坐稳，并能左右转身；1岁左右能扶走，出现腰椎前凸。

2．认知发展 根据皮亚杰认知发展理论，婴儿期为感觉运动期（共5个阶段）的前3个阶段，分别为1～4个月的初期循环反应，婴儿会练习动作，开始形成对物体的概念；4～8个月的二期循环反应，婴儿具有"物体恒存"的概念，会寻找被隐藏的物体；8～12个月的二期循环协调反应，婴儿具有有目的的行为，能逐渐将象征性事物与事件联想起来。

（三）幼儿期儿童生长发育特点

自满1周岁到3周岁称幼儿期（toddler's age）。幼儿期儿童体格生长速度较慢。

1．体格发育

（1）身高（长）、体重：2岁时幼儿身高（长）约85 cm。2～12岁儿童身高（长）估算公式：身高（长）（cm）＝年龄（岁）×7＋70。2岁时幼儿体重约为出生时的4倍（12 kg）。2～12岁儿童体重估算公式：体重（kg）＝年龄（岁）×2＋7（或8）。

（2）头颅发育：幼儿2岁时头围为48 cm；1～1.5岁时前囟门闭合；2～2.5岁时乳牙出齐。

2．认知发展 幼儿期为感觉运动期的后2个阶段：12～18个月的三期循环反应，幼儿开始变化动作来观察不同的结果；18～24个月的心灵表象阶段，幼儿运用心智来探索环境。

（四）学龄前期儿童生长发育特点

自满3周岁到6～7岁为学龄前期（preschool period）。

1．体格发育 学龄前期儿童体格仍持续生长，体重每年平均增加2 kg，身高平均增加5 cm。6岁时头围50 cm左右，已接近成年人。6岁左右第一颗恒牙萌出，6～12岁乳牙按照萌出先后顺序逐个被同位恒牙代替。6～7岁时正常脊柱生理弯曲形成。

2．认知发展 学龄前期儿童属运思前期，即运用心智符号思考过去、预知未来及思考现在和某些地方正在发生的事情。自我意识发展突出，性意识发展迅速。

二、儿童生长发育评价

儿童生长发育评价分为两部分：体格生长评价和神经心理发育评价。

（一）体格生长评价

体格生长评价包括生长水平、生长速度和匀称程度三个方面，检测常用指标有体重、身高（长）、头围、胸围等。

1．生长水平 将儿童某一年龄时点的某一项体格生长指标测量值，如体重、身高（长）、头围、胸围等与参考人群值进行比较（表7-1、表7-2），即得出该儿童该项体格生长指标在此年龄的生长水平。

表7-1　6岁以下儿童身高、体重参考值（WHO评价标准）

年龄	身高（cm）		体重（kg）	
	男	女	男	女
新生儿	50.5±2.3	49.9±2.2	3.3±0.4	3.2±0.4
6个月	67.8±2.7	65.9±2.7	7.8±1.0	7.2±0.9
1岁	76.1±2.7	74.3±2.8	10.2±1.1	9.5±1.1
2岁	87.6±3.4	86.5±3.3	12.6±1.3	11.9±1.3
3岁	94.9±3.8	93.9±3.7	14.6±1.7	14.1±1.9
4岁	102.9±4.3	101.6±4.1	16.7±2.0	16.0±2.3
5岁	109.9±4.6	108.4±4.4	18.7±2.4	17.7±2.8
6岁	116.1±4.8	114.6±4.9	20.7±2.9	19.5±3.3

表7-2　婴儿头围与胸围均值

月龄	头围（cm）	胸围（cm）
出生	35.0	33.0
1	40.4	40.2
6	43.4	43.4
9	45.3	45.7
12	46.6	47.3

2. 生长速度　定期连续测量儿童某项体格生长指标，获得该项指标在某一年龄阶段的增长值，即为该儿童该项指标的生长速度。该动态纵向观察可发现生长偏离。生长速度的评价较生长水平更能真实反映儿童生长情况。

3. 匀称程度　评估儿童体格发育各项指标间的关系，能了解儿童的身材和体形。如体重指数 [BMI，体重（kg）/身高^2（m^2）] 反映体形；坐高/身高（长）的值反映身材。

（二）神经心理发育评价

儿童神经心理发育表现在感知、运动、语言和心理过程等各种能力及性格方面，对这些能力和特征的检查即为心理测验。常用的测量工具有丹佛发育筛查试验、图片词汇试验、绘人测验等。各国学者也开发了发育量表进行诊断性测验，如贝莉婴儿发育量表、盖瑟尔发育量表等。目前，我国有一整套从出生到18岁的覆盖全生长发育周期的生长参照标准供临床及保健工作使用。如中国7岁以下儿童身长（身高）的体重和体重指数的生长标准值及标准化生长曲线；中国不同出生胎龄新生儿出生体重、身长和头围的生长参照标准及曲线；中国0~18岁儿童、青少年体重指数的标准化生长曲线。

婴幼儿各阶段行为发育特征见表7-3。

表7-3　婴幼儿各阶段行为发育特征

年龄		行为认知特征
婴儿期	1~2个月	第2个月起可注视物体，头可跟随水平方向移动的物体转动90°
	3~4个月	3个月时抬头较稳，4个月时头可转动；喜欢看自己的手，头眼协调好，头可随物体水平转动180°；握持反射消失；3个月时能短时间握玩具，4个月时能短时间摇晃玩具或放到嘴边，常自吮手指；能区别愉快和不愉快的气味；头能转向声源，听悦耳声会微笑，能咿呀发音
	5~6个月	能逐渐翻身，6个月时能双手向前撑住独坐；能自己伸手取物；可出现换手与捏、敲等探索性动作；能听懂自己名字
	7~8个月	可用手支撑胸腹，使上身离开床面，有的可在原地转，8个月时能坐稳；能自己接近感兴趣的东西，不断地用手玩东西；喜欢鲜艳明亮的颜色；可以表现出"认生"，逐渐产生对母亲的依恋；目光可随上下移动的物体转动90°，可改变体位，协调动作，能看到下落的物体；8个月开始出现视深度感觉，能看到小物体
	9~12个月	9个月时可用双上肢向前爬，9~10个月时可用拇、示指拾物，11个月时可独立站片刻；记忆、模仿和思维开始萌芽；有时可出现自我扮演，如"假装喝水"；12个月时能听懂简单的词，如"再见""没了"
幼儿期	1~1.5岁	15个月时可独自走稳；喜欢玩"藏猫猫"游戏；很想用语言表达自己的需求，但常因词汇有限而出现乱语，能表示是否同意；可寻找不同响声的声源
	1.5~2岁	可被扶着上下楼梯；能区别各种形状，可叠2~3块积木，能用勺吃饭；18个月时能说出家庭成员的称谓；能按简单的命令做事
	2岁	24个月时可跑步、双足并跳；30个月时会独足跳，手指的灵巧性增加，可叠6~7块积木，会翻书；能说有语法的句子，不再"认生"
	3岁	能独立骑童车、洗手等；能使用剪刀、系纽扣等精细动作；能指认物品名，并能说出由3个字组成的短句；情绪开始逐渐趋向稳定，可与小朋友做游戏；表现出有自尊心、同情心等

三、各期儿童保健指导

（一）新生儿期保健指导

新生儿期的保健指导主要通过家庭访视对新生儿进行健康检查、评估与处置，进行母乳喂养、日常生活照顾、常见疾病和意外伤害的健康宣教。

1. 家庭访视 社区护士应在新生儿出生后 7 天和 28 天时进行家庭访视，访视内容如下。

（1）询问新生儿出生、产后喂养、预防接种、睡眠及大小便等情况。

（2）观察新生儿面色、皮肤、呼吸等一般情况。

（3）对新生儿进行体格检查。

（4）指导及咨询，如新生儿喂养、日常护理。

2. 保健指导内容

（1）喂养：母乳是新生儿的最佳食品，应鼓励和支持母乳喂养。新生儿提倡按需哺乳，一般每 2 ~ 3 小时喂一次，每次哺乳时间 15 ~ 20 分钟。社区护理人员注意评估以下内容。

1）喂养情况：向乳母了解哺喂的时间，24 小时哺喂的次数，哺喂时母婴姿势等。

2）一般情况：新生儿体重增长速度，排泄次数、颜色、量及性状等。

（2）保暖：新生儿体温调节能力差，且易受环境的影响，因此保暖很重要。新生儿居室温度宜保持在 22 ~ 24℃，相对湿度保持在 55% ~ 65%，要随着气温的变化，调节环境温度，增减衣服、被子、包裹。

（3）日常护理

1）沐浴：为保持新生儿皮肤清洁，应每天沐浴。沐浴过程中要关紧门窗，室温宜在 26 ~ 28℃，水温在 30 ~ 40℃，指导家长给新生儿沐浴的顺序及对新生儿眼睛、口腔等部位的护理方法。

2）脐带护理：脐带一般在出生后 7 ~ 10 天干燥、脱落，在脱落前，要防止浸湿和污染，每天用 75% 的乙醇擦拭消毒，防止感染。

3）衣物：选用轻软的棉布制成的衣服，选用质软的棉布为尿布，注意勤洗勤换，尽量在日光下晒干。

（4）感知觉刺激：鼓励家长对新生儿进行感知觉刺激，如对新生儿说话、唱歌、抚摸。

（5）预防疾病：新生儿用具要专用，用后消毒；按时为新生儿接种疫苗；指导家长观察新生儿体重减轻、生理性黄疸等状况；有条件的地区对新生儿进行髋关节检查等。

（二）婴儿期保健指导

婴儿期保健指导是社区卫生服务中心进行的定期保健服务。保健内容重点是计划免疫接种、家庭访视、健康体检，对此期儿童的生长发育、饮食喂养、常见疾病防治和意外伤害进行保健指导。

1. 家庭访视 社区护士应在婴儿 3、6、8、12、18、24、30 月龄时进行 8 次家庭访视。访视内容：①询问婴儿喂养、预防接种、睡眠、排便、排尿等情况；②观察婴儿面色、皮肤、呼吸等一般情况；③体格检查；④指导及咨询，如食物转换、日常护理、常见病防治。

2. 保健指导内容

（1）合理喂养：婴儿 0 ~ 6 个月提倡母乳喂养，4 ~ 6 个月后酌情添加辅食，辅食添加应遵循由少到多、由稀到稠、由细到粗、由一种到多种的原则，同时提醒家长观察婴儿的粪便，以了解婴儿对食品的适应情况。添加辅食的顺序见表 7-4。

随堂测 7-2

随堂测 7-3

表7-4 添加辅食的顺序

月龄	添加的顺序
1～3个月	鱼肝油制剂、鲜果汁、青菜汤
4～6个月	米糊、菜泥、果泥、强化铁米粉
6～7个月	稀饭、烂面条、菜末、蛋黄、鱼泥、豆腐
8～9个月	肉末、动物内脏、烤馒头片、鸡蛋
10～12个月	稠粥、软饭、碎肉、碎菜、馄饨

（2）卫生与睡眠：注意皮肤护理，每天给婴儿洗澡。婴儿睡眠方式个体差异较大，随年龄增长睡眠时间逐渐减少，且两次睡眠的间隔时间延长。婴儿睡前不要过度兴奋，保持身体清洁、干爽和舒适。睡眠时婴儿口中不含东西。

（3）衣着和户外活动：婴儿衣着应简单、宽松，穿脱简便且四肢活动方便。尿布使用一次性纸尿裤或者柔软、吸水性强的棉布，注意勤更换尿布。家长应经常带婴儿进行户外活动、呼吸新鲜空气和晒太阳，以增强体质和预防佝偻病的发生。

（4）早期教育

1）排便、排尿训练：指导家长对婴儿进行排便、排尿训练。婴儿会坐后可以练习坐盆排便，每次3～5分钟。婴儿坐盆时不要分散其注意力。

2）促进感知觉发展：指导家长为婴儿创造丰富的语言环境，促进婴儿语言能力的发展；指导家长创造一切条件，使婴儿有良好的情绪反应。

（5）预防疾病：婴儿对传染性疾病普遍易感，除切实做好计划免疫程序的基础免疫外，还应尽量避免婴儿到人群拥挤处。

（三）幼儿期保健指导

幼儿期保健管理同样由社区卫生服务中心进行，保健内容重点是计划免疫接种，家庭访视，健康体检，对此期儿童的生长发育、饮食喂养、常见疾病防治和意外伤害进行保健指导。

1．合理安排膳食 幼儿生长发育仍相当快，应注意供给足够的能量和优质蛋白，但是幼儿期生长速度较婴儿期减缓，需要量随之下降，同时，幼儿对周围环境有极大兴趣，18个月左右时可能出现生理性厌食，幼儿表现出对食物缺乏兴趣和偏食。社区护士应帮助家长了解幼儿进食特点，指导家长掌握合理的喂养方法和技巧，嘱家长鼓励幼儿自己进食。

2．衣着 幼儿衣着应颜色鲜艳以便于识别，穿脱简便以便于自理。

3．睡眠 幼儿的睡眠时间随年龄的增长而减少。幼儿睡前常需有人陪伴，或带一个喜欢的玩具上床，以使他们有安全感。就寝前避免给幼儿阅读紧张的故事或做剧烈的游戏，可用低沉的声音重复讲故事帮助幼儿入睡。

4．口腔保健 幼儿期应开始口腔保健。早期可用软布轻轻清洁幼儿牙齿表面，逐渐改用软毛牙刷。指导家长为保护牙齿应让幼儿少吃易致龋齿的食物，如糖果、点心，避免幼儿含着奶瓶、喝着牛奶或果汁入睡，指导家长定期带幼儿进行口腔检查。

5．早期教育

（1）排便、排尿训练：1～2岁幼儿开始能够自主控制肛门和尿道括约肌，认知的发展使他们能够理解应在什么地方排泄，为排便、排尿训练做好了生理和心理的准备。社区护士应指导家长在训练过程中，多采用赞赏和鼓励的方法，训练失败时不要表示失望和责备。

（2）品德教育：幼儿应学习与他人分享、互助友爱、尊敬长辈、使用礼貌用语等。因幼儿的模仿力极强，家长要给幼儿树立好榜样。

6．预防疾病 继续加强预防接种和防病工作，定期进行健康检查，预防营养不良、缺铁性贫血等疾病。

（四）学龄前期保健指导

学龄前期保健重点除预防接种外，还有每年 1 次的健康管理服务，在幼托机构或乡镇卫生院、社区卫生服务中心进行，对儿童的生长发育、膳食营养、口腔保健、视力发育、常见疾病防治和意外伤害进行评估和保健指导。

1. 平衡膳食　学龄前期膳食要富于营养，粗细粮、荤素菜搭配合理，保证此期儿童能量和蛋白质的摄入。

2. 睡眠　此期儿童想象力丰富，可导致怕黑或做噩梦，儿童入睡前家长可与其做一些轻松、愉快的活动，以减轻其紧张情绪。此期儿童每日睡 11 ～ 12 小时。

3. 日常活动　学龄前期儿童已有部分自我照顾的能力，如进食、洗脸、穿衣、如厕，虽动作缓慢、不协调，常需他人协助，但仍应给予鼓励，使他们能更自理、更独立。

4. 早期教育

（1）品德教育：社区护士指导家长结合日常生活中的事情，培养此期儿童关心集体、遵纪守法、团结他人等品质。

（2）智力开发：为增强此期儿童的思维能力和动手能力，社区护士指导家长让小儿进行较复杂的智力活动，如绘画、搭积木。

5. 预防疾病　预防接种可在此期加强。此期儿童应每年进行 1 ～ 2 次体格检查，重点筛查近视、龋齿、寄生虫感染等疾病。

知识链接

我国发布《0 ～ 6 岁儿童眼保健及视力检查服务规范（试行）》

为切实加强新时代儿童青少年近视防控工作，贯彻落实习近平总书记关于学生近视问题的重要指示批示精神，2018 年教育部会同国家卫生健康委员会等八部门制定了《综合防控儿童青少年近视实施方案》，明确提出严格落实国家基本公共卫生服务中关于明确提出由乡镇卫生院、社区卫生服务中心等基层医疗卫生机构或县级妇幼保健机构及其他具备条件的县级医疗机构为 0 ～ 6 岁儿童提供眼保健和视力检查服务。为了进一步明确服务内涵，完善服务链条，推动落实早监测、早发现、早预警、早干预，国家卫生健康委员会制定了《0 ～ 6 岁儿童眼保健及视力检查服务规范（试行）》。具体内容包括健康教育、眼病筛查及视力评估、健康指导、转诊服务和登记儿童眼健康档案信息等。该方案进一步细化了 0 ～ 6 岁儿童眼保健和视力检查服务内容和要求，明确要求不同时期开展不同检查，主要包括眼外观检查、眼病高危因素询问、视物行为观察及其他眼科适宜技术检查，目的是筛查儿童常见眼病和视力不良。该方案推进了儿童近视预防关口前移，完善服务链条，促进基层卫生服务机构能力提升，对儿童健康促进具有深远意义。

四、预防接种与计划免疫

（一）基本概念

1. 预防接种　即人工免疫，指有针对性地将生物制品接种到人体内，使人体产生免疫力，提高易感者的特异性免疫功能，达到预防传染病的目的，也是控制和消灭相应传染病的主要措施。

2. 计划免疫　指国家根据传染病的疫情监测及人群免疫水平的调查分析，有计划地为易

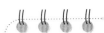

感人群进行常规预防接种，以达到提高人群免疫水平，控制及消灭相应传染病的目的。

（二）预防接种常用制剂

1．主动免疫制剂（疫苗）　按生物性质可分为灭活疫苗、减毒活疫苗、类毒素疫苗及生物工程疫苗。

2．被动免疫制剂　包括特异性免疫球蛋白、抗毒素、抗血清。

（三）疫苗管理

1．对适龄儿童根据免疫程序进行疫苗接种，建立并保管儿童预防接种档案。

2．疫苗使用要有计划性，根据每月接种日安排，准确合理地制订疫苗使用计划。

3．疫苗使用应遵循"足量、适量"的原则，既不能紧缺也不能浪费。

4．疫苗领发手续要完备，使用要有详细登记，包括名称、规格、批号、有效期、产地、领疫苗日期及数量等，账目要清楚，账物要相符。

5．疫苗的运输、贮存和使用符合冷链管理要求。

6．接种前检查疫苗有无异常，过期或变质的疫苗应根据规定及时妥当处理。

（四）免疫程序

根据国家免疫规划疫苗儿童免疫程序，对适龄儿童进行常规接种（表 7-5）。

（五）注意事项

1．严格执行查对及无菌操作原则　注射前核对儿童姓名和年龄，并检查疫苗制品名称、批号、有无变质等。

2．严格执行免疫程序　掌握接种的剂量、次数、部位、间隔时间和不同疫苗的联合免疫方案。及时记录和预约，告知接种后的注意事项及处理措施。

3．严格掌握禁忌证　通过问诊和查体，了解儿童有无接种禁忌证。

（1）一般禁忌证：有急性传染病接触史而未过检疫期者；活动性肺结核、严重的心脏病者；哮喘、荨麻疹等过敏史者；严重的湿疹或化脓性皮肤病者等。

（2）特殊禁忌证：有过敏史者慎用动物血清制品；体温高于 37.5℃，或 1 周内每日腹泻 4 次以上的儿童，严禁服用脊髓灰质炎减毒活疫苗糖丸；正在接受免疫抑制剂治疗的儿童，应尽量推迟常规的预防接种时间；近 1 个月内注射丙种球蛋白者，不能接种活疫苗。各种制品的特殊禁忌证应严格按照使用说明执行。

（六）预防接种的不良反应及护理措施

1．一般反应　指由疫苗本身所引起的反应。

（1）局部反应：发生于接种后数小时至 24 小时，注射局部出现红、肿、热、痛，或伴有局部淋巴结肿大或淋巴管炎，症状可持续 2 ～ 3 天。局部反应较轻微时，无须特殊处理，适当休息，多饮水即可。反应较重者，可对症处理，如物理降温、局部热敷。如果局部红肿持续扩大，高热不退，应及时就医。

（2）全身反应：一般在接种 24 小时内出现，表现为体温升高，有时伴有头痛、头晕、恶心等反应。若反应较轻微，可以不处理，注意多休息，多饮水，或对症处理。若高热不退或症状较重时，应及时就诊。

2．异常反应　少数或个别儿童发生的反应。

（1）过敏性休克：在注射后数分钟或 0.5 ～ 2 小时内，注射儿童出现呼吸道阻塞、循环系统衰竭和中枢神经系统症状。一旦发生，立即让儿童平卧并注意保暖，给予氧气吸入；立即皮下或静脉注射 1∶1000 肾上腺素，必要时可重复注射。

（2）晕针：多发生于空腹、紧张、恐惧、疲劳的儿童，在接种时或接种后数分钟出现头晕、面色苍白、出冷汗、心率加快等症状。一旦发生，立即让儿童平卧，保持安静，头部放低，给予少量温开水或糖水，一般可在短时间内恢复正常。

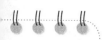

表7-5 国家免疫规划疫苗儿童免疫程序表（2021年版）

可预防疾病	疫苗种类	接种途径	剂量	英文缩写	接种年龄														
					出生时	1月	2月	3月	4月	5月	6月	8月	9月	18月	2岁	3岁	4岁	5岁	6岁
乙型病毒性肝炎	乙肝疫苗	肌内注射	10 或 20 μg	HepB	1	2					3								
结核病[1]	卡介苗	皮内注射	0.1 ml	BCG	1														
脊髓灰质炎	脊灰灭活疫苗	肌内注射	0.5 ml	IPV			1	2											
	脊灰减毒活疫苗	口服	1 粒或 2 滴	bOPV					3								4		
百日咳、白喉、破伤风	百白破疫苗	肌内注射	0.5 ml	DTaP				1	2	3				4					
	白破疫苗	肌内注射	0.5 ml	DT															5
麻疹、风疹、流行性腮腺炎	麻腮风疫苗	皮下注射	0.5 ml	MMR								1		2					
流行性乙型脑炎[2]	乙脑减毒活疫苗	皮下注射	0.5 ml	JE-L								1			2				
	乙脑灭活疫苗	肌内注射	0.5 ml	JE-I								1, 2			3				4
流行性脑脊髓膜炎	A 群流脑多糖疫苗	皮下注射	0.5 ml	MPSV-A							1		2						
	A 群 C 群流脑多糖疫苗	皮下注射	0.5 ml	MPSV-AC												3			4
甲型病毒性肝炎[3]	甲肝减毒活疫苗	皮下注射	0.5 或 1.0 ml	HepA-L										1					
	甲肝灭活疫苗	肌内注射	0.5 ml	HepA-I										1	2				

注：1. 主要指结核性脑膜炎、粟粒性肺结核等；

2. 选择乙脑减毒活疫苗接种时，采用两剂次接种程序。选择乙脑灭活疫苗接种时，采用四剂次接种程序；乙脑灭活疫苗第 1、2 剂同隔 7～10 天；

3. 选择甲肝减毒活疫苗接种时，采用一剂次接种程序。选择甲肝灭活疫苗接种时，采用两剂次接种程序

（3）过敏性皮疹：以荨麻疹最为常见，一般接种后几小时至几天内出现。一旦发现，及时就诊。

五、托幼机构的儿童卫生保健任务与管理

托幼机构是指托儿所、幼儿园等儿童集体生活的场所，是进行幼儿教育的基地。社区护士对辖区内托幼机构的卫生保健工作进行指导、协助和监督。

（一）托幼机构卫生保健任务

托幼机构卫生保健工作的主要任务是贯彻预防为主、保教结合的工作方针，为集体儿童创造良好的生活环境，预防控制传染病，降低常见病的发病率，培养健康的生活习惯，保障儿童的身心健康。

（二）托幼机构卫生保健管理

1．建立健全卫生保健制度 包括儿童生活制度、膳食管理制度、体格锻炼制度、卫生消毒制度、安全制度、健康检查制度、卫生消毒制度、疾病防治制度、传染病隔离制度等。

2．作息与睡眠管理 合理安排儿童作息时间，包括睡眠、进餐、排尿、排便、活动、游戏等各个生活环节的时间、顺序和次数。

3．儿童健康检查 包括入园检查、转园检查、离园再入园检查、定期检查。入园检查要求按照统一要求在指定医疗机构进行全面体检，包括身高、体重、五官及全身体格检查。离园（所）3个月以上再入园的儿童，需重新按照入园（所）检查项目进行健康检查。1～3岁儿童每年健康检查2次，每次间隔6个月；3岁以上儿童每年健康检查1次。此外，还应做好晨、午检及全日健康观察，及时发现并处理健康问题。

4．儿童膳食管理 儿童饮食由专人负责，根据不同年龄儿童每日需要食品的种类和数量制定食谱，1～2周更换一次，每季度进行一次营养评估。加强饮食卫生管理，厨房用具应做到生熟分开，指导儿童饭前洗手等。职工伙食与儿童伙食严格分开。

5．体格锻炼 利用日光、空气、水和器械，有计划地进行每日1～2小时儿童体格锻炼。注意动静结合、集体活动与自由活动结合、室内活动与室外活动结合，不同形式的活动交替进行。保证儿童室内外运动场地和运动器械的清洁、卫生、安全。做好运动前后的健康观察和应急处理。加强运动中的保护，避免运动伤害。对患病儿童、病愈恢复期儿童、体弱儿童暂停运动或调整锻炼强度和时间。

6．卫生消毒

（1）环境卫生：保持室内通风，空气新鲜；儿童桌椅、玩具定期清洁、消毒；儿童被服定期清洗、晾晒等。

（2）个人卫生：培养儿童良好的卫生习惯，如早晚刷牙、勤换衣服。

7．伤害预防 定期检查和维修桌椅、大型玩具等，妥善保管危险物品。建立重大自然灾害、食物中毒、踩踏、火灾、暴力等突发事件的应急预案，定期培训工作人员，掌握简单的意外事故处理技术。

8．常见病防治 定期开展儿童眼、耳、口腔保健，发现视力异常、听力异常、龋齿等问题进行登记管理，督促家长及时带患病儿童到医院进行诊断及矫治。对贫血、营养不良、肥胖等营养性疾病儿童进行登记管理，对中重度贫血和营养不良儿童进行专案管理，督促家长带患病儿童治疗。对有先天性心脏病、哮喘、癫痫及药物过敏史、食物过敏史的儿童进行登记，加强日常健康观察和保育护理工作。开展儿童心理卫生知识的宣传教育，发现心理行为问题的儿童及时告知家长到医院诊疗。

9．传染病管理 督促家长按免疫程序和要求完成儿童预防接种，做好儿童常规接种、群体性接种或应急接种工作。建立传染病管理制度，对传染病疑似病例严格按制度上报、隔离、

治疗，做好环境消毒。对患病儿童复园严格执行检疫制度。

10．健康教育 制订全年健康教育工作计划，并组织实施。采取多种途径、多种形式开展托幼机构教师、家长及儿童的健康教育宣传，做好记录，定期评估相关知识知晓率、良好生活卫生习惯养成、儿童健康状况等健康教育效果。

六、社区儿童意外伤害的预防与护理

（一）窒息与异物进入体内

1．窒息 窒息是 1～3 月龄婴儿较常见的意外，多发生于严冬季节。如婴儿包裹过严，或因母亲与婴儿同床，熟睡后误将被子捂住婴儿的面部而导致婴儿窒息。

2．异物进入机体 婴幼儿好奇心重，玩耍时，可能会将小物品塞入口中、鼻中或耳中，多见于 1～5 岁儿童。

3．预防及护理措施

（1）指导家长看护儿童时，对可能出现的意外情况要有预见性。

（2）指导乳母在哺乳时注意乳房不要堵塞婴儿口鼻。严冬季节，家长注意用包被蒙婴儿头部时不要过严，以防出现窒息。

（3）指导家长为婴幼儿选择合适的玩具，以防婴幼儿将体积小、锐利的玩具放入口、鼻中、耳中。

（二）中毒

儿童中毒包括食物中毒、有毒动植物中毒、药物中毒等。预防及护理措施如下。

1．保证儿童食物清洁，不新鲜或腐败变质、过期的食品不能食用；生吃蔬菜瓜果要洗净。

2．指导家长教育儿童勿随便采集或食用植物及野果。

3．指导家长将口服药物及灭蚊剂等剧毒物品放置在儿童拿不到的地方。

4．冬季室内注意通风换气，以防一氧化碳中毒。

（三）外伤

儿童常见外伤有骨折、关节脱位、灼伤及电击伤等。预防及护理措施如下。

1．婴幼儿居室的窗户、楼梯等都应设有栏杆，防止发生坠床或跌伤。家具边缘最好是圆角，防止婴幼儿碰伤。

2．儿童在户外玩耍时应加以监督。

3．指导家长在看护儿童时要远离热源、电源、水源等。

（四）溺水与交通事故

儿童溺水是游泳中最严重的意外事故。失足落井或掉入水缸、粪缸也可造成溺水。近年来，随着道路和交通工具的不断发展，儿童交通事故的发生呈上升趋势。其预防措施如下。

1．加强教育 教育家长禁止让孩子私自下水游泳、玩耍、钓鱼等，不让孩子靠近河堰、沟塘、水坑等危险水域。教育儿童识别红绿灯，遵守交通规则，在道路上行走时要靠道路右边行走，横穿道路时要做到"一停、二看、三通过"，上学、放学路上不要相互追逐、打闹、嬉戏。

2．加强管理 不能单独将婴幼儿留在浴缸或泳池中；社区水缸、粪缸应加盖；不乘坐运货、超载、无证、无照、车况不好的车辆。在雾、雨天，最好穿着色彩鲜艳的衣服，便于机动车司机尽早发现，提前采取安全措施。

3．制度完善 18 周岁以下学生严禁骑电动车、摩托车上学；12 周岁以下儿童不骑自行车上学。

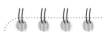

第三节　社区青少年保健

　　社区青少年保健是社区卫生服务的重要组成部分，青少年在成长过程中容易出现身心健康问题，因此，社区卫生服务人员应根据青少年的生理和心理特点，以健康需求为导向，以解决健康问题为核心，提供系统性、连续性的保健服务，促进青少年的健康成长。目前，我国青少年保健工作主要是以学校为主体，社区卫生服务人员应协助学校做好青少年的卫生保健工作，帮助青少年树立正确的健康观，养成良好的生活方式，促进健康成长。

一、青少年生长发育特点

　　青少年期包括学龄期和青春期，是由儿童逐渐发育为成人的过渡时期，具有鲜明的特殊性。成长过程是生理发育和心理成熟的过程。

　　（一）生理特点

　　1．学龄期　从入小学（6 ～ 7 岁）开始到 11 ～ 12 岁为学龄期。青少年在学龄期生长慢且稳定，除生殖器官外的其他器官外形基本与成人接近。该阶段儿童视力发育完善。6 ～ 12 岁期间，乳牙被同位恒牙逐个替换。智能发育较前更为成熟，逐步学会综合分析等抽象思维方法，能较好控制注意力。患急性疾病的概率减少。

　　2．青春期　女孩从 11 ～ 12 岁开始到 17 ～ 18 岁，男孩从 13 ～ 14 岁开始到 18 ～ 20 岁为青春期。此期是人生的第二个生长高峰，包括快速体格增长发育及第二性征的发展。在生长激素作用下，个体的身高及体重增长幅度加大，体形改变多出现在青春期早期，男孩肌肉增长、体形显著高大于女孩，但脂肪较女孩少。在性激素作用下，青春期个体第二性征逐渐明显，男孩表现为睾丸增大、喉结突出、声音低沉、生须等，女孩则表现为乳房发育，声音尖细，皮下脂肪丰富。生殖器官发育迅速并趋于成熟。该阶段性意识发展较为迅速，个体开始意识到两性的差别，对异性好奇、向往，甚至爱慕而引起情绪上的不稳定。

　　（二）心理特点

　　1．学龄期　心理认知发育进入艾瑞克森心理社会发展理论的勤勉对自卑阶段，不适应学校生活及同伴关系成为主要问题。

　　2．青春期　心理认知发育进入艾瑞克森心理社会发展理论的认同对认同混淆阶段，自我意识逐步发展形成，自立性发展是该阶段重要心理发展任务。情感、认知及行为自主在该阶段

逐步得到发展。

二、青少年发育检测与评价

青少年的发育检测分为体格生长检测及神经心理发育检测。

体格生长检测包括检测个体身高、体重、血压等形体指标及某些生理功能指标，如肺活量。神经心理发育检测则是对青少年在感觉、运动、心理、语言等方面能力进行了解。神经心理发育检测方法被称为心理测试。

（一）体格生长检测与评价

国家卫生健康委员会发布的《中小学生健康体检管理办法（2021 年版征求意见稿）》中要求学校每年组织 1 次在校学生的健康体检，学校和教育行政部门应将学生健康体检结果纳入学校档案管理内容，建立落实学生健康体检资料台账管理制度；应根据学生健康体检结果和健康体检机构给出的健康指导意见，研究制定促进学生健康的措施，有针对性地开展促进学生健康的各项工作。教育部门应对健康问题学生建立档案并随访，重点围绕肥胖、营养不良、脊柱侧弯、视力不良等健康问题开展工作。

（二）神经心理发育检测与评价

青少年在生长发育过程中，可能会因为种种原因导致功能性或器质性的神经精神发育障碍，如注意力不集中。另外，青少年在该阶段的心理问题也不容忽视。研究显示，我国存在各种学习情绪行为障碍的青少年达 3000 万人，多表现为人际关系敏感、情感情绪不稳定、学习适应能力差等。目前常见评价量表有儿童行为问卷、青少年生活事件量表、Achenbach 青少年自评量表、抑郁（焦虑）自评量表等，评价分析过程应由专业人员负责。

三、青少年期保健指导

我国青少年期保健工作主要由青少年所在学校的保健医务人员（通常是护士）负责，各级教育机构及基层防疫部门进行监督指导。2016 年印发的《"健康中国 2030"规划纲要》要求加大学校健康教育力度，加强对学校、幼儿园的营养健康工作指导，加强健康学校建设，学校卫生工作越来越受到重视和关注。青少年时期，各种疾病患病率及死亡率有所降低，但心理行为问题开始增加。因此，加强该阶段个体道德品质教育及根据生理、心理发育特点进行卫生知识教育是该阶段保健指导的重点内容。

（一）饮食营养

1. 饮食指导 学龄期膳食要求营养充分而均衡，以满足儿童体格生长、心理和智力发展、紧张学习和体力活动等需求。要重视早餐和课间加餐，同时注意保证饮食的质和量，以保证体格发育，精力充沛。同时，要特别注意保证补充强化铁食品，以降低贫血的发生率。学龄期儿童的饮食习惯和方式受大众传媒、同伴和家人的影响较大，应积极进行营养卫生知识的健康宣教，养成良好的饮食习惯。

2. 营养指导 青春期体格增长迅速，对营养的需求也成倍增加，尤其是对蛋白质、钙、铁、锌等的需求。青春期个体骨骼迅速发育对钙的摄入量要求增大，女孩在月经初潮后容易缺乏铁元素而需要额外关注铁的摄入。同伴影响、对自身体形的关注都会影响青少年的饮食习惯，从而影响营养素的摄入及个体的营养状况。长期营养不均衡会增加成年后患心脏疾病、骨质疏松、癌症等的概率。

（二）心理卫生教育

1. 德育及法制教育 由于青少年期心理、生理发育的特点，青少年对外界事物的辨别能力尚不足，加之互联网技术的迅猛发展，青少年很容易受到外界不良因素的影响，而做出缺乏理智的事情。因此，在青少年保健指导方面应加强法律知识教育，提高其法律意识，使其认识到遵纪守法的重要性。另外，要培养青少年乐于助人、积极向上的良好道德品质，能够自觉抵制堕落腐化思想的诱惑。

2. 性卫生教育 青春期是进行性知识教育的关键时期。自身第二性征的发育及对生殖器官的敏感好奇，使青少年对性及与异性关系感到困惑或幻想。而目前便利的网络信息，使他们更易接收到正确或不正确甚至是超出社会道德范畴的性信息。由于大多数青少年尚未具备充分的心理准备以应对青春期的冲动，因此，正确合理的性卫生教育至关重要，不仅可以解除青少年对性的困惑，而且可以帮助青少年正确对待生殖系统的变化，促进正常的男女交往，抵制不良性传播媒体的影响，为今后担当婚姻及家庭责任奠定基础。

进行性教育的内容包括青春期生理改变、生殖器官结构功能、月经及经期护理、遗精、妊娠、避孕、预防艾滋病及进行自我防护的技能等。教育方式可根据内容不同、青少年的年龄特点不同以宣传册、主题班会、专家讲座等多种形式展开。社区护士要积极调动社会、学校及家庭资源一起关注青少年的心理健康成长，通过进行性健康教育使青少年对性建立正确健康的态度，解除因性发育所带来的恐惧不安，培养自信、自爱的品质。

（三）预防常见健康问题的教育

1. 营养不良与肥胖 根据《中国食物与营养发展纲要（2014—2020年）》，目前农村青少年存在生长迟缓、缺铁性贫血等营养问题，而城镇青少年则存在营养过剩，呈超重、肥胖增长趋势。《国民营养计划（2017—2030年）》的目标之一，是农村中小学生的生长迟缓率保持在5%以下，缩小城乡学生身高差别，学生肥胖率上升趋势得到有效控制。社区护士应积极参与：①开展学生营养改善行动、贫困地区营养干预行动，指导学生营养就餐，开展学生营养健康教育，加强贫困地区食源性疾病监测与防控。②改善学生在校就餐条件，保证足够营养摄入，重视早餐的质和量，重视课间加餐；食物应多样化，注意主副食、荤素及粗细搭配；补充强化铁食品，预防贫血发生。③指导学校开设营养教育课程，进行营养卫生宣教，养成定时定餐的饮食习惯，纠正挑食、偏食、吃零食等不良习惯，注意节制饮食，避免营养过剩。

2. 预防意外伤害 青少年时期，个体与外界接触范围不断扩大，喜欢冒险，爱冲动，容易发生溺水、车祸、自杀、运动伤害等意外。意外伤害可造成残障而严重影响受害者身心健康及正常的学习生活。意外伤害还可导致死亡，是青少年阶段最主要的死亡原因。因此，社区护士应该加强预防意外伤害的教育。①指导学校、家长和学生明确不同年龄段可能出现的意外隐患，排除环境中的潜在危险因素，加强安全教育。②指导学生学习用电常识，不要用硬物品或金属物品接触电源，不要乱插、私接电源，不要用湿手去插电源插头。③不要玩火、玩水，远离火源与河道，以免发生火灾及溺水事故。④严格遵守交通规则，不乱穿马路，骑车的同学不与机动车抢道。⑤指导青少年认识安全的生活环境，学习简单的心肺复苏、海姆立克法等急救技术，具备预防和处理中毒、常见传染病与非传染病的能力。⑥避免在校园环境下发生伤害，如严禁在楼道内追逐奔跑、不要爬高或在阳台护栏上探取东西、定期进行火灾演习。⑦加强吸烟吸毒的警示教育，使其远离毒品。

3. 预防和戒除网瘾 研究显示，我国青少年网瘾的比例高达26%，而且因为网瘾，青少年会出现视力下降、疲劳综合征、注意力不集中、思维迟缓、人际关系淡薄等多种身心健康问题，甚至导致犯罪。预防青少年发展成网瘾需要个体、家长、学校及社区护士的共同努力，具体如下。①老师、家长要经常与学生进行平等交流沟通，了解他们所想所需。②尽可能了解青少年在网上要寻求的内容。适当控制上网时间与次数，对于正常的上网应给予满足。对上网时间过长，上网次数过频，登陆不健康的网站的青少年，老师与家长应该进行引导与制止。③对自控力较差的同学，教师与家长应加强对青少年的自控力和心理品质的训练。④国家应制定法律、法规规范对互联网服务、营业场所的管理，遏制在网上传播黄色、暴力等不良行为。⑤学校要设置专职心理教师，开设心理课、心理咨询，清除产生心理疾患的隐患。⑥普及网络知识教育，开设校园网站，以满足部分学生对知识渴望的需求，并派出有经验的老师，引导学生正确认识和健康运用网络技术。⑦学校宜经常开展各种体育活动，锻炼学生们坚强的毅力，增强团队意识，减少青少年上网的热情，转移注意力。⑧如发现青少年形成网瘾，应协助积极联系正规医疗机构，完成转介，使个体能够顺利戒除网瘾。

4. 避免青少年妊娠 据世界卫生组织（WHO）报告，妊娠是造成 15～19 岁女性死亡的最主要原因，其中分娩并发症和非安全流产是主要因素。我国 15～19 岁年龄段生育率为每千妇女 12 人，其中大部分为非意愿妊娠。对性健康知识不了解及缺乏正确引导和具体帮助，是导致青少年妊娠的重要原因。因此，社区护士有责任开展性教育。①家长、学校、社会和医疗机构对青少年进行生殖健康和避孕知识宣教，帮助青少年建立正确的性态度，使其能够积极主动采取安全、合理、有效的避孕方式，避免青少年过早发生无保护措施的性行为，减少非意愿妊娠。②指导开展性道德和性观念教育，增强青少年自我保护意识，减少婚前性行为。③引导青少年以正确、合理的方式表达自己的感情，帮助青少年安全度过青春朦胧期。④充分利用大众传媒对青少年进行系统、科学的生殖健康和避孕知识宣教。⑤增强对青少年心理卫生和健康行为的正确引导和教育，培养青少年自尊、自爱、自强、自信的优良品质。⑥加强人工流产知识的健康宣教，引导青少年了解未婚先孕的危害性，与异性交往时如何进行沟通、拒绝的技巧，增强自我保护意识。一旦发生性行为，要及时告知父母或到医院检查，切不可擅自堕胎而危及健康。

四、学校卫生保健特点及工作内容

学校卫生保健是指根据儿童和青少年生长发育的特点，以"学校群体"为服务对象，在学校内提供卫生保健服务，促进儿童和青少年的身心健康，以实现德、智、体、美、劳全面发展的目标。学校卫生保健工作是社区护理中的重要一环。在美国疾病控制和预防中心（CDC）提出的《健康国民 2030》（*Healthy People 2030*）中，有多个健康目标是需要通过学校卫生保健工作来实现的。我国《"健康中国 2030"规划纲要》提出，要把健康教育作为所有教育阶段实施素质教育的重要内容，以进一步提高我国青少年的健康素养。

（一）学校卫生保健特点

1. 健康问题的复杂性 学校卫生保健不仅包括个体健康问题，也关注集体健康问题，同时还包括学校内的环境问题、安全问题等。学校必须要有针对传染病的应急方案，控制或减少传染病的发生。

2. 保健措施的差异性 学校卫生保健涉及的人群年龄范围广，从小学到中学的学生各年龄阶段具有不同的生理特征和心理特点，因此应根据不同年龄阶段青少年生长发育的特点，采取针对性的卫生保健措施。

3. 保健工作的社会性 学校卫生保健工作项目繁多，内容广泛，不是单靠教育或卫生主管部门个别力量即可完成的，而是需要借助教育、卫生和其他部门的配合、协助来共同完成。

（二）学校卫生保健工作内容

学校卫生保健工作按照三级预防展开。一级预防是通过健康促进及健康教育避免在校学生发生健康问题，如防止意外伤害、预防疾病和计划免疫工作。二级预防是对疾病的筛查，监测学生的生长发育，出现健康问题时提供及时照护，如定期的体格检查、关注校园暴力。三级预防是为需要长期照护的学生提供服务，如对在校哮喘学生提供照护服务，对多动症学生进行药物管理及监测。具体工作内容如下。

1. 健康教育 结合学校工作特点及季节特点，有针对性地为学生开展健康保健知识教育，普及个人卫生、饮食卫生、预防疾病、青春期卫生、心理卫生等保健知识，提高学生的自我保健意识，建立良好的行为习惯和生活方式。健康教育的形式应多样化。

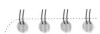

2．环境卫生 学校是学生学习和生活的重要场所，健康、安全、舒适、优美的环境对学生的身心健康十分重要。学校应控制各种不利的环境因素，保护和改善学校的物理环境、文化环境和社会环境。如开展爱国卫生运动，宣传和落实垃圾分类要求；建设、改造学校厕所卫生；建设无烟学校；重视学校饮水安全，教室采光、照明和通风换气等物理环境，严格执行国家最新标准。

3．膳食指导 学生身体健康的维护，依赖于适当的锻炼和合理的膳食等习惯。学校、家长及社区卫生服务人员应根据学生生长发育的特点及营养需求，给予符合年龄需要的营养膳食，帮助他们养成良好的饮食习惯，促进生长发育和身体健康。加强饮食教育，引导学生珍惜粮食、尊重劳动、践行光盘行动。严格学校食品管理、饮用水管理，定期开展安全监督检查和水质监测。加强校园及周边食品安全综合治理。

4．保健服务 学校应建有标准的卫生室（保健室），配备专业的卫生保健人员，加强学校急救设施建设和师生急救教育培训。做好校园常见病多发病的监测及防治工作，全面了解学生的健康状况和生长发育水平，加强与卫生防疫部门的配合，提供针对视力低下、营养不良、肥胖、龋齿、贫血、鼻炎、肺结核和意外伤害等健康问题的处理及缺陷儿童的个性化护理。做好预防接种工作记录及统计，预防校园内传染病的发生，做好传染病的管理工作，做到早报告、早隔离、及时处理。

5．心理健康监测 开展生命教育、亲情教育，增强学生尊重生命、珍爱生命意识。加强重大疫情、重大灾害等特殊时期心理危机干预，强化人文关怀和心理疏导。普及心理健康知识，开展心理健康筛查，对心理障碍高危群体提供健康咨询。在学校开设心理咨询室，针对学生普遍存在的心理行为问题，包括青春期综合征、考试应激反应、学习紧张症、情感危机等问题，进行专门辅导和保健指导。帮助学生正确处理人际关系问题、情绪情感问题，促进学生心理健康。

6．定期健康检查 每年开展学生体质健康测试，建立学生健康管理信息系统。通过定期健康检查、筛查、调查等方式，了解学生的生活安排、学习情况、健康状况及生长发育水平，建立并健全学生的健康档案，注意积累数据，分析健康资料。加强学生健康管理，开展健康评价，为学生制订个性化健康指导方案。

知识链接

中小学校新型冠状病毒肺炎防控

中小学校是学生集体生活的场所，易感人群集中，易导致交叉感染，社会关注度高。为防控新型冠状病毒肺炎，加强社区青少年保健，社区卫生服务人员应协助中小学校从组织建设、制度完善、全员培训、严格管理、实时监测、清洁消毒、行为培训、物资保障、联防联控等方面加强管理工作。学校应明确相关人员职责，加强学校各种场所管理、组织管理、心理疏导、学校卫生清洁消毒，注意日常疫情防控，倡导正确佩戴口罩和养成良好的个人卫生习惯。

资料来源：马军．中小学校新型冠状病毒肺炎防控指南［M］．北京：人民卫生出版社，2020.

（三）学校卫生保健人员的角色

学校卫生保健人员承担的角色包括以下几种。

1．直接照顾者 学校卫生保健人员应对受伤或患病状态的在校学生或教职工给予及时的照护。对寄宿学校的就读学生，则可延伸为每周7天、每天24小时的持续服务。学校卫生保健人员应妥善保存上级医务机构及相关人员的联系方式，以便完成适宜的转介服务。

2. 健康教育者 根据学校需求及学生的生长特点，采取多种教育方式为学生传递正确的健康知识，避免患病及意外伤害的发生，保持正确的健康卫生习惯和心理健康，掌握必要的健康技能。

3. 个案管理者 对有多种健康问题及健康需求的在校学生，学校卫生保健人员应合理安排学生的学习时段及就医或康复时段，使学生能在顺利完成学习任务的同时，保障治疗和康复的持续进行。

4. 咨询者 学校卫生保健人员可能会成为学生倾吐秘密的对象，接受有健康问题学生的咨询，为学生保密，教会其应对困难或危险的方法及可以求助的资源，如父母、学校老师。

5. 协调者 学校卫生保健工作不是依赖某一部门或某一行业就能做好的，需要全社会的共同参与。学校卫生保健人员应协调学校与家庭、社区、新闻媒体等团体机构之间的关系，使他们能够积极参与、大力支持学校的卫生保健服务。

6. 监督者 学校卫生保健人员参与学校卫生监督，促使学校环境设施及各项教学活动符合卫生标准，以确保学生健康。学校卫生保健人员还应呼吁有关部门建立健全学校的卫生法规，用法律的武器来维护学生的身心健康。

> **科研小提示**
>
> 学校卫生保健监督信息化建设尚在探索、还不完善，可开展基于"互联网+"或信息技术的学校卫生监管模式研究。

学校卫生保健工作未来的发展是强大的。随着健康需求的增加及互联网技术的发展，学校卫生保健人员可利用移动健康技术进行健康教育，联合社区卫生服务中心医护人员与家长、学生进行在线沟通，满足在校学生的健康需求，关注最常见的健康问题，为促进全体在校学生的健康发展提供有力保障。

小 结

社区儿童及青少年保健以儿童及青少年生长发育规律及其影响因素为依据，采用有效措施防治社区儿童及青少年的健康问题，满足社区儿童及青少年健康的基本需要。具体内容包括健康检查、心理咨询、保健指导、计划免疫、常见病防治等。

儿童发育可分为新生儿期、婴儿期、幼儿期、学龄前期、学龄期和青春期6个阶段。不同阶段有不同的保健指导要点。新生儿期以家庭访视的形式重点指导新生儿喂养、保暖、日常护理、感知觉刺激、疾病预防；婴幼儿期与学龄前期重点指导喂养与膳食、卫生与睡眠、衣着与户外活动、早期教育、疾病预防。预防接种与免疫计划是儿童保健重要内容之一。

青少年期保健指导要点包括合理的饮食指导，心理卫生教育及健康问题的指导。正确合理的性卫生教育可以解除青少年对性的困惑，帮助其正确对待生殖系统的变化，促进正常的男女交往，抵制不良性传播媒体的影响。正确引导青少年避免发生意外伤害、网瘾及妊娠等不良健康问题，对维护及促进青少年的健康发展意义重大。

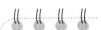

思考题

1. 简述儿童各年龄段分期及其保健任务。

2. 简述新生儿家庭访视的内容。

3. 儿童预防接种的禁忌证有哪些?

4. 简述预防接种的不良反应及护理措施。

5. 患儿，女，10个月，体重不增2个多月。患儿近3个月来反复腹泻，大便呈稀水样或蛋花样，明显消瘦，无抽搐，面色苍白，毛发干枯。该患儿母乳喂养至4个月，添加牛奶及米粉，近2个月以米粉喂养为主。查体：双肺呼吸音清晰，心音有力，心率108次/分，规则，腹软。实验室检查血红蛋白87 g/L，大便常规：黄色稀便。问题：

(1) 该患儿可能患了什么病?

(2) 在该患儿饮食上应注意哪些事项?

(丁永霞　田玉梅)

社区妇女保健

第八章

导学目标

通过本章内容的学习，学生应能够：

◆ **基本目标**

1．说出社区妇女保健的概念、社区妇女保健的工作内容。

2．说明妇女保健的意义。

3．总结围婚期、孕产期、围绝经期妇女保健指导的内容。

4．运用孕期健康管理和保健指导知识对社区孕产期妇女开展健康管理。

◆ **发展目标**

综合运用所学知识对社区妇女进行健康管理和保健指导。

◆ **思政目标**

1．始终把人民群众的身体健康放在首位，尊重患者，善于沟通，提升综合素养，培养人文关怀精神。

2．树立正确的护理价值观，增进专业认同感和职业责任感。

妇女是人类文明的开创者，社会的推动者，妇女全面享有健康可以有效确保妇女生活福祉，推动人口素质全面发展。母亲的身心健康亦对孩子、家庭、民族和国家有着直接和深远的影响。因此，加强妇女保健工作至关重要。妇女保健是社区保健工作的重要组成部分，是社区"六位一体"服务的重要内容。社区妇女保健是面向社区妇女群体，运用多学科的知识和技术开展良好的健康维护和健康促进。

第一节　概　述

一、社区妇女保健的意义

社区妇女保健是指针对妇女生殖生理、心理特征，以妇女群体为对象，以生殖健康为核心，采取以保健为中心，防治结合等综合措施，促进妇女的身心健康，降低孕产妇死亡率，控制疾病的传播和遗传病的发生，从而提高妇女的健康水平。

二、社区妇女保健的工作内容

1．研究妇女整个生命周期中各阶段的生殖生理变化规律，社会心理特点及保健要求。

2．针对危害妇女健康的常见病采取防治措施。

3．调查分析对妇女健康产生影响的生活环境、社会环境等因素并进行护理干预。

4．建立健全提高妇女健康水平的保障制度和管理方法。

第二节　围婚期妇女保健

案例 8-1

刘某，女，24 岁；赵某，男，26 岁。两人相识、相恋 1 年多，双方父母均已认可，两人计划去区民政局办理结婚证。登记结婚时，婚姻管理登记处工作人员询问两人是否需要婚前体检，并告知两人婚前体检不是办理结婚证的必要程序，完全取决于男女双方自己的意愿，同时建议两人进行婚前体检。

请回答：

1．两人结婚前是否有必要做婚前体检？

2．如果有必要做婚前体检，需要做哪些检查？

3．除了婚前体检外，两人在结婚前还将接受哪些保健服务？

围婚期是指从确定婚配对象到婚后受孕为止的一段时期，包括婚前、新婚及孕前 3 个阶段。从恋爱过渡到结婚是一生中的重要转折，围婚期保健是围绕结婚前后，为保障婚配双方及其下一代的健康所进行的一系列保健服务，包括婚前保健、新婚保健和孕前保健，目的是保证健康的婚配，及时发现患有影响结婚或生育的疾病，以利婚配双方婚后性生活的和谐，家庭的幸福，孕育健康的后代，防止一些疾病的传播，特别是遗传性疾病的延续，因此围婚期保健是优生监督的第一关。

一、婚前保健

婚前保健是对准备结婚的男女双方，在结婚登记前所进行的婚前医学检查、婚前卫生指导和婚前卫生咨询服务。

（一）婚前医学检查

婚前医学检查是对准备结婚的男女双方可能患有影响结婚和生育的疾病所进行的医学检查。

1．婚前医学检查项目　主要包括病史询问和体格检查两项。

（1）病史询问：双方是否有血缘关系；现病史及既往史，重点询问双方是否存在与婚育密切相关的疾病，如各种传染病、遗传性疾病、性传播疾病、精神疾病、重要脏器疾病及智力障碍；双方个人史，询问可能影响生育的生活环境和习惯等；家族史，重点询问双方父母、祖（外祖）父母及兄弟姐妹是否患有与遗传相关的疾病，家族近亲婚配史；女性的月经史；再婚者了解其生育史，重点询问既往不良孕产史。

（2）体格检查：做全身体格检查，重点检查双方的生殖器官和第二性征，了解是否有影响婚育的生殖系统疾病；进行辅助实验室检查，包括血常规检查、尿常规检查、梅毒筛查、乙肝表面抗原检查、女性阴道分泌物常规检查、男性精液常规检查等，必要时进一步进行梅毒血清、乙肝五项、染色体核型分析等检查或转诊。

2. 婚前医学检查的主要疾病 严重遗传性疾病；《中华人民共和国传染病防治法》中规定的艾滋病、淋病、梅毒，以及医学上认为影响结婚和生育的其他传染病；有关精神病，如精神分裂症、躁狂抑郁型精神病及其他重型精神病；其他与婚育有关的疾病，如重要脏器疾病和生殖系统疾病。

3. 医学意见 婚前医学检查结束后，根据检查结果提出医学指导意见，如建议不宜婚配，建议暂缓结婚，建议不宜生育，建议控制下一代性别，建议采取医学措施及其他分类指导意见。

案例 8-2

刘某、赵某两人到区妇幼保健院，接受了婚前体检，并未发现不适宜婚育的情况。婚前体检结束后，两人前往区民政局领取了结婚证书，领证的同时婚姻登记处发给两位新人一张听课证，建议两人在婚前到区生殖健康服务中心听取"幸福婚姻，和谐家庭"系列讲座。领证后两人遂开始筹备婚礼，装修新房和筹备婚宴，非常劳累。关于生育，两人的观点是"顺其自然"。

请回答：
1. 生殖健康服务中心举办的"幸福婚姻，和谐家庭"系列讲座的内容应包括什么？
2. 作为社区护士，对两人的生育观点，你有何建议？

（二）婚前卫生指导

婚前卫生指导是对准备结婚的男女双方进行的以生殖健康为核心的、与结婚和生育有关的保健知识的宣传教育。

1. 性保健指导 分为性道德教育和性保健知识教育。性保健知识教育包括性生理、性心理和性卫生等性知识教育。性保健指导可促使婚后夫妻双方能够享受满意、安全的性生活。

2. 生育保健指导 婚前生育保健指导能促进即将结婚的男女双方婚后完成计划受孕、预防出生缺陷。具体内容见本章"孕前保健"。

3. 节育保健指导 随着人们对生殖健康内涵的逐步理解，计划避孕与计划受孕一样，越来越受到重视，避免新婚阶段受孕已逐渐被更多的新婚夫妻所认知。此外，部分新婚夫妻由于工作、学习或生活上的需要或因健康条件限制，不准备婚后很快生育，更迫切要求避孕。因此提供节育保健指导已成为婚前保健技术服务中不可缺少的重要项目。具体内容见本章"新婚保健"。

（三）婚前卫生咨询

婚前卫生咨询是婚前体检医师针对医学检查结果发现的异常情况及服务对象提出的具体问题进行解答、交换意见、提供信息，帮助受检对象在知情的基础上做出适宜的决定。医师在提出"不宜结婚""不宜生育""暂缓结婚"等医学意见时，应充分尊重服务对象的意愿，耐心、细致地讲明科学道理，对可能产生的后果给予重点解释，并由受检双方在体检表上签署知情意见。

1. 暂缓结婚 存在以下异常情况暂缓结婚：患指定传染病尚处在传染期间；患有关精神

病尚处于发病期间；男女任何一方患有严重的重要脏器疾病伴功能不全；患有生殖器官发育障碍或畸形，可能影响性生活，经矫治后再结婚。

2．不宜生育　存在以下异常情况不宜生育：患医学上认为不宜生育的严重遗传病，经男女双方同意，采取长效避孕措施后方可结婚；患严重疾病，妊娠后可能危及孕产妇生命安全的，不宜生育。

二、新婚保健

新婚保健的目的是使新婚夫妇在结婚以后两性生活美满、身体健康、家庭幸福和谐。

1．性保健内容　新婚性保健指导能促使新婚夫妇顺利度过首次性生活和建立和谐的性生活。为顺利度过首次性生活需要双方配合，男性应稍加克制，女性应主动迎合，求得彼此默契，要懂得性知识和性技巧，掌握好性生活的频度，以双方都不感到疲劳为宜。

2．生育保健内容　一般建议新婚夫妻延缓至婚后 3～6 个月受孕，最好在婚后 2～3 年受孕，给夫妻双方一个缓冲期，此时家庭、工作、经济等各方面条件相对稳定，更易于适应怀孕和生育给家庭带来的变化。

3．新婚节育内容　目前常用的避孕方法种类很多，新婚后避孕一般可根据新婚夫妇的生理、心理特点及生育计划，指导他们选择适宜的避孕方法。新婚避孕基本原则：高效、简便、不影响性生活、不影响内分泌及生殖功能，停用后短期内即可恢复生育功能，不影响下一代的健康。

（1）婚后短期避孕：一般以外用避孕药具为宜，可先采用阴茎套、外用避孕栓或避孕凝胶剂，待女方阴道较易扩张时，在熟悉掌握其他外用避孕药具（阴道隔膜、避孕海绵、避孕药膜、阴道套等）使用方法后，也可改用。安全期避孕法具有简便、经济、安全、无害的优点，而且不受避孕期限的长短限制，只要月经规则、稳定，如在婚前即能熟悉本人排卵征象，掌握排卵规律，则从新婚开始也可选用此法。但必须注意新婚期间往往身体劳累、精神激动，常会使排卵规律改变，如单纯使用此法，应当特别谨慎观察，以防失败。

（2）婚后较长时期避孕（1 年以上）：除可选用各种外用避孕药具外，如无用药禁忌，亦可选用女用类固醇口服避孕药，以短效者为宜，夫妻分居两地者可用探亲避孕药，如使用正确，可获高效。但需要注意，有些避孕药最好在停药后 3～6 个月受孕，以防影响胎儿发育。

（3）初婚后长期避孕或再婚后不准备生育：可选用长效、安全、简便、经济、可逆的避孕方法。宫内节育器一次放置可持久避孕数年至 20 年，对不准备再生育的妇女较为合适。长效避孕针、阴道避孕药环、皮下埋植等方法也可根据具体情况选用，在长期实施避孕的过程中每对夫妇最好能多掌握几种方法，以便在不同阶段、不同条件下灵活选用。有时女用，有时男用，有时外用，有时内服，不但有利于保障身心健康、增强双方的责任感，而且会促进性生活的和谐、夫妻间的感情。

（4）凡属终身不宜生育者原则上有病一方应采取绝育或长效避孕措施。

（5）紧急避孕：在实施避孕的过程中，难免偶然未用避孕措施或在使用避孕方法中发生失误，如阴茎套破损或滑脱、避孕药漏服，可在性交后短期内（最好在 72 小时内）采取紧急避孕措施。常用的方法为服用雌孕激素复合剂、单纯孕激素、达那唑、双炔失碳酯片（53 号避孕片）、米非司酮等，对预防意外妊娠效果很好，但此类方法只能在紧急情况下偶尔使用，不宜作为常规避孕方法，以免影响健康。

新婚有近期妊娠计划者以采用男用避孕套、女用短效口服避孕药进行避孕为佳，不宜采用安全期避孕法。

随堂测 8-1

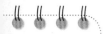

三、孕前保健

孕前保健有利于提高人口素质、保护孕产妇的安全。内容包括孕前医学检查、生育保健指导和孕前心理准备。孕前保健至少在计划受孕前 4 ~ 6 个月进行，内容包括以下几个方面。

（一）孕前医学检查

1. 详细询问　基本情况（年龄、月经史、婚育史、疾病史）；夫妇双方家族史和遗传病史；不良因素暴露史（职业状况及工作环境）。

2. 体格检查　按常规进行，包括男女生殖系统的专科检查。

3. 辅助检查　①血常规、血型（ABO 及 Rh 血型系统）、尿常规、生化全项（包括肝肾功能、血糖、脂代谢指标、电解质等），必要时还可进行人类免疫缺陷病毒（HIV）筛查、梅毒血清筛查（RPR）。②女性生殖道感染病原体如滴虫、真菌、支原体、衣原体检查及细菌性阴道炎检查等，可疑淋病时还可做淋病奈瑟菌、宫颈组织细菌学检查，男性生殖道感染的病原体检查根据症状与体征而定。③胸部 X 线及妇科 B 超检查，必要时还可进行激素测定和精液检查。

（二）生育保健指导

1. 适宜的受孕年龄　从生理的角度讲，女性最佳的生育年龄为 25 ~ 29 岁，男性为 25 ~ 35 岁。在该年龄阶段，男女的生殖能力最旺盛，精子和卵子的质量较好，计划受孕容易成功，发生胎儿畸形和难产的机会也较少，对下一代的健康最有利。若女性受孕时超过 35 岁，则为高龄孕妇，发生胎儿畸形和难产的机会大大增加。故应尽量在适宜的年龄受孕生育。

2. 适宜的受孕季节　一般在 7 ~ 9 月份受孕，第二年 4 ~ 6 月份分娩较合适。受孕初期正值秋季，各种瓜果、蔬菜丰收，有利于供给孕妇充足的营养。分娩时为春末夏初，气候温和，各种饮食也日渐供应充足，有利于产妇的身体恢复和乳汁的分泌。此期日光照射充足，也有利于婴儿骨骼钙化，不易罹患佝偻病。进入冬季时，婴儿已经逐渐长大，可以避开肠道传染病的高峰。

3. 维护母体健康　妇女如果患有肝炎、肾炎、结核和心脏病等主要脏器疾病，应暂时避孕，待疾病治愈、恢复健康后方可怀孕。在计划受孕前应征求相关专科医生的意见，以免这些疾病对妊娠及胎儿发育产生不良影响。治疗母体疾病的用药也会影响胚胎及胎儿，妊娠亦可能会加重上述疾病。妇女如患有贫血，应在孕前查找原因，并予以治疗。

4. 建立健康的生活方式　健康的生活方式有利于母体的健康和胎儿的健康发育。

（1）重视合理营养，培养良好的饮食习惯：孕前及孕初服用叶酸，可降低胎儿神经管畸形的发病率。孕前多食含叶酸的食物，如肝、肾、蛋等动物性食品和菠菜、芹菜、莴苣、橘子等蔬菜水果。

（2）戒烟、戒酒：主动吸烟和被动吸烟都会影响胎儿的生长发育，乙醇可引起染色体畸变，导致畸形和智力低下等，计划受孕时应戒烟、戒酒。

（3）远离宠物，预防弓形虫病：猫、犬等宠物可能传染弓形虫病。孕妇弓形虫感染会引起流产或胎儿畸形和胎儿宫内发育迟缓。因此，家有宠物者，在计划受孕时，应将宠物寄养出去，避免接触。

（4）避免接触生活和职业环境中的不安全因素和有毒、有害物质：避免接触放射线、高温、铅、汞、苯、农药等，避免使用可能影响胎儿正常发育的药物。

5. 调整避孕方法　计划受孕后，调整避孕方法，如采用口服避孕药避孕者应停药，放置宫内节育器避孕者应取出节育器。一般在停药和取器后 6 个月再受孕，以彻底消除药物的影响和调整子宫内环境，在此 6 个月内需采用其他避孕方法，如屏障避孕法（男用或女用避孕套）及自然避孕法。

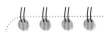

6．指导风疹、乙型肝炎、流感等疫苗的接种工作　计划受孕前采血做风疹抗体水平测定，如抗体水平低，可注射风疹疫苗，以提高机体抗体水平，增强免疫力，风疹疫苗注射后一定要坚持避孕 3 个月以上。慢性乙型肝炎患者应在医师指导下进行乙肝疫苗注射。

（三）孕前心理准备

孕育小生命是一个漫长而又艰辛的过程，从准备怀孕起，准妈妈必须在孕前做好充分的心理准备，调节好情绪，营造和谐、愉快的心理状态，特别要注意以下三个方面。

1．树立生男生女都一样的新观念　不为孩子的性别担心。

2．愉快地接受孕期的各种变化　怀孕会使女人在体形、情绪、饮食、生活习惯、对丈夫的依赖性等诸多方面发生变化，精神上和体力上也会有较大的消耗，但是心中若充满了幸福、信心和自豪，就会以积极的态度去战胜困难，以平和自然的心境对待各种变化，为孕育胎儿准备良好的心理环境。

3．接受未来家庭心理空间的变化　小生命的诞生会使夫妻双方的两人生活格局变三人生活格局，孩子不仅要占据父母的生活空间，而且要占据夫妻各自在对方心中的空间，这种心理空间的变化往往为年轻夫妇所忽视，从而感到难以适应，从女孩到妻子，从结婚到怀孕，从分娩到做母亲，所有这一切都是女人不断成熟的过程。

知识链接

国家基本公共服务标准（2021 年版）——优孕优生服务

1．农村免费孕前优生健康检查　服务对象：农村计划怀孕夫妇。服务内容：免费为农村计划怀孕夫妇每孩次提供 1 次孕前优生健康检查。符合条件的流动人口计划怀孕夫妇，可在现居住地接受该项服务，享受与户籍人口同等待遇。服务标准：按照《国家免费孕前优生健康检查项目试点工作技术服务规范（试行）》执行。支出责任：中央财政和地方财政共同承担支出责任。牵头负责单位：国家卫生健康委员会。

2．孕产妇健康服务　服务对象：孕产妇。服务内容：免费为孕产妇规范提供 1 次孕早期健康检查、1 次产后访视和健康指导等服务。服务标准：按照《国家基本公共卫生服务规范（第三版）》及相应技术方案执行。支出责任：中央财政和地方财政共同承担支出责任。牵头负责单位：国家卫生健康委员会。

第三节　孕产期妇女保健

案例 8-3

刘某与赵某两人婚礼后 1 年，刘某发现平素月经规律的自己月经过期 10 天，近日来出现头晕、乏力、食欲缺乏、喜酸食物、厌恶油腻、恶心、晨起呕吐等一系列反应。尿妊娠试验检查显示为早期妊娠。之后前往区人民医院妇产科进行了妊娠诊断，确诊怀孕。

请回答：

（1）作为社区卫生工作人员应给予该孕妇哪些孕早期保健指导？

（2）社区卫生服务中心为孕妇建立了《母子健康手册》，必须检查的项目有哪些？

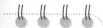

孕产期妇女保健是保障母婴安全、降低孕产妇和围产儿并发症的发生率及死亡率、减少新生儿出生缺陷的重要措施。

一、孕产期妇女保健手册的建立与健康管理

通过规范化的孕期健康教育、指导和产前检查，能够及早防治妊娠期合并症及并发症，及时发现胎儿异常，评估孕妇及胎儿的安危，确定分娩时机和分娩方式，保障母婴安全。通过产后访视，进行产褥期健康管理，加强母乳喂养和新生儿护理指导，促进产妇和新生儿的健康。

（一）孕产期妇女保健手册的建立

为了更好地保证孕产妇的生命安全，我国于2017年在全国范围内推广使用统一的《母子健康手册》。孕妇居住地的乡镇卫生院、社区卫生服务中心于孕13周前为辖区内的孕产妇建立《母子健康手册》，并进行第1次产前检查。

《母子健康手册》由国家卫生健康委员会总体设计，包含国家惠民利民卫生计生政策、免费提供的妇幼健康服务内容、重要的医学检查记录、健康教育知识、孕产妇的经历感受及孩子的成长记录5部分内容，分为孕前篇、孕产期篇、儿童篇和预防接种篇，主要服务于计划怀孕妇女、孕妇和0~6岁儿童。《母子健康手册》取代原有的《孕产妇保健手册》和《儿童保健手册》，实现《生育服务证》《孕前优生健康检查服务证》《孕产妇保健手册》《儿童保健手册》《预防接种证》"五证合一"。《母子健康手册》的启用，使准父母可以知晓党和政府提供的免费便民惠民妇幼健康服务项目，了解孕产期保健和儿童保健的相关知识，学习孕期和儿童期危急情况的早期预防和应对措施，更科学地为广大妇女儿童提供系统、规范的生育全程基本医疗保健服务，保障了广大妇女儿童健康。

（二）孕早期健康管理

1. 进行孕早期健康教育和指导，强调致畸因素和疾病对胚胎的不良影响。
2. 孕13周前由孕妇居住地的乡镇卫生院、社区卫生服务中心建立《母子健康手册》。
3. 孕妇健康状况评估。
4. 告知和督促孕妇进行产前筛查和产前诊断。
5. 根据检查结果填写第1次产前检查服务记录表，对具有妊娠危险因素和可能有妊娠禁忌证或严重并发症的孕妇，及时转诊到上级医疗卫生机构，并在2周内随访转诊结果。

（三）孕中期健康管理

1. 进行孕中期健康教育和指导（孕16~20周、21~24周各一次）。
2. 对孕妇健康和胎儿的生长发育状况进行评估，识别需要进行产前诊断及转诊的高危孕妇。
3. 对未发现异常的孕妇，除进行孕期的生活方式、心理、运动和营养指导外，还应告知和督促孕妇进行预防出生缺陷的产前筛查和产前诊断。
4. 对出现危急征象等异常的孕妇，要及时转至上级医疗卫生机构，并在2周内随访转诊结果。

（四）孕晚期健康管理

1. 进行孕晚期健康教育和指导（孕28~36周、37~40周各一次）。
2. 开展孕产妇自我监护、促进自然分娩、母乳喂养及孕期并发症和合并症防治的指导。
3. 对随访中发现的高危孕妇应根据就诊医疗卫生机构的建议督促其酌情增加随访次数。随访中若发现有高危情况，建议其及时转诊。

（五）产后访视

乡镇卫生院、村卫生室和社区卫生服务中心（站）在收到分娩医院转来的产妇分娩信息后应于产妇出院后1周内进行家庭访视，实施产褥期健康管理，加强母乳喂养和新生儿护理指

导，同时进行新生儿访视。

1．通过观察、询问和检查，了解产妇一般情况，乳房、子宫、恶露、会阴或腹部伤口恢复等情况。

2．对产妇进行产褥期保健指导，对母乳喂养困难、产后便秘、痔疮、会阴或腹部伤口等问题进行处理。

3．发现有产褥感染、产后出血、子宫复旧不佳、妊娠合并症未恢复及产后抑郁等问题的产妇，及时转至上级医疗卫生机构进一步检查、诊断和治疗。

4．通过观察、询问和检查了解新生儿的基本情况。

（六）产后 42 天健康检查

1．乡镇卫生院、社区卫生服务中心为正常产妇做产后健康检查，异常产妇到原分娩医疗卫生机构检查。

2．通过询问、观察、一般体检和妇科检查，必要时进行辅助检查，对产妇恢复情况进行评估。

3．对产妇应进行心理保健、性保健与避孕、预防生殖道感染、纯母乳喂养 6 个月、产妇和婴幼儿营养等方面的指导。

二、孕期妇女保健指导

案例 8-4

刘某怀孕 3 个多月以后，早孕反应基本消失，情绪逐渐稳定，孕 16 周时，胎儿出现了胎动。社区卫生服务中心检查出刘某有轻度贫血，刘某夜间睡眠时常出现下肢痉挛。随着妊娠的进展，刘某的身体越来越笨重，脚踝和脚面出现明显肿胀，腰背部也时有酸痛。临近预产期，刘某变得越来越焦虑、紧张，害怕自己不能承受阴道分娩时的疼痛，担心孩子的安危和健康。

请回答：

针对刘某在孕中晚期出现的情况，社区护理人员应如何管理孕妇及其胎儿的健康？为孕妇提供哪些保健指导？

孕期妇女保健指导是指从确定妊娠起至临产前，为孕妇及胎儿提供的系列保健与服务。孕期分为三个时期：第 13 周末之前为孕早期，第 14 至第 27 周末为孕中期，第 28 周及其后为孕晚期。

（一）孕早期保健指导

1．孕早期健康教育和指导　包括：①对流产的认识和预防。②营养和生活方式的指导（卫生、性生活、运动锻炼、旅行、工作）。根据孕前 BMI，提出孕期体重增加建议，见表 8-1。③补充叶酸 0.4 ～ 0.8 mg/d 至孕 3 个月，有条件者可服用含叶酸的复合维生素。④避免接触有毒有害物质（放射线、高温、铅、汞、苯、砷、农药等），避免密切接触宠物。⑤慎用可能影响胎儿正常发育的药物。⑥改变不良的生活习惯（吸烟、酗酒、吸毒等）及生活方式；避免高强度的工作、高噪声环境和家庭暴力。⑦保持心理健康，解除精神压力，预防孕期及产后心理问题的发生。

表8-1 孕期体重增加范围的建议

孕前体重分类	BMI（kg/m²）	孕期体重增加范围（kg）
低体重	< 18.5	12.5 ~ 18.0
正常体重	18.5 ~ 24.9	11.5 ~ 16.0
超重	25.0 ~ 29.9	7.0 ~ 11.5
肥胖	≥ 30.0	5.0 ~ 9.0

2．孕妇健康状况评估 包括：①确定孕周，推算预产期。②评估孕期高危因素。询问孕产史（特别是不良孕产史如流产、早产、死胎、死产史），生殖道手术史，有无胎儿畸形或幼儿智力低下，孕前准备情况，孕妇及配偶的家族史和遗传病史。注意有无妊娠合并症，如慢性高血压、心脏病、糖尿病、肝病、肾病、系统性红斑狼疮、血液病、神经和精神疾病，及时组织相关学科会诊。不宜继续妊娠者应告知并及时终止妊娠；高危妊娠继续妊娠者，评估是否转诊。了解本次妊娠有无阴道出血，有无可能致畸的因素。③全面体格检查，包括心肺听诊、测量血压、体重，计算BMI；常规妇科检查（孕前3个月未查者）；胎心率测定（多普勒听诊，妊娠12周左右）。④必查项目，包括血常规、尿常规、血型、肝功能、肾功能、空腹血糖、HBsAg筛查、梅毒血清抗体筛查、HIV筛查、地中海贫血筛查（广东、广西、海南、湖南、湖北、四川、重庆等地区）；在孕早期（妊娠6 ~ 8周）进行超声检查，以确定是否为宫内妊娠、孕周、胎儿是否存活、胎儿数目及子宫附件情况。

（二）孕中期保健指导

1．孕中期健康教育和指导 孕16 ~ 20周、21 ~ 24周各一次，包括：①流产、早产的认识和预防；②妊娠生理知识；③营养和生活方式；④孕中期胎儿染色体非整倍体异常筛查的意义；⑤胎儿系统超声筛查的意义；⑥非贫血孕妇，如血清铁蛋白< 30μg/L，应补充元素铁60 mg/d；⑦诊断明确的缺铁性贫血孕妇，应补充元素铁100 ~ 200 mg/d；⑧开始常规补充钙剂0.6 ~ 1.5 g/d。

2．孕妇健康状况评估 包括：①分析首次产前检查的结果；②询问胎动、阴道出血、饮食、运动情况；③体格检查，包括测量血压、体重，评估孕妇体重增加是否合理，测量子宫底高度，测定胎心率。

（三）孕晚期保健指导

1．孕晚期健康教育和指导 孕28 ~ 36周、37 ~ 40周各一次，包括：①分娩前生活方式的指导；②注意胎动或计数胎动；③分娩相关知识（临产的症状、分娩方式、分娩镇痛）；④母乳喂养指导；⑤新生儿护理指导；⑥新生儿疾病筛查；⑦抑郁症的预防。

2．孕妇健康状况评估 包括：①询问胎动、阴道出血、宫缩、皮肤瘙痒、饮食、运动、分娩前准备等情况；②体格检查：同孕中期体格检查；胎位检查。

案例 8-5

刘某平安度过妊娠期后，在区人民医院妇产科以阴道分娩的方式顺利娩出一健康男婴，分娩时进行了会阴侧切。3天后，母婴出院返回家中。

请回答：

社区护理人员在获知产妇刘某和新生儿返回家中后，应为其提供哪些产后保健指导？

随堂测 8-2

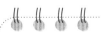

三、产褥期妇女保健指导

产褥期是指从胎盘娩出至产妇除乳腺外全身各器官恢复或接近正常未孕状态的一段时期，一般需要 6 周。产褥期是女性身心变化比较明显的时期。社区护理人员需要通过产后访视对产妇开展保健服务，对产妇恢复情况进行检查和评估，发现异常及时转诊，同时提供以下保健指导，以预防疾病、促进产妇和婴儿身心健康。

1．日常生活指导

（1）休养环境：产妇休养环境应安静、舒适，室温 22 ~ 24℃，相对湿度 50% ~ 60%。保持良好通风，避免过多探视。

（2）休息和睡眠：产妇应保证充分的休息和睡眠，以利于产后恢复和乳汁分泌。指导产妇学会与婴儿同步休息，每天保证 8 小时睡眠。

（3）活动与锻炼：适度活动可促进产妇各器官系统、体力的恢复，促进食欲等，因此应指导产妇逐渐增加活动。经阴道分娩的产妇，产后 6 ~ 12 小时内即可在床边轻微活动，产后 2 天可在室内随意走动。如有会阴侧切或剖宫产，则应适当推迟活动时间。社区护士可指导产妇做产褥保健操。产褥期内，盆底组织张力尚未恢复，应避免重体力劳动，以免引起子宫脱垂及阴道壁膨出。

（4）卫生指导：指导产妇注意外阴的清洁卫生，每日用温开水清洗外阴，使用消毒会阴垫，保持会阴的清洁，预防泌尿生殖道感染。如会阴有肿胀，可用 50% 硫酸镁湿热敷。产后 1 周内会有大量褥汗排出，应注意保持皮肤清洁，每日可用温水擦浴或淋浴，避免盆浴，勤换衣裤等。

（5）营养指导：合理的营养是产妇恢复和乳汁分泌的重要保证。根据《中国居民膳食营养素参考摄入量》，推荐哺乳期女性每日热量摄入量比非孕期增加 2.09 MJ。乳母饮食可不限制餐次，宜少量多餐；多摄入富含蛋白质的汤汁类食物，如鸡汤、鱼汤、排骨汤，同时注意适当增加富含钙、铁、碘、锌及各类维生素食物的摄入。不哺乳的产妇饮食与孕前相同。

2．母乳喂养指导

（1）向产妇宣传母乳喂养的优点，鼓励其坚持母乳喂养。

（2）母乳喂养的时间：总的原则是早接触、早吸吮和按时哺乳。新生儿出生后半小时即应将其放在母亲胸前，让新生儿含吮乳头，全过程不少于 30 分钟。出生后 1 个月内的新生儿，每天喂哺 8 ~ 10 次，以建立泌乳反射，充分刺激乳汁分泌。之后的喂哺遵循按需哺乳的原则，只要婴儿啼哭或母亲感到奶胀，即可哺乳，不必限制时间。世界卫生组织推荐：纯母乳喂养 6 个月，之后在逐渐添加辅食的基础上继续母乳喂养至 2 岁或以上。

（3）母乳喂养的方法和技巧：每次哺乳前母亲应洗净双手，并用干净的毛巾或纱布清洁乳头和乳晕，可热敷或轻柔按摩乳房，促进乳汁分泌。哺乳时，母儿都应选择最舒适、放松的姿势。母亲可坐位或卧位，怀抱婴儿使其腹部紧贴母亲，身体成一直线。婴儿面向乳房，鼻子对着乳头。母亲的手应以"C"字形支托乳房，用乳头触碰刺激婴儿的嘴唇，待其产生觅食反射张大嘴时，顺势将乳头和大部分乳晕送入婴儿口腔吸吮。哺乳结束后，用手指轻轻压下婴儿的下颏，再顺势拉出乳头，避免硬拉乳头所引起的乳头疼痛和破裂。每次哺乳后将婴儿抱起轻拍背部，使其排出胃内空气，以防吐奶。产后需工作的产妇，可于上班前将乳汁挤出存放于冰箱内，婴儿需要时由他人代为喂哺，下班后坚持自己哺乳。

（4）乳房护理：保持乳房清洁干燥，每次哺乳前用温水擦洗乳房；注意让婴儿正确含接和取出乳头，以免损伤乳头。哺乳时两侧乳房应交替喂哺，让婴儿先吸空一侧乳房再吸另一侧乳房，防止乳汁淤积引起胀痛甚至发生乳腺炎。哺乳后可挤出少量乳汁涂于乳头，防止乳头皲裂。如有乳头皲裂，喂哺时可先让婴儿吸吮损伤轻的一侧乳房。产妇应佩戴舒适的棉质胸罩，

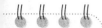

避免过松和过紧。对于有乳头平坦或凹陷的产妇，社区护理人员应指导产妇进行纠正；对于乳汁不足者，指导催乳；对于不能哺乳者，指导退乳。

3. 新生儿护理指导　指导产妇学习护理新生儿的知识和技巧，包括更换尿布、沐浴、进行脐部护理等。

4. 性生活和避孕指导　产褥期禁止性生活，待恶露干净后可恢复性生活。但无论哺乳与否，均需注意避孕，社区护理人员应指导夫妻选择合适的避孕措施。

5. 产后 42 天健康检查　指导产妇于产褥期结束 42 天时，带婴儿前往社区卫生服务中心接受全面检查，以确定母体是否恢复正常，婴儿生长发育情况是否良好；指导儿童预防接种和健康查体。

6. 健康问题自我监测指导　指导产妇自己学会观察恶露情况，如出现恶露的量、颜色、气味、持续时间等异常，应警惕产后出血或感染的发生；指导产妇注意观察伤口，监测体温，及时发现产褥感染。如有异常，应及时就医。

7. 产后心理和家庭关系调适　产褥期对于产妇和家人来说，都是充满压力的角色适应期。社区护理人员应通过家庭访视帮助产妇家庭尽快适应各自的新角色。如指导产妇和丈夫护理新生儿，鼓励他们与孩子接触、互动，确立父母角色；家庭成员之间互相关爱和理解，丈夫主动帮助产妇分担照顾孩子的责任，产妇关注丈夫的情感需要，其他家庭成员尽量为夫妻双方提供帮助、关爱等，促进家庭的健康发展。

案例 8-6

刘某产后 25 天，出现情绪低落伴入睡困难，白天疲惫不堪，无缘无故想哭泣，烦躁，不思茶饭，惧怕宝宝哭闹，自责没有照顾好宝宝，自觉痛苦不堪，觉得活着很累，对未来绝望，没有信心，偶有消极念头，家人安慰和鼓励不能减轻患者的痛苦。

请回答：

（1）作为社区医护人员应该给予产妇刘某做什么测评？识别其可能出现哪些心理问题？

（2）社区医护人员应该如何给予刘某心理保健指导？

四、产后妇女保健指导

产后妇女保健指导指为分娩后至产后 6 个月的妇女和婴儿身心健康提供规范、系统和连续的医疗保健服务，重点是对有孕产期合并症和并发症及生殖器官等恢复不良的妇女进行管理。

（一）产后运动与骨健康

产后运动不仅可以加快身体和生殖系统的恢复，还对预防血栓栓塞性疾病、糖尿病，控制产后体重，减少产后尿失禁的发生，减轻产后抑郁，提高身体免疫力等均有益处。

1. 产后运动　可根据产妇身体状况和个人喜好选择不同的运动方式，如腹式呼吸、卧位体操、肌力训练、有氧运动、瑜伽、盆底肌肉锻炼（Kegel 训练）。产后前 4 周，循序渐进地进行呼吸功能训练、肌力训练，可提高心肺功能；产后 4～6 周开始规律的有氧运动，运动量可根据身体情况和个人耐受程度逐渐增加。合并其他疾病的产妇可根据医学建议适当调整运动计划。哺乳期妇女为避免运动时乳房胀引起的不适，应在锻炼前哺乳。

2. 产后骨健康　产后妇女骨量下降发生率较高。有骨质疏松症家族史、钙摄入不足、低

BMI 的产妇产后可进行骨密度检查，积极补充钙剂及维生素 D，多晒太阳，进行适宜的户外运动。

（二）产后心理保健

开展产后心理保健服务不仅可改善产妇身心健康状态，还有利于婴儿早期发展。

1. 健康教育和保健指导 指利用孕妇学校、孕期产前检查、产后住院期间、产后访视、产后 42 天及产后 3 ~ 6 个月健康检查等对孕产妇及其家人进行有关心理保健的健康教育和咨询指导，主要包括孕产期心理保健的意义，孕产妇的心理变化特点，常见的心理问题及其影响因素，抑郁、焦虑等症状的识别，常用心理保健方法及家庭成员的支持等。

2. 识别高危产妇和测评 在产后住院期间、产后访视、产后 42 天及产后 3 ~ 6 个月健康检查时，都要询问产妇是否有紧张、焦虑、抑郁等不良情绪，筛查和识别高危产妇。高危产妇包括：有精神病史或家族史、不良孕产史、孕期合并症或并发症、新生儿患病住院母婴分离、睡眠障碍、婚姻关系不和谐、配偶有家庭暴力或不良行为（吸毒、酗酒等）、产后缺乏家人支持和照顾等情况的产妇。对有情绪不良的产妇或高危产妇，建议选用相应的心理健康状况测评量表进行测评。常用量表包括：爱丁堡产后抑郁量表（Edinburgh postnatal depression scale，EPDS）、患者健康问卷（primary health questionnaire，PHQ-9）、广泛性焦虑量表（general anxiety disorder，GAD-7）等。产后 42 天检查时常规应用心理健康自评量表进行筛查，建议产后 1 年内至少筛查 1 次。

3. 心理咨询和保健指导

（1）基本原则：运用人际交流和咨询技巧，具备认真倾听、尊重他人、理解他人的感受和经历的同理心。尽可能解答咨询者的疑虑和问题，提供与孕产妇和婴儿健康相关的可操作和实用的指导建议。对筛查异常者做好随访工作。

（2）轻度焦虑抑郁：当产妇 EPDS 评分为 9 ~ 12 分或 PHQ-9 和 GAD-7 评分为 5 ~ 9 分时，护理人员可根据引起产妇紧张焦虑和抑郁的具体问题进行心理咨询和指导，提高其认知能力和水平，并指导产妇学习自我心态调整的方法，如转移情绪、释放烦恼、与亲朋好友交流，以及放松训练如瑜伽、冥想等。

（3）产后抑郁：对于 EPDS 评分 ≥ 13 分或 PHQ-9 和 GAD-7 评分 ≥ 10 分的产妇，要及时转诊至精神心理专科，首选心理干预，服用抗抑郁药治疗对产妇也是有益的，产妇需接受专科治疗和连续的随访保健，最好能持续 1 年。

（三）产后盆底功能障碍性疾病康复

盆底功能障碍性疾病（pelvic floor dysfunction，PFD）是女性常见病、多发病，主要包括盆腔器官脱垂、尿失禁、大便失禁和性功能障碍。产后 PFD 与妊娠、分娩密切相关，尤其是妊娠和阴道分娩，对盆底会产生远期的效应，产后是 PFD 的高发期。产后及时进行生物反馈电刺激治疗，结合盆底肌训练，能够有效提高产后盆底功能康复的效果，加速产后盆底功能复健的进程，有助于预防产后盆底功能障碍性疾病的发生。

1. 健康教育与保健指导

（1）避免腹压增加：应嘱患者尽量避免一过性腹腔内压力增高的活动（用力排便、咳嗽或用力提重物等）。

（2）饮食指导：多食富含粗纤维的食物，预防便秘，改善排便习惯如定时排便，使用缓泻剂，避免用力排便；保持足够的水分摄入，并在规律的间隔时间内排空膀胱，睡前 2 小时限制饮水，以减少夜间尿量。

（3）加强孕期体重管理，避免体重增长过多，降低巨大儿的发生率。

（4）建议从孕前开始学习进行正确的盆底肌训练（Kegel 运动）、孕产期及产后学习相关的形体运动，加强核心肌群力量，协调盆腹肌动力。

（5）规范处理产程，控制会阴侧切及阴道器械助产。

（6）鼓励产妇尽早自行排尿，产后 4 小时内或剖宫产术导尿管拔除后 4 小时内应自行排尿，避免产后发生尿潴留。

2．康复时间 经妇科检查及盆底功能评估检查后诊断为尿失禁、盆腔脏器脱垂、盆腔痛等，建议在产后 42 天至产后 12 周内开始进行相关康复治疗。

3．康复方法 康复方法主要有盆底肌训练法（Kegel 运动）、盆底肌肉电刺激、盆底生物反馈治疗等，以盆底肌训练法（Kegel 运动）为基础训练。

（1）盆底肌训练，即 Kegel 运动，方法简单，方便易行，患者容易接受，主要是通过患者自主的反复盆底肌肉群的收缩和舒张，增强支持尿道、膀胱、子宫和直肠的盆底肌张力，加强盆底肌肉的力量，增强盆底支持力（图 8-1）。

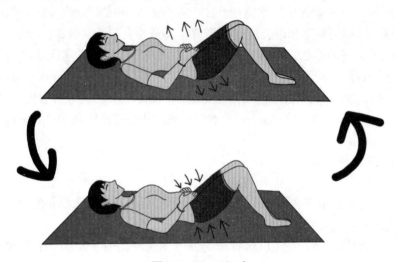

图 8-1　Kegel 运动

1）训练前排空膀胱。

2）患者可取站、坐或卧位，双膝并拢，臀部肌肉用力，有意识地收缩肛门、会阴及尿道肌肉，使盆底肌上提，大腿和腹部肌肉保持放松。

3）持续收缩盆底肌不少于 3 秒，放松 2 ～ 6 秒，每次 10 ～ 15 分钟，每天 2 ～ 3 次，持续 8 周以上或更长。

4）指导患者时，需详细说明盆底肌的正确位置和收缩要点，防止患者夹紧大腿而没有收缩盆底肌，或收缩盆底肌的同时错误地收缩了腹肌。

（2）生物反馈治疗：通过借助置于阴道或直肠内的电子生物反馈治疗仪，监视盆底肌肉的肌电活动，提示正常和异常的盆底肌肉活动状态，指导患者进行正确的、自主的盆底肌肉训练。

（3）电刺激治疗：电刺激治疗是采用低压电流对盆底神经及肌肉进行刺激，从而增加盆底肌的收缩力，反馈抑制交感神经反射，降低膀胱活动度。此疗法可用于压力性尿失禁、急迫性尿失禁和混合性尿失禁患者。

（4）电刺激 - 生物反馈 - 盆底肌锻炼联合治疗：对于盆底肌训练效果不满意者，可进行电刺激 - 生物反馈 - 盆底肌锻炼联合治疗。

1）将一次性中单铺于治疗床上。

2）协助患者脱去一边裤腿，取半卧位，充分暴露外阴，并分开双膝，注意保护患者隐私。

3）擦拭下腹部，以减少粘贴电极片时皮屑的干扰。

4）将一片电极片置于一侧髂骨表面的皮肤，另外两片贴于腹肌表面的皮肤。

5）在盆底肌肉治疗头表面均匀涂抹润滑导电膏，放入阴道内，金属片均应置于阴道口内，注意动作应轻柔。

6）根据患者的不同情况给予不同类型的个体化的场景生物反馈和不同强度的电刺激综合治疗。

7）同时要求患者平时继续坚持进行 Kegel 运动，以巩固治疗效果。

8）根据患者治疗情况，及时调整治疗方案。

4．随访时间和内容　康复治疗结束后 1 个月、3～6 个月和 12 个月随访。随访内容为询问病史、体格检查、盆底功能评估、家庭训练情况及指导。

┃知识链接

国内外盆底功能障碍性疾病康复治疗的发展趋势

在欧洲，特别是法国运用电刺激和生物反馈技术治疗尿失禁和子宫、膀胱脱垂等已有 20 余年历史，对于盆底功能障碍性疾病的治疗已形成了一套科学、规范、有效的体系。在法国，妇女盆底功能康复的医疗服务体系比较健全，实行分级诊疗模式。首先是就近筛查中心，负责筛查患者，类似我国的乡镇卫生院和城市社区卫生服务中心；其次是盆底功能康复治疗中心，中心至少要有妇产科、消化内科、泌尿外科的医师，负责盆底功能障碍性疾病的诊断和治疗，相当于我国的县级医院；最高层次的就是盆底功能康复示范中心，负责技术培训和指导，相当于我国的三级甲等医院。

我国女性盆底功能康复治疗项目的开展起步较晚，正处于发展阶段。2008 年由卫生部主导，委托中华预防医学会在全国开展了"中国妇女盆底功能障碍防治项目"，开始在 6 个试点省探索中国盆底功能障碍性疾病的防治模式。广东省中山市人民医院 2009 年申报成立"盆底疾病诊治中心"，全面开展盆底功能障碍性疾病的防治工作。

建立盆底疾病三级防治体系实现盆底功能康复是目前需解决的关键问题。

第四节　围绝经期妇女保健

案例 8-7

王某，女，50 岁，已退休，1 年前出现月经紊乱，月经周期长短不一，经期过长，常常淋漓半个月不尽。近 3 个月常感头晕耳鸣，心悸、乏力，关节肌肉酸痛，食欲缺乏，并经常莫名出现面部、颈部及胸部皮肤发红、发热，继之大汗淋漓，脾气也变得越来越暴躁，经常跟家人发脾气，有时又自己莫名悲伤。家人陪同王女士去医院做了几次全面体检，均未查出器质性疾病。

请回答：

1．王女士可能出现了什么问题？

2．社区护理人员应为王女士及其家人提供哪些保健指导？

围绝经期（perimenopausal period）指妇女绝经前后的一段时期，包括从接近绝经出现与绝经有关的内分泌学、生物学和临床特征起至最后一次月经的后1年。WHO将卵巢功能衰退直至绝经后1年内的时期称为围绝经期。围绝经期包括绝经过渡期和绝经后1年。女性自然绝经常发生于45～55岁，绝经前后需经历平均4～5年的绝经过渡期。此期女性会发生与生殖功能衰退相关的身心变化，10%～15%的女性会出现明显的不适症状，甚至会影响正常生活。因此，做好社区围绝经期妇女的保健，也是社区护理的重要工作内容之一。

一、围绝经期妇女的生理、心理特点

（一）围绝经期妇女的生理变化

1. 卵巢变化　围绝经期最根本的变化是卵巢内卵泡数量减少，对促性腺激素不敏感，逐渐导致窦卵泡不能发育成为优势卵泡，出现不排卵，卵泡储备继续减少直至耗竭，卵巢体积逐渐缩小，卵巢皮质变薄。

2. 内分泌变化

（1）雌激素：在围绝经期早期，雌激素水平波动很大，甚至偶有高于正常卵泡期水平的现象，随着卵巢功能逐渐耗竭，卵泡完全停止发育，雌激素水平迅速下降。

（2）孕激素：比雌激素下降更早出现，与不排卵有关，绝经后期无孕酮分泌。

（3）促性腺激素：绝经前促卵泡激素（FSH）水平呈波动型，促黄体素（LH）逐渐升高，绝经后FSH和LH均升高，FSH/LH > 1。

（4）其他激素：总体雄激素水平下降，抗米勒管激素水平下降至无法测出。

3. 常见健康问题

（1）月经异常：是围绝经期妇女的常见症状，表现为月经周期不规律（以月经周期缩短为多见）、月经期持续时间长、停经一段时间后月经量过多等。由于围绝经期卵巢功能减退，可出现不排卵，无孕激素分泌，导致子宫内膜缺乏孕激素保护，长期单一雌激素刺激易导致子宫内膜病变，甚至发生子宫内膜癌，故对于围绝经期月经周期不规律者，临床医师需要关注其子宫内膜情况。

（2）血管舒缩症状：主要表现为潮热、多汗，是雌激素降低或波动的特征性症状。围绝经期妇女血管舒缩症状发生率较高，51～60岁女性潮热发生率约为63%。

（3）自主神经失调症状：主要表现为睡眠障碍、心悸、头痛、头晕、易疲劳等，也有的围绝经期妇女出现记忆力减退或注意力不集中等。51～60岁女性心悸发生率约26%、失眠发生率约67%、易怒发生率约56%等。

（4）精神神经症状：表现为焦虑不安或情绪低落、失眠、不能自我控制情绪等症状。研究显示，围绝经期妇女焦虑状态比例升高，14.51的围绝经期妇女焦虑自评量表评分显示焦虑状态，高于同期男性，其中收入低、健康状态差、遇重大事件是影响评分的主要原因。

（5）心血管病风险增加：在影响绝经后女性健康的问题中心血管病居首位。心血管病危险因素有年龄、性别、家族史、高血压、血脂异常、肥胖、糖耐量减低、糖尿病和久坐等。其中高血压、血脂异常、肥胖、糖耐量减低、糖尿病等危险因素在围绝经期发生率明显增高。

（6）骨质疏松症和骨关节病：妇女从围绝经期开始至绝经后10年内，骨代谢处于高转换状态，骨吸收大于骨形成，促使骨质丢失而导致骨质疏松和骨质疏松性骨折。绝经后女性骨关节炎显著增多。雌激素对软骨有保护作用，可维持软骨稳态，绝经后雌激素下降导致关节炎更容易进展和出现症状，如关节疼痛是女性绝经后最常见的症状之一。

（7）盆底功能障碍性疾病：围绝经期妇女雌激素水平下降，导致盆腔支撑结构缺陷或退化，盆底支持组织松弛，盆底功能障碍性疾病发生率逐渐增高，主要包括盆腔器官脱垂及压力性尿失禁等，有报道指出，中老年女性盆底功能障碍性疾病发病率为20%～40%，并随着年龄的增长症状加重。

科研小提示

中华医学会妇产科学分会制定了我国压力性尿失禁的诊断和治疗指南。

（8）绝经泌尿生殖综合征（genitourinary syndrome of menopause，GSM）：绝经后由于雌激素水平下降，导致阴道和泌尿生殖道上皮细胞的组织学和功能改变，超过一半的绝经后女性会有泌尿生殖道萎缩相关症状，称为绝经泌尿生殖综合征。其中生殖道症状包括阴道萎缩，外阴阴道疼痛、瘙痒、干涩、烧灼感、刺激感，性生活障碍，反复发作的萎缩性阴道炎等。泌尿道症状包括尿急、尿频、尿痛和反复泌尿系统感染。

随堂测 8-3

（二）围绝经期妇女的心理变化

围绝经期妇女内分泌环境改变、自主神经功能紊乱是其心理变化的生理基础，激素水平的改变、衰老等可使其情绪、认知及记忆等发生改变，月经紊乱、潮红、潮热、泌尿生殖系统症状的出现亦加重其心理负担。此外，围绝经期妇女还可能面临诸多社会压力，如照料双亲、抚育儿女、婚姻关系要协调、工作处在职位升降或退休阶段，也导致其心理压力增大。在各种因素作用下，围绝经期妇女常感觉烦躁易怒，容易激动，焦虑不安，注意力不集中、记忆力下降，或者表现为情绪低落、抑郁等，尤其本身性格孤僻、内向固执、自尊心强的女性，更容易出现心理障碍。

二、围绝经期妇女保健指导

（一）生活方式指导

1. 饮食与营养

（1）适当减少糖类的摄入量，总热量的摄入应较年轻妇女减少。饮食特点应为低热量、低脂肪、低盐、低糖。一般摄入谷类食物 250～400 g/d 为宜，蔬菜 300～500 g/d，水果 200～400 g/d，饮水 1200 ml，奶 300 ml。

（2）增加膳食纤维摄入量，20～30 g/d。粗细粮应搭配食用，如将粗粮、杂粮和全谷物食品进行搭配，最好能达到 50～100 g/d，每周食用 5～7 次。

（3）补充钙、铁元素，推荐量如下：钙 1000 mg/d；铁 15 mg/d。

（4）维生素的补充建议：摄入维生素 A 3000 μg/d，维生素 B_1 1.2 mg/d，维生素 B_2 1.0 mg/d，维生素 B_6 1.5 mg/d，维生素 B_{12} 2.4 μg/d，维生素 C 100 mg/d，维生素 D 20 μg/d，维生素 E 14 mg/d。

2. 运动　适宜的运动有益健康，可提高机体脂肪的供能比例，改善脂质代谢，对维持正常血压、降低血清胆固醇水平、提高心肺功能都有积极作用。运动还可以改善心理状态，有助于消除焦虑。

（1）围绝经期妇女在运动锻炼中应尽量避免肌肉 - 关节 - 骨骼系统损伤，锻炼的最佳方式为每周至少 3 次，每次 30 分钟，强度达中等。另外，每周增加 2 次额外的肌肉力量锻炼，益处更大。

（2）建议每天进行累积相当于步行 6000 步以上的身体活动。根据运动时的心率来控制运动强度。中等强度的运动心率一般应达到 150 次 / 分。

3. 体重管理

（1）围绝经期妇女正常的体重指数应保持 18.5～23.9 kg/m²。体重指数的计算方法：体重指数（BMI）= 体重（kg）/ 身高²（m²）。BMI ≥ 24 为超重，BMI ≥ 28 为肥胖，女性腰围

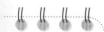

≥ 80 cm 为腹部脂肪蓄积的界限。肥胖对身体健康造成显著的影响，在绝经后妇女中，肥胖已成为一个日益严重的问题；体重若减轻 5% ~ 10%，就能有效改善与肥胖相关的多种异常状况。

（2）减肥建议：轻度肥胖的成人，每月可稳定减肥 0.5 ~ 1 kg，中度以上成年肥胖者，每周可减少体重 0.5 ~ 1 kg。热量的摄入多于消耗是肥胖的根本原因。对于热量的控制要循序渐进、逐步降低且增加其消耗。减少热量 125 ~ 250 kcal/d，是较长时间内的最低安全水平。

4．睡眠

（1）围绝经期妇女需要每日 7 ~ 8 小时睡眠时间，午睡为 15 ~ 20 分钟。

（2）失眠的处理方法：①对于围绝经期和绝经后的失眠妇女，应首先排除此年龄组中影响睡眠的常见疾病，如抑郁、焦虑和睡眠呼吸暂停综合征。若存在上述疾病应同时治疗原发病。治疗方法包括睡眠卫生和认知行为指导等；②药物治疗：催眠药物中建议选择非苯二氮䓬类药物（如唑吡坦）作为一线药。对于由于低雌激素造成的失眠，伴有血管舒缩症状、焦虑、抑郁等的患者，可同时采用补充女性激素的治疗方案。

5．性生活 性生活质量在各年龄段都是影响生活质量的重要因素，包括绝经阶段。如果围绝经期妇女过早地终止性生活，不仅对本人的身心健康有影响，而且会影响夫妻感情和关系，影响家庭的幸福与和谐。应结合个体情况及当前需求，选择合适的性激素疗法、非激素疗法、性心理治疗等，制订有针对性的治疗方案。

（二）健康检查指导

1．定期健康检查 围绝经期妇女每年要接受 1 次健康体检，社区对体检报告进行分析，及时发现健康问题并进行保健指导，同时指导围绝经期妇女定期自身监测健康状况并做好记录，必要时应及时与社区沟通，根据异常情况指导就医。

2．重点疾病筛查

（1）宫颈癌及癌前病变

1）筛查意义：围绝经期妇女仍有罹患宫颈癌的可能，应定期做宫颈癌筛查，及时发现和治疗癌前病变和早期宫颈癌是降低宫颈癌发生率和死亡率的重要措施。

2）推荐筛查方法：宫颈细胞学检查、人乳头状瘤病毒（HPV）检测是目前较为常用的初筛方法，两者可以单独也可同时进行检测。①宫颈细胞学检查：采集宫颈外口鳞 - 柱状上皮细胞交接部（移行带）和宫颈管内细胞，并对其进行检查和评价，包括宫颈细胞学涂片检查和宫颈液基细胞学（TCT）检查。② HPV 检测：绝大多数宫颈癌是由高危 HPV 感染造成的，HPV 检测是宫颈癌及其癌前病变的筛查方法之一。可同时进行低危和高危型 HPV 检测。③全子宫切除术后的妇女可不再做宫颈癌筛查，但仍应常规进行妇科体检。④宫颈细胞学检查出现异常或者（及）HPV 阳性者均需及时到医院就诊。

3）开始筛查年龄及时间间隔：宫颈癌筛查建议在开始性生活后进行。① 30 ~ 65 岁的妇女 HPV 和细胞学联合筛查，两项均正常者每 5 年查一次；单独细胞学筛查或者 HPV 筛查正常者每 3 年查一次。②＞ 65 岁的妇女既往接受了规范的筛查，并且无宫颈癌高危因素，结果阴性者可终止筛查。如果既往有宫颈上皮内瘤变（CIN）Ⅱ级及以上级别病史者至少进行 20 年的常规筛查。③宫颈细胞学检查出现异常或者（及）HPV 阳性者均需及时到医院就诊。

（2）乳腺疾病

1）筛查意义：通过有效、简便、经济的乳腺检查措施，对无症状妇女开展筛查，以期早期发现、早期诊断、早期治疗，以降低乳腺癌人群的死亡率。

2）推荐筛查方法：①乳腺彩色超声检查。此检查可能对致密型乳腺的筛查有价值，可通过乳腺局部血管的变化发现部分早期病变。虽然将乳腺彩色超声检查单独作为乳腺癌筛查的措施尚有待证实，但国内目前多将其作为乳腺疾病筛查的首选方法。此检查也可以作为乳腺 X

线筛查的联合检查措施或乳腺 X 线筛查结果为乳腺影像报告与数据系统（BI-RADS）0 级者的补充检查措施。②乳腺 X 线检查（钼靶）。国际上目前把乳腺 X 线检查作为乳腺癌筛查的常规检查手段，认为其射线剂量低，不会危害妇女健康。③乳腺临床体检。建议将乳腺临床检查作为乳腺 X 线或乳腺超声筛查的联合检查措施，可能弥补乳腺 X 线筛查的遗漏。不能将其单独作为乳腺癌筛查的方法。④乳腺自我检查。鼓励基层医务工作者向妇女传授每月 1 次乳腺自我检查的方法，建议选择月经来潮后 7 ~ 10 天进行，可以提高妇女的防癌意识。⑤其他检查。目前的证据不支持将近红外线扫描、核素扫描、导管灌洗等检查作为乳腺癌筛查方法。

3）开始筛查年龄及时间间隔：一般建议 40 周岁开始筛查，每年 1 次。有明显乳腺癌遗传倾向者、*BRCA1* 和 *BRCA2* 基因突变携带者及乳腺不典型增生和小叶原位癌患者可提前参加乳腺疾病筛查。

4）分类管理方法：① 40 ~ 49 周岁，每年 1 次乳腺超声或乳腺 X 线检查，推荐与临床体检联合，尤其对致密型乳腺推荐 X 线与 B 超检查联合。② 50 ~ 69 周岁，上述方法每 1 ~ 2 年 1 次。③ 70 周岁或以上，上述方法每 2 年 1 次。

（3）骨质疏松症

1）高危因素：①不可改变因素，如人种、老龄、绝经、母系家族史。②可改变因素，如低体重、性腺功能低下、吸烟、过度饮酒、饮过多咖啡、体力活动缺乏、制动、饮食中营养失衡、蛋白质摄入过多或不足、高钠饮食、钙和（或）维生素 D 缺乏（光照少或摄入少）、有影响骨代谢的疾病和应用影响骨代谢药物。

2）筛查意义：60 岁以上老年人中骨质疏松症发病率明显增高，以女性尤为突出。骨质疏松症会造成骨折发生率增加，严重影响围绝经期妇女的生活质量，带来沉重的经济负担。骨质疏松性骨折可防、可治，尽早预防可避免骨质疏松症及骨折的发生。

3）推荐筛查方法：世界卫生组织开发的骨折风险评估工具（FRAX），应用双能 X 线骨密度仪（DEXA）进行测量，是诊断骨质疏松症的"金标准"。髋部、腰椎及全身的骨密度（BMD）均可应用 DEXA 测定。定量计算机断层扫描（QCT）是在三维空间测量骨密度得出真实体积骨密度的方法，对于骨质疏松症的研究是有价值的手段，但因放射量较大等因素在临床使用方面远不及 DEXA。

4）开始筛查年龄、时间间隔、筛查指征：围绝经期妇女应该进行骨质疏松风险评估。骨密度测定并非经济有效的群体筛查方法，最好能依据年龄或其他危险因素有选择地进行测定。世界卫生组织开发的 FRAX 可以用来计算个体 10 年内发生髋部骨折及任何重要的骨质疏松性骨折的风险，可用于 65 岁以下妇女是否进行 DEXA 测定的判断。65 岁及以上的绝经后妇女，如从未进行过骨密度测定，不论是否有其他危险因素，均应接受骨密度测定。

（4）焦虑和抑郁：对围绝经期妇女出现的焦虑和抑郁等精神障碍，争取做到早发现、早诊断、早治疗，防止复发。

1）高危因素：包括遗传、性别、儿童期经历、人格、心理社会环境、躯体因素（恶性肿瘤、内分泌代谢疾病、心血管系统和神经系统疾病）、精神活性物质的滥用和依赖等，通常多种危险因素并存而共同产生影响。

2）围绝经期妇女发生抑郁症的比例：围绝经期是女性发生抑郁症的高发期。绝经过渡期 50% 女性出现抑郁症状，26% 达到诊断标准。围绝经期抑郁症发生率是绝经前期的 4 倍。女性罹患抑郁症的终生患病率中，围绝经晚期是育龄期的 14 倍，是围绝经早期的 3 倍。

3）焦虑、抑郁常用量表：抑郁自评量表（SDS）、焦虑自评量表（SAS）。

4）就诊：出现下述症状且持续 2 周以上应及时就诊，如心情不好、悲观、压抑、消极、高兴不起来、懒散、绝望、沉闷、沮丧、爱哭泣、空虚、喜怒无常、伤心、没有笑容、无助、效率下降、对什么都没兴趣、愤世嫉俗、感觉生不如死。

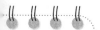

（三）心理健康指导

1. 解除顾虑，正视现实 社区护理人员应向围绝经期妇女介绍围绝经期相关知识，如身心变化及机制，让其认识到围绝经期是女性一生中必经的正常生理阶段。此期的身心不适表现只是人体功能系统平衡性暂时减弱引起，经过一段时间，机体进行调整重新达到平衡后，不适症状会缓解或消失，从而解除围绝经期妇女的思想顾虑，减轻焦虑情绪。此外，还应使围绝经期妇女认识到，绝经代表生殖功能的衰退，但并不代表身体衰弱和衰老，绝经后同样可以拥有精彩的人生，使其正视现实，树立生活的信心。

2. 转移注意力 指导围绝经期妇女建立自己的兴趣爱好，学习新的知识，多参加有益的社会活动，学会自得其乐，转移注意力，增进身心健康。

3. 学会情绪调节和自我宣泄 引导围绝经期妇女学会制怒，遇事多换位思考，主动调节自己的情绪。鼓励其向亲人、朋友倾诉压力，排解忧愁，或者在自己的兴趣爱好中宣泄压力。

4. 家庭支持 社区护理人员也应向围绝经期妇女的家人介绍围绝经期知识，让他们理解和同情围绝经期妇女，并给予最大程度的关心和支持，共同陪伴其顺利度过围绝经期。

小 结

社区妇女保健是以生殖健康为核心，以保健为中心，防治结合，促进妇女的身心健康，主要包括围婚期、孕产期和围绝经期妇女保健。围婚期妇女保健是婚前对男女双方可能患有影响结婚和生育的疾病进行医学检查，针对发现的异常情况及服务对象提出的具体问题进行解答，帮助受检对象做出适宜的决定，新婚及孕前开展以生殖健康为核心的与结婚和生育有关的保健知识的宣传教育，使新婚夫妇两性生活美满，提高出生人口素质，保护孕产妇的安全。孕产期妇女保健是通过社区健康管理与保健指导保障母婴安全，降低孕产妇和围产儿并发症的发生率及死亡率、减少出生缺陷。围绝经期保健是开展围绝经期妇女常见病普查普治，指导社区围绝经期妇女树立自我保健意识，建立良好的生活方式，提高常见病的防治质量。

思考题

1. 围婚期妇女保健的目的是什么？

2. 孕产妇的社区健康管理有哪些？

3. 围绝经期妇女的营养饮食护理措施有哪些？

4. 刘某，女，24岁，已婚未产，平素体健，月经规律，采用安全期避孕，现停经6周，3天前出现恶心、呕吐，晨起尤甚，并有食欲缺乏，厌油腻食物。尿妊娠试验检查结果为阳性，医院B超检查诊断为孕早期。问题：

（1）作为社区护士如何做好孕早期健康管理？

（2）社区卫生服务中心应该于孕13周前为孕妇建立《母子健康手册》，手册包括的主要内容有哪些？

（张 利 陈长香）

第九章 社区中老年人保健

导学目标

通过本章内容的学习，学生应能够：

◆ **基本目标**

1. 描述中年人、老年人的概念；联合国老年人保健原则；老年人健康管理的概念；养老的概念。
2. 概括中年人、老年人的特点及保健需求；老年人健康管理的措施；主要的养老模式；老年人自我健康管理方法及技能。
3. 比较中年人与老年人的特点。
4. 运用所学知识解决老年人常见健康问题及护理。

◆ **发展目标**

运用所学知识对中年人及老年人进行全方位的保健指导。

◆ **思政目标**

以尊重、爱护社区中的需要帮助的老年人为切入点，培养专业素养、人文关怀能力及职业道德情感。

中年、老年是人生命过程中的两个重要阶段。中年人通常肩负着多种社会责任，是社会的中坚力量，家庭的砥柱，身心方面面临着很多的压力和挑战；老年人处于衰老阶段，机体的器官结构老化，功能下降，同时又要面对许多重大的生活事件，身心方面有着巨大的波动。因此要做好中老年人的保健工作，为他们提供满意和适宜的医疗保健服务，提高中老年人的生活质量，促进社会的稳定和发展。

第一节　社区中年人保健

案例 9-1

张先生是一位46岁外企部门高管，经常加班，很少有时间参加体育锻炼。日常饮食爱吃咸菜、油炸食品、辛辣食品，每日吸烟1盒，经常饮酒。因为经常不回家，张太太

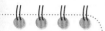

> **案例 9-1（续）**
>
> 时常与张先生发生争吵。近1个月来，张先生感到体力明显下降，失眠，多梦，还经常性头痛，去医院检查发现血脂、血压均出现异常。
>
> 请回答：
> 1. 张先生存在哪些健康问题？
> 2. 作为社区护士应该为张先生提供哪些保健指导？

一、概述

（一）中年人的概念

目前对中年人年龄的划分世界各国尚无统一标准。2000年联合国世界卫生组织经过对全球人体素质和平均寿命的测定，确定了青年人与中年人的划分标准：44岁以下为青年人，45～59岁为中年人。西方一些发达国家则认为65岁是中年人与老年人的分界点。中华医学会根据我国的国情规定：35～44岁为中年期，45～59岁为中年后期（相当于老年前期），60岁作为我国划分中年人与老年人的分界点。

（二）中年人的特征

1. 生理特征 人到中年，机体骨密度降低，易发生骨折和骨关节病如颈椎病；身体脂肪含量上升，体力开始有所下降；40岁左右容貌发生变化，面部开始出现皮肤皱纹；心肌收缩力减弱，血管壁弹性下降，血管阻力增加，当体力负荷过重或精神高度紧张时，可出现心律失常甚至猝死；呼吸和消化功能也开始减弱，胰岛功能减退，胰岛素分泌量减少，糖尿病的发病率明显升高；泌尿和生殖功能也随着年龄的增加而降低，女性45～50岁出现围绝经期表现，一般为时2年。男性40岁以后睾丸功能开始减退，在55～65岁也可能出现男性更年期的表现，但发生率较女性低。由于脑细胞从28岁左右开始每天死亡约10万个，中年人的反应速度和反应能力都开始减退；40岁以后眼睛出现老化症状，听力和嗅觉在50岁以后开始下降，皮肤触觉也在55岁开始衰退。虽然中年人的生理各方面都开始出现衰退，但仍然有充分贮备力应对生活挑战。

2. 心理社会特征 中年人认知方面发展为归纳、推理性思维、判断力提高，记忆力有所减低。情感方面也会进一步成熟丰富，自我控制能力增强，看待事物从青年时期的理性、冲动转为现实、冷静，人格趋于不断完善中。社会地位是在事业与家庭中均担当着重要角色，易陷入各种压力中。

3. 发展任务 中年人在"爱"的基础上，稳步发展作为社会骨干应具有的"亲和"能力，通过履行扶老携幼、承前启后的社会责任，达到所谓的"四十不惑"。具体表现如下。

（1）精神发展：基于自己的价值观评价自己的人生经历，应对健康状态的变化。

（2）经济发展：寻求社会、经济安定。

（3）家庭发展：教育子女获得"独立""适应性""忠诚"等人生基本能力，增进与配偶或重要他人的亲密性，关照父母。

（4）社会发展：在工作单位或社区肩负相应责任，有意识地支持年幼及年长者，增进友情。

（5）闲暇安排：通过娱乐、运动、与家人交流等创造性地利用闲暇，以恢复体力，以充沛的精力投入工作和生活。

二、社区中年人保健需求

中年人作为社会和家庭的砥柱，不仅是社会财富的创作者，还是教育子女、赡养老人等义务的承担者，因此更需要强壮的身体及丰富的保健知识，中年人的保健需求主要反映在以下几个方面。

（一）合理膳食的需求

中年人普遍认为自己身体健康，抵抗力强，而不重视合理膳食，有的表现为营养过剩，如肥胖、高脂血症；有的则表现为营养不良，如贫血、消瘦。一些中年期的常见病、多发病，如高血压、高脂血症、心脏病和脑血管病的发生均与合理膳食有着密切的关系。因此，讲究合理膳食是中年人保持健康、减少疾病的首要方法。中年人的膳食需求不但要在科学评估的基础上，明确每日膳食需要的种类、数量，还要了解如何才能真正做到科学合理。

（二）合理运动的需求

随着社会经济的发展，交通工具的发达、体力劳动的减少、电视机及电脑的普及等，现代人尤其是中年人以车代步、长期久坐等导致运动量不足，致使肥胖、高血压、糖尿病的发生率增加，也因肌力下降而出现腰痛。选择适合中年人的运动种类、运动强度、运动时间等进行运动是去除以上患病因素的最好办法。

（三）纠正不良行为的需求

中年人的不良习惯主要是吸烟和酗酒。中年吸烟者占全部吸烟者的1/4左右。长期吸烟可致呼吸系统受损，引起慢性支气管炎、肺气肿和慢性气道阻塞等疾病。吸烟不仅是肺癌的重要致病因素之一，还是许多心脑血管病的主要危险因素。另外吸烟影响智力，降低学习能力，甚至引起头痛、头晕、乏力、思维判断力和共济能力下降等。长期大量饮酒（酗酒）可引发肝功能受损，引起胃溃疡、脂肪肝、肝硬化等消化系统疾病，也会增高血液中甘油三酯的含量，增加血液的黏稠度，提高心血管病的发病风险。过度饮酒易引起肥胖和糖尿病。另外，乙醇是一种亲神经物质，具有神经毒性作用，能直接杀伤脑细胞，影响人的智力，导致人在情感、思维、智能及行为等方面出现异常。中年人的特点使他们很容易饮酒过度，如何指导中年人适度饮酒也是社区护士的工作内容之一。

（四）减轻压力的需求

由于面对的问题复杂而繁多，中年人需要承受许多的压力，其来源主要是职业、家庭等方面。长期持续的压力会使人情绪低落，引起血压升高，血脂升高，机体免疫力、抵抗力降低。

（五）定期体检的需求

健康体检是一种自我保健方式，它可以变被动看病为主动检查，变消极治病为积极防病。中年人应该每年或至少每两年进行一次定期体检，以便及早发现一些无痛或症状不明显的疾病，并从前后健康检查资料的对比分析中掌握健康状态的动态变化，进行追踪观察，为早期治疗、早期预防提供科学有效的依据。

随堂测 9-1

三、社区中年人保健指导

（一）合理膳食

1．膳食评估　社区护士通过调查，收集、整理和分析中年人的营养摄取、饮食习惯等资料，找出问题并进行有针对性的指导。

2．平衡膳食　平衡膳食是指选择多种食物，经过适当搭配做出的膳食，能满足人们对能量及各种营养素的需求。平衡膳食的具体方法如下。

（1）一日膳食中食物种类要多样化：各种营养素应种类齐全，包括供能食物和非供能食物。供能食物即蛋白质、脂肪及糖类；非供能食物即维生素、矿物质、微量元素及纤维素。应做到粗细混食，荤素混食，合理搭配。指导时应了解目前缺少哪类食物，如何更加合理

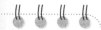
地补充。

（2）营养素之间比例应适当：如蛋白质、脂肪、糖类供热比例为1：2.5：4，优质蛋白质应占蛋白质总量的1/3～2/3，动物性蛋白质占1/3。一日三餐定时定量，三餐供热比例为早：中：晚＝30%：40%：30%。

（3）科学合理的加工烹调：应尽量减少食物经加工与烹调后营养素的损失，并提高消化吸收的比率。

（4）确保食物对人体无毒无害：食物中的有害微生物、化学物质、农药残留、食品添加剂等应符合食品卫生国家标准的规定。

> **知识链接**
>
> ### 平衡膳食宝塔
>
> 中国居民平衡膳食宝塔由中国营养学会推出，根据中国居民膳食指南，结合中国居民的膳食特点，把平衡膳食的原则转化成各类食物的重量，便于大家在日常生活中执行。平衡膳食宝塔共分五层，包含每天应吃的主要食物种类。宝塔各层位置和面积不同，这在一定程度上反映出各类食物在膳食中的地位和应占的比重。
>
> 谷类食物位居底层，每人每天应该吃250～400 g；
>
> 蔬菜和水果居第二层，每天应吃300～500 g和200～400 g；
>
> 鱼、禽、肉、蛋等动物性食物位于第三层，每天应该吃125～225 g（鱼虾类50～100 g，畜、禽肉50～75 g，蛋类25～50 g）；
>
> 奶类和豆类食物居第四层，每天应吃相当于鲜奶300 g的奶类及奶制品和相当于干豆30～50 g的大豆及其制品。
>
> 第五层塔顶是烹调油和食盐，每天烹调油不超过25 g或30 g，食盐不超过6 g。

（二）适量运动

1. 一日的运动量　一日的运动量是一日平均摄取能量减去一日基础代谢能量和维持日常生活所需的主动运动量，人一日的主动运动量一般为热量300 kcal，大约相当于每天走一万步。具体的指导方法：首先用步行测量器计算一天的步数，由于每天生活、工作内容变动，步行步数也会有变动，因此按一周平均值计算更加准确，如果每天实际平均步行为5000步，那么还要再补充5000步。

2. 减轻体重的运动　减少体内脂肪1 kg需消耗热量为9000 kcal的运动量，因此只靠单纯运动来减轻体重是不够的，还需要配合控制饮食和长期坚持运动。

3. 增强机体持久力的运动　增强机体持久力可以预防中年人常见病、多发病的发生。长时间、大量补氧的全身运动，也称有氧运动，可以增强机体的持久力，但有氧运动需要一定的强度，一般每次需要60分钟左右，每周进行2～3次以上。注意要逐渐增加运动强度，运动强度不能超过最大心率（最大心率＝220－年龄）。

（三）纠正不良行为

1. 指导中年人戒烟和减少吸烟的方法

（1）增加戒烟动机：社区护士可通过案例让吸烟者了解吸烟对健康的危害，增强戒烟动机。

（2）了解吸烟的规律：嘱吸烟者烟瘾来时，做深呼吸运动，咀嚼无糖分的口香糖，做些自己喜好的运动等。避免用零食代替香烟，以免引起血糖升高，身体过胖。

（3）减少每日吸烟量：尽量吸尼古丁和焦油含量低的烟，缩短烟在口中停留时间或吸一支烟的时间，烟头尽量留长些。

2．指导中年人适度饮酒的方法

（1）做好教育宣传：社区护士通过长期大量饮酒给人体带来危害的案例分析，对中年人进行健康教育，提高认识。

（2）了解饮酒的规律：尽量饮用乙醇度较低的葡萄酒、黄酒和啤酒，少喝或不喝烈性白酒。做到不空腹饮酒，不强劝饮酒，淡化每天饮酒的习惯。

（3）减少每日饮酒量：每日饮酒量应控制在白酒不超过1两（约50 g），啤酒不超过1瓶（约500 ml）。有疾病的患者尽量限制饮酒。

（四）减轻压力

社区护士应指导中年人认识自身存在的压力，寻找压力的来源及缓解压力的方法。如果压力来源于职业方面，中年人在紧张的工作中要注意压力管理及精神保健，增进与工作单位内成员间的有效沟通，适当安排娱乐及闲暇，和单位成员共同营造安全、舒适、和谐的工作环境。如果压力来源于家庭方面，社区护士要提醒双方在紧张的工作之余，有意识地抽出夫妻共享的时间，增进夫妻间的交流及理解，加深感情。通过及时感知对方的需求和变化，向对方表达爱意，注重自身修养，培养共同兴趣，提高婚姻质量。

（五）定期体检

目前在我国事业和行政单位、经济效益好的企业每年或每两年提供职工免费健康体检，建议其他人员应根据自身的经济状况和自我保健意识来确定是否进行定期健康体检。社区护士应向中年人宣传定期健康体检的益处和重要性，鼓励中年人最好坚持每年到医院进行一次健康体检，充分了解自身健康状况。

1．重点检查的项目 中年人身体的器官和功能都开始出现衰退的迹象，定期重点检查项目有：①血压；②血脂；③尿液；④心电图；⑤眼底；⑥胸部 X 线；⑦大便隐血检查；⑧肛门指检；⑨妇科检查；⑩癌症筛查。

2．重视体检报告 体检完毕一定要重视对体检报告的认真阅读，需要特别指出的是，应该认真对待下列两种情况。

（1）对于报告中明显异常的检查结论，即使无自觉症状，也建议及时遵医嘱进行确诊治疗。

（2）对于虽在正常值范围，但已接近临界值，或有疑问的检查结论（血压、血脂正常高值，空腹血糖偏高，眼压接近上下临界值，期前收缩、心脏杂音等）均需定期复查或进一步检查确诊。

第二节　社区老年人保健

案例 9-2

孙老太太是一位70岁脑卒中后遗症患者，她在发生脑梗死之后右侧肢体麻痹，且语言功能开始减退。孙老太太住院治疗3个月后出院回家，每天基本卧床，或是在床旁度过，除了家属以外，与他人交流的机会减少。

请回答：

1．孙老太太存在哪些健康问题？

2．社区护士应如何对孙老太太进行保健指导？

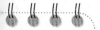

一、概述

（一）老年人的概念

目前对老年人年龄的划分世界各国尚无统一标准。2000年联合国世界卫生组织确定了老年人的划分标准：60～74岁为年轻的老年人，75～89岁为老年人，90岁以上为长寿老人。西方一些发达国家认为65岁是进入老年人的标准。中华医学会老年学会根据我国的国情规定：60岁作为我国划分中老年人的分界点，60～89岁为老年期，90岁以上为长寿期。

（二）老年人的特征

1. 生理特征 老化或衰老使机体各组织、器官、系统在生长发育成熟后，随增龄而逐步出现各种生理、代谢和功能的改变。老化是正常生命过程，受遗传、生理、心理、社会等因素的影响。人体出现老化后，主要有以下生理功能的改变。

（1）外表体态的改变

1）身高下降，骨质逐渐变得疏松易碎。

2）皮下脂肪减少，皮肤变薄、松弛，皱纹增加；皮脂腺减少，皮肤干燥易痒，皮肤及毛发失去光泽。

3）皮肤防御功能下降，损伤后愈合能力下降；皮肤感觉变迟钝，弹性差，出汗减少。

4）毛发变细、脆，呈灰或白色，脱发增加。

5）脂肪分布发生变化，腰部和腹部脂肪增多，呈梨形或苹果形体型。

6）牙龈萎缩、牙齿松动脱落等。

（2）各系统改变

1）心血管系统：血管弹性调节作用降低，心脏排出量减少，动脉粥样硬化程度加重，血管腔狭窄等。

2）神经系统：视力减退、出现老花眼、泪液分泌减少，嗅觉迟钝、味蕾减少，痛觉的敏感性减退，脑组织萎缩、记忆力减退等。

3）呼吸系统：肺活量降低、残气量明显增加，肺顺应性降低、最大通气量减少等。

4）消化系统：唾液分泌减少、口腔干燥、吞咽能力下降，胃肠消化功能减弱等。

5）泌尿及生殖系统：肾缩小、肾小管分泌和吸收功能减退，膀胱收缩力减弱、容量变小，常伴尿频、尿急及夜尿现象，男性老年人前列腺肥大增生而影响排尿，女性老年人子宫脱垂、膀胱膨出、组织松弛而影响排尿，生殖器官萎缩等。

6）内分泌系统：内分泌器官出现不同程度的萎缩，内分泌激素紊乱，免疫功能下降，防疫功能减弱等。

7）运动系统：肌肉出现萎缩，骨质疏松，椎间盘退行性改变，关节软骨纤维化、滑囊变僵硬、骨赘生成等。

2. 心理特征 随着增龄老年人的心理会发生明显的改变，主要体现在以下几个方面。

（1）感知觉改变：老年人感知觉如视觉、味觉、听觉、触觉、平衡觉、运动觉、内脏觉、空间知觉、时间知觉都在发生改变。这些感知觉的变化会直接影响老年人对外界信息的接收及判断，产生误解及引发矛盾，而导致其出现丧失感、衰老感、隔绝感等心理问题。

（2）记忆力改变：老年人记忆力改变的特点体现在机械记忆下降，而运用有关知识进行的意义记忆较好，远期记忆保持较好，近期记忆减退较快。老年人记忆力下降的早晚、快慢受个体差异的影响较大。

（3）思维能力改变：老年人思维能力下降，反应迟钝，思维转换较为困难，逻辑思维出现障碍，特别是创造性思维下降明显等。

（4）情绪改变：老年人情绪趋向于不稳定，常表现出敏感、易怒、唠叨、爱争执等，一

随堂测 9-2

且出现强烈的情绪反应后，需较长时间才能平静下来。

（5）人格改变：老年人的人格改变表现在固执、守旧、不易接受他人意见及新事物、暴躁、孤独、猜疑等，但这些属于适应不良的人格特征，有很多老年人表现出快乐、慈祥、宽容等良好的人格特征。

3．社会特征　社会活动是生活的核心，是每个人在社会的互动中找到生活意义的基础。进入老年后，老年人的社会活动必然会随着衰老及社会角色的改变发生变化。

（1）社会角色改变：离退休是人生历程中的重大转折之一，老年人退休后生活、工作节奏都突然变得松弛缓慢起来。一种极度悠闲沉寂、无所适从和难以排解的孤独感的心理情绪会强烈地冲击每一个从生命的前台退居后台的老年人，使他们感到难以适应。离退休后的角色转换，是一种衰退型的转换。如果不能顺利地实现这一角色转换，就会出现一些不健康的心理问题，如孤独、寂寞、狭隘多疑、焦虑、抑郁。

（2）社会活动参与改变：参与社会活动的基础条件是良好的健康状况和记忆能力，同时还受到出行条件、交流对象范围、经济状况等的影响。但老年人是否继续参与一些社会活动，不完全取决于年龄，而是由其健康状况和生活态度所决定。因此老年人能够保持一种良好的生活方式、积极的社会活动参与状态，是克服老年人衰老消沉和增进健康生活的重要方面。

4．患病特征　老年人在衰老的过程中出现生理、心理功能的变化，致使患病时机体在临床表现上与其他年龄存在一些差异。

（1）临床症状不典型：老年人中枢神经系统发生退行性改变，导致对疾病的感受性下降，即便是疾病发展到严重的阶段，自觉症状仍感受较轻。老年人患病后常因症状表现不典型而没被及时发现，延误了诊断、治疗，甚至造成了致死的严重后果。例如，老年人患肺炎，可能只表现为食欲差、精神萎靡、嗜睡，无发热、咳嗽、咳痰、胸痛等症状，早期也很少在胸部听到啰音。老年人对疼痛的反应也较差，对出现剧烈疼痛的疾病如胃肠道穿孔、骨折、心肌梗死可能仅会有一些轻微不适或全无症状。为此在为老年人护理的过程中，认真观察，仔细分析，及时发现问题是非常重要的。

（2）多病共存：老年人各组织器官功能衰退，储备、代偿和防御能力都较差，且大多数老年人易同时患有多种疾病，疾病之间相互掩盖，各种症状累积，导致老年人身心负荷加重，致全身状态急剧下降。同时在多病共存的情况下常易发生各种并发症，一旦某一疾病出现急性变化，就可能发生其他疾病恶化，发展至多功能器官衰竭，甚至危及生命。如长期患有高血压的老年人，同时患有心脑血管硬化，当出现血压突然升高时，可能会伴有脑血管意外、缺血性心脏病的发生。此外，老年人所患疾病大多属慢性病，病情恢复慢，病程持续的时间很长，常难恢复到患病前的健康状态。

（3）药物耐受性低：同样剂量的药物用于年轻人和老年人会表现出不同的治疗反应。老年人的耐受性低，容易出现药物副作用，且个体存在较大差异。老年人用药时对可用可不用的药就尽量不用，对肝、肾功能影响较大的应避免使用，特别是在多种药物共同使用时要考虑到药物之间的毒副作用对老年人机体的影响。

二、联合国老年人保健原则

联合国大会于 1991 年 12 月 16 日通过《联合国老年人原则》（第 46/91 号决议）。大会鼓励各国政府尽可能将这些原则纳入本国国家方案。联合国老年人原则的目的是保证对老年人状况的优先注意，强调老年人的独立、参与、照顾、自我充实和尊严。其原则概要如下。

（一）独立

1．老年人应能通过提供收入、家庭和社会支持及自助，享有足够的食物、水、住房、衣着和保健；

2．老年人应有工作的机会或其他创造收入的机会；

3．老年人应能参与决定退出劳动力队伍的时间和节奏；

4．老年人应能参加适当的教育和培训；

5．老年人应能生活在安全且适合个人选择和能力变化的环境；

6．老年人应能尽可能长期在家居住。

（二）参与

7．老年人应始终融合于社会，积极参与制定和执行直接影响其福祉的政策，并将其知识和技能传给子孙后辈；

8．老年人应能寻求和发展为社会服务的机会，并以志愿工作者身份担任与其兴趣和能力相称的职务；

9．老年人应能组织开展老年人运动或协会。

（三）照顾

10．老年人应按照每个社会的文化价值体系，享有家庭和社区的照顾和保护；

11．老年人应享有保健服务，以帮助他们保持或恢复身体、智力和情绪的最佳水平并预防或延缓疾病的发生；

12．老年人应享有各种社会和法律服务，以提高其自主能力并使他们得到更好的保护和照顾；

13．老年人居住在任何住所、安养院或治疗所时，均应能享有人权和基本自由，包括充分尊重他们的尊严、信仰、需要和隐私，并尊重他们对自己的照顾和生活品质做抉择的权利。

（四）自我充实

14．老年人应能追寻充分发挥自己潜力的机会；

15．老年人应能享用社会的教育、文化、精神和文娱资源。

（五）尊严

16．老年人的生活应有尊严、有保障，且不受剥削和身心虐待；

17．老年人不论其年龄、性别、种族或族裔背景、残疾或其他状况，均应受到公平对待，而且不论其经济贡献大小均应受到尊重。

随堂测 9-3

三、社区老年人的健康需求

老年人在老化的过程中时常会关注自己的疾病及对健康的影响，护理工作者应了解老年人的健康需求，对其进行科学、合理的健康指导，提高老年人生存质量。老年人的健康需求主要集中在以下几方面。

（一）自我保健及健康指导需求

老年人自我保健意识日益增强，对自身健康更为关注。社区老年人普遍文化程度偏低，年龄偏大，护理人员应为老年人提供自我保健方面的专业知识，促进老年人提高自我保健的能力。自我保健需求体现在安全用药、自我护理、皮肤护理、口腔护理、定期体检、防病基本知识、简易急救技术、饮食与营养、卫生保健等方面知识的获得。

（二）日常照顾需求

受机体老化、衰退及疾病影响的半失能及失能老年人，生活自理能力衰退或丧失，需要专业的护理人员提供日常生活的照料，以减少因行动不便造成的对机体的影响，提高生活质量。

（三）疾病护理需求

老年人是比较特殊的群体，常多种慢性病共存，希望能够在社区得到医护人员随时的治疗，当疾病突发或复发时能够得到及时救治及护理，老年人对疾病护理需求体现在自身所患疾病的治疗与护理，测量血压、血糖，换药和静脉输液等。

（四）心理护理需求

老年人社会活动逐渐减少，生活单调、枯燥、乏味，尤其性格内向的老年人不善于主动与人交往，会出现人际交往障碍。如果老年人长时间无法得到关心和照顾，就会感到孤独寂寞，严重者出现精神抑郁等心理问题。因此，老年人需社区护理人员为其提供一定的心理护理支持。

四、社区老年人的保健指导

根据社区老年人的健康需求，为老年人提供合适的保健服务，提高老年人的健康寿命，降低患病时间所占余寿的比重，增加老年人的自理年限，满足老年人的长期照护需求和心理健康需求，提高生活质量，是维持社区老年人健康的保障，实现健康老龄化的主要任务。

（一）日常生活保健指导

1. 饮食与营养 社区护士应结合老年人自身的特点，指导老年人选择合理的膳食，防止出现营养不良，避免因饮食结构不合理导致高脂血症、糖尿病、高血压、痛风等疾病的发生。

（1）膳食营养

1）适当限制热量的摄入：避免高糖、高脂肪、高蛋白的摄入，维持体重在标准体重上下10% 较为合适，避免肥胖，降低高血压、心血管病、糖尿病等发生率。

2）优质蛋白的摄入：优质蛋白主要存在于瘦肉、蛋、鱼、奶、大豆等食物中。鼓励增加鱼类食物摄入，适当增加富含钙质的食物，如奶类及奶制品、豆类及豆制品、核桃、花生。

3）控制动物性脂肪的摄入：老年人饮食宜清淡，动物性脂肪摄入过多会诱发动脉粥样硬化，增加心血管及脑血管病、结肠癌、乳腺癌、宫颈癌等发病的风险。提倡食用植物油，其中饱和脂肪酸、单不饱和脂肪酸、多不饱和脂肪酸的比例为 1 : 1 : 1。

4）保证各种无机盐、微量元素、维生素的摄入：摄入奶及奶制品是补充钙的重要途径，应增加供给；老年人还应注意摄入富含锌、硒、铬等的海产品、肉类、豆类等；每天食用至少5 种蔬菜、500 g 薯类、100 g 水果等以满足老年人对维生素和膳食纤维的需要；提倡低盐饮食，以防诱发高血压。

5）鼓励老年人多饮水：一般每天饮水量在 1500 ml 左右，排毒的同时又可预防脑血管意外、便秘等的发生。

（2）食物烹调：老年人消化功能减退，咀嚼功能也有所下降。因此，烹调食物应松软、细烂，可做成菜汁、菜泥、粥、羹等。烹调宜采用蒸、煮、炖、煨等方式，少用煎炸的方式，同时也要注意食物的色香味，以提高老年人的食欲。

（3）饮食习惯：老年人饮食宜定时定量、少食多餐，且饮食要有规律、有节制，不偏食。吃饭时应细嚼慢咽，不暴饮暴食，不食过冷、过热及辛辣刺激性食物。一般早餐多食含蛋白质丰富的食物，如牛奶、豆浆、鸡蛋，午餐食物种类应丰富，晚餐以清淡食物为佳。

（4）饮食卫生：老年人抵抗能力低下，特别要注意病从口入。食物要新鲜，避免食用变质、发霉、烟熏、腌制的食物，预防癌症的发生。蔬菜水果应清洗干净，保持餐具的清洁卫生。

2. 睡眠 随着人体的老化，老年人的睡眠时间及质量也在逐渐下降，对老年人睡眠进行指导是保证其健康的重要途径之一。

（1）睡眠规律：老年人睡眠轻，易醒，每次睡眠的时间可能比年轻人要少，但每天总的睡眠时间应保证 7～8 小时。一般老年人晚间 9～10 点入睡，早晨 5～6 点起床，午饭后亦应安排 1 小时的睡眠时间。

（2）睡眠准备：晚餐不宜过饱，保持情绪稳定；睡前不宜饮浓茶、咖啡、大量水等；睡前可进食有助于睡眠的食物，如温牛奶、大枣；睡前进行温水浴、温水泡脚等有助于入睡。

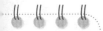

3. 运动 科学的体育锻炼可以促进老年人血液循环、改善呼吸功能、增加胃肠蠕动、增加脑细胞供养、提高机体抵抗力和免疫力，可以调节老年人的心理状态，提高老年人生活质量，促进老年人健康与长寿。

（1）运动的种类：日常的生活活动和家务活动是最基本的活动，可促进老年人各系统保持良好的功能状态，也可提高其自信心和自我认同感。除了基础活动外，选择温和、强度适中的运动对老年人的健康也是非常有益的，如有助于老年人伸展运动的柔软体操、广播体操、散步、慢跑、民间舞蹈、太极拳、气功、五禽戏、八段锦。

（2）运动时间和场所：老年人运动的时间宜选择在清晨或傍晚，一般在饭后 1 ～ 2 小时进行，时间为半小时左右，一天运动时间不超过 2 小时为宜。运动场所一般选在污染和噪声较少、空气清新、安静的公园或操场等。

（3）运动量：适宜的运动量对老年人的健康非常重要。当老年人运动结束后 3 分钟心率恢复到运动前水平，表明运动量较小；3 ～ 5 分钟恢复到运动前水平，表明运动量适宜；10 分钟以上才恢复，表明运动量大，应减少运动量。

4. 清洁与舒适 清洁与舒适是老年人的基本生活需求，也是促进老人身体健康的重要保证，通过清洁可以维护皮肤与黏膜的功能、维持正常的体温调节与感觉功能，以及在预防皮肤病和压疮方面都有积极的作用。另外，可使老年人感觉舒适、心情愉快，满足其自尊的需要。

（1）皮肤清洁：冬季每周洗澡 2 次，夏季每天用温水清洗；浴室的温度一般在 22 ～ 26℃，水温 40 ～ 45℃；沐浴时间 10 ～ 15 分钟为宜；浴室、浴缸须用防滑地砖或防滑垫；老年人因膝关节的屈伸功能下降，浴缸高度应尽量降低，以防发生跌倒；皮肤清洁时应特别注意清洁老年人皱褶部位，如腋下、肛门、外阴和乳房下，但不能过分用力，防止皮肤破损。

（2）头发清洁：皮脂分泌较多的老年人应定期使用温水及针对油性头发的洗发液或中性肥皂洗头；头发干燥的老年人则清洁次数不宜过多，使用中性或针对干性头发的洗发液洗头。洗发后可用木梳或牛角梳梳理头发，帮助头部通经活络，促进血液循环，减少头发脱落。

（3）衣着：老年人的衣着应考虑老年人实际生理特点和需求，不仅要美观大方，而且要穿着舒适。无论是外衣还是内衣要选择通气性、吸水性、保暖性等较好的面料，避免选用对皮肤造成刺激的化纤织物。衣服需要勤换洗。

（4）居室卫生：老年人的居室环境应考虑舒适性、便利性和安全健康。室内温度夏季保持在 26 ～ 28℃，冬季保持在 20 ～ 22℃，室内相对湿度在 50% 左右。室内物品摆放整齐，夜间有照明设施。根据老年人生活的需要，家具摆设与选择着重使用方便和安全，室内布置去除不必要的障碍物。室内需采光充分，定时开窗通气，保持室内空气新鲜、流通。经常打扫室内卫生，以减少老年人呼吸道感染发生的机会。

（二）安全与防护

1. 跌倒防护 老年人跌倒死亡率随年龄的增加急剧上升。跌倒除了导致老年人死亡外，还导致大量老年人残疾，影响老年人的身心健康。对于老年人应该保障环境安全，光线充足，地面干燥，减少障碍物，提高预防跌倒的意识。

2. 呛噎预防 老年人在进食的时候体位要合适，宜采取坐位或半卧位；平卧位者进食时速度不宜过快。在进食的过程中尽量避免说笑、看电视，以防止呛噎的发生。进食的速度不宜过快，应均匀地小口进食。吃干食易呛噎的老年人，尽量少吃干食，必要时应准备好水和汤；吃流质饮食易呛噎者，可将食物加工成糊状。

3. 安全用药 老年人随年龄增长易患多种慢性病，需要长期服药治疗。大量及长期服药极易造成药物的体内蓄积中毒和导致不良反应的发生。应把握好老年人的用药原则，正确指导老年人用药，保证老年人用药的合理、有效和安全。

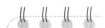

（1）用药原则

1）不滥用药：必须选用疗效肯定的药物，避免滥用药、多用药而发生不良反应。

2）用最小有效剂量：一般 60～79 岁的老年人使用剂量为成人量的 1/2～2/3；80 岁以上的老年人用成人量的 1/3～1/2。对有肝、肾功能减退或疾病者，需因人而异、谨慎用药。

3）用药种类宜少：老年人用药种类最好不超过 3 种，最多不超过 5 种。特别是患慢性器质性疾病的老年人用药种类应尽量减少，用药种类越多，不良反应的发生率就越高。

4）选药恰当：老年人吞咽片剂或胶囊有困难，宜选用液体剂型或冲剂，必要时可注射给药。老年人应慎用缓释剂型，由于老年人胃肠功能降低，影响药物的吸收，或因胃排空变慢、肠蠕动减弱可使药物释放时间延长，吸收量增加，使药物浓度增大而产生不良反应。

5）用法剂量宜简单易行：老年人记忆力和依从性差，如服用方法复杂，老年人易遗忘而不愿意坚持。药物最好采用每天晨服 1 次，或三餐后各一次的方法为宜，并且告知老年人家属服药方案，以便督促患者服药。

6）随时调整药物：老年人用药易出现不良反应，护士应指导患者、家属及护理者除观察疗效外，还需观察可能出现的不良反应，以便及时发现，随时调整药物及剂量。

（2）用药指导：指导老年人严格遵医嘱用药，提高用药依从性；不滥用药物，如能用非药物方式缓解症状或痛苦，尽量不用药物；服用药物种类多时，分次服下，以免误咽而引起窒息，粉剂应装成药囊或加水调成糊状再服用；使用镇静类药物最好上床后服用，以防引起跌倒；服药期间，禁止吸烟饮酒，并注意药物与食物间的相互作用。

（三）心理护理

1．帮助适应角色转变　离退休综合征是老年人离退休后常出现的一种适应性心理障碍。社区护士应给予离退休老年人更多的关爱，积极及耐心地引导老年人实现离退休的社会角色转换，指导老年人不要把离退休当成人生的终点，而要将其看作人生的新起点，充分发挥自身的余热，并且要对自己的健康负责，培养各种兴趣爱好，陶冶情操，扩大社交，排解寂寞。空巢老人要学会自立，充分理解子女，热爱生活，能用正确的方式和积极心态面对突发事件。

2．情感支持　指导老年人科学安排离退休后的家庭生活，养成良好的起居生活习惯；鼓励老年人扩大生活圈，多与外界交流，消除孤寂感；鼓励老年人积极适当地参加体育活动和社会活动，培养兴趣爱好，如参加健身操、太极拳、扇子舞、美术、书法、保健、饲养宠物等活动，陶冶情操，充实生活；呼吁家庭、社会多关注和关心老年人，积极鼓励及促进家庭成员多与老年人进行交流，帮助老年人适应老年期的生活，缓解孤寂感。

（四）生命教育

老年生命教育是以老年人的生命活力为基础，以承继老年群体的身心特点及个性为前提，以倡导老年人的生命与自身和谐、与自然和谐、与社会和谐、与他人和谐为目标，通过良好的教育方式、内容与途径，积极唤醒老年人的生命意识，激发他们的活力与潜能，构建科学的生活方式，全面提升老年人生命质量的一种教育活动。

1．促进对生命的理解　帮助老年人认识死亡是生命的一部分；关注老年人的内心世界，帮助老人回顾过去，肯定其自身价值和各方面的成就及贡献。通过教育或活动让老人能够认识死亡的本质，减少无谓的恐惧情绪，使之能积极掌控余下的生命，集中精力发展个人潜能，这对促进老人正确看待生命会起到积极的作用。

2．临终的应对　通过对安宁疗护的接触，如参观临终关怀医院、介绍死后的程序安排、介绍提供殡葬服务的机构、介绍预立遗嘱的作用及法律规定、讨论及分享关于火葬和殡葬仪式的安排及遗产处理等，让老年人能够较为从容地面对自己及他人的临终与死亡。

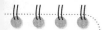

第三节　社区老年人健康管理

一、概述

（一）社区老年人健康管理的概念

健康管理是对个体或群体的健康进行全面监测、分析、评估，提供健康咨询和指导，以及对健康危险因素进行干预的全过程。其宗旨就是调动个体和群体及整个社会的积极性，有效地利用有限的资源达到最大的健康效果。狭义的健康管理是指基于健康体检结果，建立专属健康档案，给出健康状况评估，并有针对性提出个性化健康管理方案（处方），由专业人士提供一对一咨询指导和跟踪辅导服务，使服务对象从社会、心理、环境、营养、运动等多个角度得到全面的健康维护和保障服务。

（二）社区老年人健康管理的必要性

2020年11月1日第七次全国人口普查结果显示，我国60岁以上老年人口为2.64亿，占总人口的18.70%，其中65岁及以上人口为1.91亿，占总人口的13.50%，与2010年第六次全国人口普查结果相比，60岁及以上人口的比重上升5.44个百分点，65岁及以上人口的比重上升4.63个百分点，人口老龄化继续加剧。老龄化社会、"未富先老"的矛盾使老年人口的照护和健康问题越来越突出。健康管理则突出了预防为主的理念，节约资源，降低疾病带来的经济负担。因此，对老年人进行健康管理，可以及时了解老年人群的健康状况，控制可能发生疾病的危险因素，帮助老年人群进行有针对性的预防性干预措施，成功地延缓、阻断甚至逆转疾病的发生与发展进程，实现维护健康的目的。

（三）老年人健康管理的主要内容

老年人健康管理的内容已由单纯的健康体检发展到对健康的全面管理。涉及的主要内容可以分为：个体健康信息的采集与梳理、影响健康因素的检测和评估、健康咨询和干预及后期的随访与追踪。健康信息的采集与梳理是健康管理的前期过程；影响健康因素的检测和评估是对健康危险因素的认识过程；健康咨询和干预是整个健康管理过程的核心所在，是解决健康管理问题的关键；后期的随访与追踪是健康管理工作总结和持续的过程。

（四）社区卫生服务在老年人健康管理中的作用

2011年卫生部颁布的《国家基本公共卫生服务规范（2011年版）》将65岁及以上老年人开展健康管理服务纳入国家基本公共卫生服务项目，这意味着该项工作在全国范围内成为社区卫生服务中心的常规工作。2019年国家卫生健康委员会又将医养结合服务纳入国家基本公共卫生服务项目。因此，各社区卫生服务中心遵循老年人自愿原则，立足社区，根据老年人的年龄、健康状况及生活自理能力，开展全方位的老年健康管理服务，从疾病预防、保健、康复等方面开展相应的健康教育，倡导积极健康的生活方式，有效提高老年人的健康水平。

（五）构建老年人健康管理的措施

1．完善养老保障体系　除了社区公共卫生服务中心（站）之外，政府已出台激励性的政策鼓励民间资金投资、参股老年护理院的建设，从硬件设施上缓解病残、高龄老人生活无法自理的困难，逐步形成"9073"的养老格局，即90%的老年人通过自我照料和社会化服务实现居家养老，7%的老年人通过社区组织提供的各种专业化服务实现社区照料养老，3%的老年人通过入住养老机构实现集中养老。建立城镇养老保险体系、探索建立农村养老保障体系、建立贫困老年人求助制度。

2．基本公共卫生服务均等化　通过社会管理体制创新推进均等化的社会公共服务资源，如为所有老年人免费提供宣传教育、建立健康档案、应用信息服务引导平台等措施，逐步消除户籍性的基本公共服务差异，促进流动人口与社会融合。

3．建立科学的健康管理技术分级标准 按照老年人常见疾病的种类制定不同级别和分类的健康管理标准和操作规范，对不同病情的老年人进行分层后，再采用不同级别的预防与管理方案。

4．规范健康管理服务内容 2017年国家卫生和计划生育委员会颁布的《国家基本公共卫生服务规范（第三版）》对老年人健康管理服务进行了规范，内容主要包括服务对象、服务内容、服务流程、服务要求及自理能力评估量表等。

5．社区资源整合 秉承政府倡导资助、社会力量兴办的发展原则，逐步形成政策合力、资金合力、管理合力及技术合力，创新发展机制和运作机制，积极探索健康服务事业发展方式，构建与社会经济制度相匹配的健康管理事业发展机制和运作机制。

二、养老的含义及养老模式

老有所养是我国《老年人权益保障法》中关于"五个老有"规定的内容之一。"养老"有两种含义，其一是奉养老人，指经济供养、生活照顾、精神慰藉三个方面的结合；另一种含义则是年老闲居休养的状态，这层含义之下，老年人是状态的主体，养老是对老年人生活状态的一种描述。一般来讲，养老的含义通常是前一种。"养老模式"指一切有利于老年人生活和满足老年人需求的方法、途径、形式和手段。目前，家庭养老、机构养老和社区居家养老是我国三种最基本的养老模式，而以房养老、乡村养老、旅游养老等新型养老模式也在不断发展中。

1．家庭养老 中国是崇信儒家文化的国家，养儿防老、家长的主导地位、几代同堂等传统观念根深蒂固，长期以来形成了"家庭养老"的传统模式。家庭养老模式以血缘关系为纽带，由子女、配偶或其他直系亲属为老年人提供经济、生活和精神照顾，以保障老年人基本生活。

2．机构养老 是指由专门的养老机构（包括福利院、养老院、托老所、老年公寓、临终关怀医院等）将老年人集中起来，进行全方位的照顾，包括提供饮食起居、清洁卫生、生活护理、健康管理和文体娱乐活动等一系列综合性服务。

3．社区居家养老 是老年人在家庭居住与社会化上门服务相结合的一种养老模式，是指在社区内为老年人提供的包括物质、设施、衣食住行方面及生活照料、医疗护理、心理保健、文化教育、体育娱乐、法律咨询等方面的服务。社区居家养老可以让老年人在熟悉的社区环境中维持自己的生活。"医养结合"是社区居家养老模式的核心内容，目前我国已经开展的社区居家养老模式有"社区卫生服务机构＋老年人日间照料中心"型、"社区综合养老服务机构与社区卫生服务机构签订协议"型、"村卫生室＋农村幸福院"型等。《"十三五"国家老龄事业发展和养老体系建设规划》中明确提出，当前要完善"以居家为基础、社区为依托、机构为补充、医养相结合"的养老服务体系。社区居家养老模式是众多养老模式其中之一，也是目前较符合中国国情的一种养老模式。

4．其他

（1）以房养老：这是发达国家提出的一种"倒按揭"金融养老模式，即老年人将自己的产权房抵押或者出租，以定期取得一定数额的养老金或者接受老年公寓服务的一种养老模式，我国也有部分城市试点。

（2）乡村养老：乡村的空气新鲜，生态环境优越，生活成本低廉，吸引了众多的退休老年人前去养老，催生了乡村养老模式。

（3）除了以上养老模式外，还有旅游养老、租房入院养老、基地养老、合居养老、钟点托老、遗赠扶养、招租养老、货币化养老等十几种新兴养老模式。

总之，可供老年人选择的养老模式不断增加，但当前我国处于急剧的社会转型时期，快速的社会变化和人口老龄化、高龄化问题越发凸显，专家指出，中国需要建立"三位一体"的中

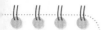

国式养老模式，即"居家养老＋社区养老服务＋社区医疗服务"，在理念上与"加快社会养老服务体系建设"一脉相承，在方式上兼顾中国人恋家心理及社会力量介入的需要。简言之，建立多渠道、多元化、多层次的养老保障体系迫在眉睫，以利于城乡更快、更好地发展。

三、老年人自我及家庭健康管理

（一）老年人自我健康管理

健康是公民的基本权利。维护和促进健康，除了社会和卫生管理部门应当全力以赴，个人也应承担起对自己健康管理的责任至关重要。自我健康管理就是在传统健康管理的基础上强调个体参与，是一种自发的管理活动，依靠自己或家庭成员的努力，对身体的健康信息和健康危险因素进行分析、预测和预防的全过程。自我健康管理是一种保持健康状态的能力，包括对自身健康状况的认识、对健康知识的了解及健康生活方式的选择等；尤其对患病者而言，是处理慢性病所必需的能力，包括对疾病症状的认识、治疗及生活方式的改变等。因此，自我健康管理是实现老年人健康管理效果最大化的切入点，它可以帮助老年人群树立正确的健康管理信念，提高健康素养，促使老年人对自己的健康负责。

1．自我健康管理方法　自我健康管理可分为四个阶段，即评估、计划、实施和评价。

（1）健康评估阶段：平日自觉身体良好的老年人每年应进行一次体检。体检次数和体检项目应根据各自的身体状况和医疗条件决定。另外老年人应能够阅读体检报告，能够明白检查结果是否属于正常范围，与医生沟通了解自己存在的危险因素、患病风险、疾病控制或发展情况等。

（2）制订健康计划：将存在的健康问题进行排序，一般最易解决的问题放在最前面，以增强自我管理的信心。排完序后将健康问题分为营养、运动、心理等几类，根据掌握的保健知识，结合个人生活习惯，找出生活中需要改变的健康行为，制订适合个体、切实可行、循序渐进的健康管理计划。

（3）健康计划实施：是老年人自我健康管理的重要环节，积极有效的干预措施，可以使机体从亚健康状态转为健康状态。自我健康干预最初可能会遇到困难，但在实施过程中要鼓励老年人持续地进行下去。

（4）自我健康管理效果评价：在长时间的自我健康干预的过程中，老年人最好将日常生活已改变的行为及有待改变的行为记录下来，以督促自己按计划完成。在每次查体后进行小结，重新修订自己的健康计划。

2．自我管理的主要技能　老年人有了自我管理意识，掌握了自我管理方法，还需要通过专家的科普讲座、阅读关于保健知识的书报、向专科医护人员咨询等逐渐学会自我健康管理相关技能，有针对性地进行自我保健。在自我健康管理中需要学会的方法和技能有：学习和掌握健康知识的能力，甄别科学的健康信息和知识，学会自测和掌握身体的基本数据（心率、血压、呼吸、脉搏）；学会看懂自己体检报告的主要检查结果和结论信息；学会一套运动营养技能、心理减压技能、情绪管理技能、寻医问药技能、改变不良行为生活方式技能、适应工作和生活环境技能、疾病康复技能等。

（二）老年人家庭健康管理

家庭是社会管理的最基本单元，是爱的港湾，是情感的纽带。对一个社会来说，家庭的社会功能和文明作用都不可替代。目前，我国绝大多数老年人都是居家养老，家庭健康管理是老年人健康管理最有效的具体执行单位。完善老年人家庭健康管理可以从以下几个方面进行。

1．社区卫生服务机构的支持　家庭的健康管理离不开社区卫生服务机构的支持，社区卫生服务人员应加强对家庭成员的指导，与家庭成员密切合作增强居家老年人自我健康管理意愿和能力。

2．家庭物理空间的改造　在入户回廊处设置入户缓冲区，做好入室前衣帽、自身及快递等物品的消毒。客厅内增加颜色鲜艳的地毯、摆放绿色植物以调节心情。书房内的光线明亮，书桌椅符合人类工效学原理。阳台可以改造成玻璃暖房，墙壁装饰为温馨的格调，家庭装饰充满生机与活力。

3．关注老年人的全面健康　在老年人家庭健康管理中，家庭成员应该注重老年人的膳食、运动、心理等多方面的问题，合理的膳食、适当的运动、良好的心理状态及提高机体免疫力的健康生活方式对老年人更为重要。

知识链接

日本老年人的健康管理介绍

日本社会老龄化倾向比较严重，在众多的老年人口中，无独立生活能力的老年人数量在逐年增加。日本政府已经意识到老龄化问题的严峻性，主要通过老年人健康护理保险制度及老年人健康服务项目细化等措施，加强对本国老年人的健康管理。

1．老年人健康护理保险制度　即"介护保险制度"，介护保险作为一种制度是为老年人或因身体残障造成日常生活自理困难的个人所提供的与医疗、护理、保健和生活等相联系的综合性、专业化的援助，以满足其身体、精神、社会等方面的需求，为提高生活质量而最大限度地实现人生价值的服务。

2．老年人健康服务项目细化　老年人健康服务越来越专业化和多样化。老年人健康服务形式丰富，针对不同老年人的特点，引导社会力量参与老年人健康管理，有针对性地提供健康服务上门、长期照顾、短期照料等形式的服务。老年人健康服务队伍专业化程度高，通过针对性较强的专业教育，塑造老年人健康服务专业化队伍。为了维护从事老年人健康服务人员的权益，政府制定了有关法律法规，促使老年人健康服务队伍建设朝着持续性和稳定性的方向发展。

第四节　老年人常见健康问题及护理

一、老年综合征

老年综合征（geriatric syndrome，GS）是指老年人由于多种疾病或多种原因造成的同一种临床症状或问题的综合征，包括日常生活活动（ADL）能力下降、认知功能障碍、抑郁、谵妄、痴呆、沮丧、跌倒、骨质疏松症、头晕、感觉丧失、营养不良、体重减轻、疼痛、药物滥用、尿失禁和医源性问题等。老年综合征与以往单一疾病或原因导致的多种症状不同，强调的是多种疾病或原因导致同一症状。如谵妄可以出现在泌尿系统感染的老年人中，也可以在脱水和水、电解质失调的老年人中出现。

（一）危险因素

老年综合征与高龄、中枢功能退化、肢体功能下降等相关，也与环境和社会因素密切相关。研究表明，家庭环境中的整洁情况、照明度、地面平坦度等与老年人的跌倒率显著相关，独居、家庭不和谐是老年人群痴呆、抑郁发生的重要危险因素。此外，某种危险因素可能与多种老年综合征的发生有关，如高龄和中枢功能退化是跌倒、痴呆、抑郁等多种老年综合征的重要危险因素。一种老年综合征也会引起其他老年综合征的发生或加重其后果，如慢性疼痛导致睡眠障碍、意识模糊、抑郁等，营养不良导致跌倒、意识模糊、痴呆、谵妄等。

（二）常用评估工具

目前针对单个老年综合征的评估量表较多，但系统、全面地评估多种老年综合征的量表较少。常用评估工具如下。

1. SPICES量表　SPICES量表是由美国哈特福德老年护理研究所、纽约大学护理系Terry Fulmer博士设计，是需要护理干预的老年综合征评估量表。虽然尚未进行量表的有效性和可靠性测试，但已被广泛用作一种有效的对老年人进行评估的方式。SPICES是需要护理干预的常见老年综合征的英文缩写，其中S代表睡眠障碍（sleep disorders），P代表进食问题（problems with eating or feeding），I代表失禁（incontinence），C代表意识模糊（confusion），E代表跌倒问题（evidence of falls），S代表皮肤破损（skin breakdown）。将这些内容制成表格，可用于对健康及虚弱老年人的初步评估，简单易行。

2. 老年人专用生命质量评价量表（LEIPAD）　此量表依据现实的环境特点和老化过程中生物社会因素的变化来制定，通过对老年人身体、社会、认知功能、经济状况、环境、性功能来衡量。

3. 生活质量量表（老年版）　有完整版、缩略版和简洁版三种类型，分别包括111个、54个、24个项目，涵盖个人生理、心理、精神三方面，对社区生活、社会的归属性、老化、休闲实践的演变过程都有评估。

由于老年综合评估内容繁多，目前尚无全球标准化老年综合评估的共识或指南，国内老年综合评估报道较少，主要集中在社区老年人健康问题及其危险因素分析，针对我国老年人特点的老年综合评估量表需进一步研制。

（三）护理措施

老年综合征患者除急性期需要到医院接受处理外，大多在社区卫生服务机构接受治疗和护理。护理重点是全面关注老年人的功能状态和生命质量。

1. 社区医务人员的多学科整合管理　老年病的多学科整合管理是一种以人为本、以患者为中心的服务模式，能够为老年患者提供综合性的医疗、康复和护理服务，在老年病管理中发挥着越来越重要的作用。其团队成员由全科医师、老年病医师、康复师、护士、心理师、营养师、临床药师、社会工作者、护工、宗教工作者、患者本人及其家属等组成。社区卫生服务中心可定期邀请上级医院相关团队成员进行现场或远程的疾病诊治。

2. 中医辨证施治　老年综合性评估的提出强调了综合审视、整体评价，这与中医的整体观念、辨证论治、个体化的治疗原则不谋而合，因此运用中医理论治疗老年综合征具有很大优势。

3. 心理护理　社区老年综合征患者病症多，病情重，久病后的老年人易出现孤独、焦虑、抑郁等心理情绪，因此社区护士也要注意心理问题的评估，并对老年人实施心理护理。

二、老年人衰弱

案例 9-3

张老太太是一位72岁的中学退休教师，老伴早年离世，独自一个人居住。她患有糖尿病，通过药物治疗，血糖控制稳定，血压、血脂也都正常。近半年以来，张老太太常常自感体力下降，睡眠质量差，但又习惯卧床，很少出门，体检发现她除体重减轻5 kg外无其他异常。

案例 9-3（续）

请回答：

1. 张老太太存在什么样的健康问题？
2. 社区护士应如何对张老太太进行保健指导呢？

衰弱（frailty）在词典上的定义是指身体处于缺乏力量和健康而容易受到伤害的状态或特质。学者们对衰弱的定义不同，目前各个领域最常用的衰弱的概念是 Fried 等提出的，即衰弱是一种由多个生理系统累积功能下降导致的生物学症状，表现为储备能力和抵御能力下降，最终对不良结局的易感性增加。衰弱是一种功能稳态失衡导致的病理生理状态，其特点是各器官系统分子、细胞和组织损伤的积累。其特征包括消瘦、耐力减低、平衡和运动功能下降、动作减慢、相对活动度降低，还可伴随认知功能的下降。衰弱发生率在 4.0% ～ 59.1%，常见于高龄老年人，且女性高于男性。

科研小提示

很多学者针对老年人心理衰弱、环境衰弱、社会衰弱等维度的衰弱展开研究。

（一）影响因素

1. 自我感知健康状况差 衰弱认同危机（frailty identity crisis）理论认为衰弱是老年人由完全自理过渡到自理能力完全丧失的过程，老年人可感知到这一过渡阶段中的身心变化。随着自我感知到的健康和功能状况发生改变，老年人会采取不同的应对策略，自我感知到健康状况越差，越容易采取消极的自我保护行为，反而加快健康状况的恶化，出现各种衰弱问题。社区护士应评估老年人对健康状况的自我评价情况，协助老年人采用积极的应对策略。

2. 慢性病 慢性病种类越多的老年人越衰弱，国内外研究显示老年人罹患脑血管疾病、高血压、糖尿病和关节炎与衰弱的发生相关。脑血管疾病及其他慢性病与动脉粥样硬化有关，动脉粥样硬化是一种慢性炎症状态，它引起全身代谢和病理生理的变化，从而能促进衰弱发生。

3. 抑郁 衰弱与老年人的精神心理状态有关，尤其与抑郁情绪有关。生物学研究发现，衰弱与抑郁的老年人都存在炎性细胞因子水平升高的情况。

4. 认知障碍 存在认知障碍的老年人发生衰弱的可能性增加。衰弱与认知障碍之间的相互作用机制尚不清楚，但二者之间可能存在相似的病理基础。

5. 睡眠障碍 睡眠障碍是老年人常见的健康问题，表现为失眠、入睡困难、早醒等。睡眠障碍与衰弱之间的作用是通过其他因素引起或调节的。如睡眠障碍减少生长激素、胰岛素样生长因子 -1、睾丸素的分泌，这些激素能增加肌肉蛋白质水解，导致肌肉减少症和衰弱的发生。睡眠障碍也会给老年人造成激惹、焦虑、情绪不稳等精神障碍，使老年人产生不愉快的情绪，引起心理上的衰弱。

6. 尿失禁 衰弱和尿失禁在老年人群中常同时出现，可能与二者有共同的病理基础有关，如衰弱的核心问题是肌肉力量下降，而尿失禁是由于盆底肌肉力量下降。另外尿失禁会造成老年人的自卑心理，使其主动减少户外活动或锻炼机会，避免各种社交往来，进而加重衰弱。

7. 家庭支持 家庭关系紧张的老年人，衰弱程度高。家庭关系和谐与否与个人的健康状况、疾病的发生和预后有着非常密切的联系，家庭关系对老年人的身心健康影响很大，不和谐的家庭关系易使老年人的情绪产生变化，造成心理空虚，严重影响身心健康，导致衰弱水平的增加。

（二）常用评估工具

一般来讲，衰弱的测量维度包括生理、心理、社会、功能等四个方面，而各维度又有多个测量分类。目前使用最广泛且评价最多的测量工具是衰弱表现型和衰弱指数。

1. 衰弱表现型　衰弱表现型将衰弱视为多系统功能衰退累积导致的一种病理生理综合征。其评估依据是 Fried 等提出的 5 个躯体功能指标，即过去 1 年非意向性体重下降（＞ 4 kg）、自诉疲惫、无力（握力下降）、步速缓慢、身体活动量减低。在评估时，上述 5 项中没有任何 1 项为强健，若存在 1 ~ 2 项为衰弱前期，存在 3 项及以上为衰弱。此评估方法可用于老年人衰弱风险筛查和评价，最适用于非残疾老年人。由于衰弱表现型的评估是依据临床症状体征，因此可更好地反映年龄相关的系统生物学状态。

2. 衰弱指数（frailty index，FI）　衰弱指数将衰弱视为可以定量测量的多维度风险状态，是基于多种功能障碍的累积，而功能障碍可以是任何的症状、体征、疾病、残疾、伴随增龄或不良健康事件而出现的异常等。衰弱指数是 2002 年 Rockwood 和 Mitnitski 在"老年人累积健康缺陷"的概念上开发的衰弱测量工具，可以对衰弱度进行逐级描述。该评估量表涵盖了生理健康、行为风险、认知功能、精神卫生四个方面，包括 70 个可能的缺陷，如症状、体征、实验室指标异常、疾病和残疾。通过构建衰弱指数，可反映个体目前潜在的所有测量指标中不健康指标所占的比例。该评价是从整体的角度进行衰弱描述，健康缺陷累积越多，则个体越衰弱，出现健康危险的可能性就越大。衰弱指数常用于流行病学的大规模人群调查，用于人群整体的健康状况评估和预期寿命的计算。

3. 衰弱综合评估工具（The Comprehensive Frailty Assessment Instrument）　该量表是由 Nico De Witte 于 2013 年开发的，共 23 个条目，分为 4 个维度：生理衰弱（4 ~ 12 分）；心理衰弱，由心情评估（5 ~ 20 分）和情感评估（3 ~ 15 分）构成；社会衰弱，由社会关系评估（3 ~ 15 分）和社会支持（0 ~ 10 分）构成；环境衰弱（5 ~ 25 分）。衰弱总分为 20 ~ 97 分，20 分表示没有衰弱，97 分表示非常衰弱，分数越高表示衰弱程度越严重。该量表用于社区老年人衰弱的评估，首次将环境评估纳入老年衰弱评估的范围。

（三）护理措施

积极预防和治疗衰弱将会对老年人、家庭和社会产生很大的益处，尤其衰弱早期或衰弱前期的干预，可有效减缓和阻止衰弱。

1. 进行基础疾病的治疗，去除诱因　关注潜在的、未控制的、终末期疾病继发的衰弱，积极治疗基础疾病，如心力衰竭、糖尿病、慢性感染、恶性肿瘤、抑郁和痴呆。

2. 营养支持　营养干预可以改善衰弱老年人的营养不良和体重减轻，减少并发症。

3. 抗阻力训练和有氧运动　适当的有氧运动可以改善机体器官的功能，尤其是骨骼肌、内分泌系统、免疫系统、心血管系统等。

4. 治疗用药　衰弱治疗药物有激素类似物、性激素受体调节剂、血管紧张素转化酶抑制剂（ACEI）、中药、抗氧化物、维生素 E、维生素 D、类胡萝卜素、硒、多不饱和脂肪酸、脱氢表雄酮（DEHA）等。

5. 康复护理　衰弱是老年综合征的核心，制订衰弱患者的专业康复护理计划是预防不良事件非常有效的方法。有学者报道，采用太极拳配合抗阻力训练效果更佳。

随堂测 9-4

三、老年人跌倒

案例 9-4

　　郑先生，83岁，患糖尿病、高血压多年，2天前下楼梯时不慎从2级台阶上跌落，跌落时前额及右侧面部着地，前额部破损出血，右侧眉弓处有皮下血肿。

　　请回答：

　　1. 您作为目击者，应采取哪些紧急救治措施？

　　2. 您作为社区护士，应采取哪些护理干预手段？

　　跌倒（fall）是指突发的、不自主的、非故意的体位改变，倒在地上或更低的平面上。按照国际疾病分类（ICD-10），跌倒包括以下两类：从一个平面至另一个平面的跌落；同一平面的跌倒。

　　跌倒是我国伤害死亡的第四位原因，是65岁以上老年人中死亡的首位原因。老年人跌倒死亡率随年龄的增加急剧上升。老年人跌倒可致残疾，影响身心健康。跌倒后的恐惧心理可降低老年人的活动能力，使其活动范围受限，生活质量下降。估计我国每年有4000多万老年人至少发生1次跌倒，跌倒已成为严重威胁老年人身心健康、日常活动及独立生活能力的健康问题。

　　（一）危险因素

　　1. 内在危险因素

　　（1）生理因素：随着年龄的增长，步态的稳定性下降和平衡功能受损是引发老年人跌倒的主要原因。另外，视觉、听觉、触觉、前庭及本体感觉减退，肌力降低，骨骼、关节、韧带的功能损害和退化也是引发跌倒的常见原因。

　　（2）病理因素：凡是能导致老年人步态不稳、平衡功能失调、虚弱、眩晕、视觉或意识障碍的急、慢性病均可能诱发跌倒。如心血管疾病、神经系统疾病、骨与关节疾病、感官系统疾病，均可增加老年人跌倒的危险性。

　　（3）药物因素：很多药物可以影响人的神智、精神、视觉、步态、平衡等而引起跌倒。如精神类药物、心血管药物、降糖药、非甾体抗炎药、镇痛药、多巴胺类药物、抗帕金森病药。

　　（4）心理因素：沮丧、抑郁、焦虑、情绪不佳及其导致的与社会的隔离均增加跌倒的危险。

　　2. 外在因素

　　（1）环境因素：包括地面、家具及设施、着装等因素。①地面：潮湿、不平、过道有障碍物等；②家具及设施：室内光线过暗或过强，楼梯缺少扶手，台阶高度不合适、边界不清晰，座椅过高或过低，睡床高度不合适或床垫过于松软，坐便器过低、无扶手，家具不稳、摆放不当等；③着装：鞋的尺寸不合适，鞋底不防滑，裤腿或睡裙下摆过长等；④其他：如拐杖等辅助用具不合适。

　　（2）社会因素：老年人的教育和收入水平、卫生保健水平、享受社会服务和卫生服务的途径、室外环境的安全设计，以及老年人是否独居、与社会的交往和联系程度都会是跌倒影响因素。

　　（3）家庭因素：子女作为社区老年人家庭支持的主要提供者，及时为老年人提供帮助是非正式支持的重要组成部分，在老年人日常生活照料和情感寄托方面发挥重要作用，家庭成员中子辈支持越高，老年人的安全照护需求越低，反之则照护需求较高。

（4）与老年人活动状态有关的危险因素：大多数老年人跌倒发生于行走或变换体位时，少数发生在从事重体力劳动或较大危险性活动时（如爬梯子、骑车）。

（二）临床表现

老年人跌倒后可并发多种损伤，如软组织损伤、骨折、关节脱位和内脏器官受损。跌倒时的具体情况不同，表现则不同。若跌倒时臀部先着地，易发生髋部股骨骨折，表现为剧烈疼痛、不能行走或跛行。若跌倒时向前扑倒，易发生股骨干、髌骨及上肢前臂骨折，出现局部肿胀、疼痛、破损和功能障碍。若跌倒时头部先着地，可引起头部外伤、颅内血肿，当即或在数日甚至数月后出现出血症状。

（三）处理措施

发现老年人跌倒，不要急于扶起，要全面进行护理评估，首先检查其意识和生命体征，随后进行全身检查，包括头部、胸部、腹部、脊柱、四肢、骨盆、皮肤及神经系统，尤其应重点检查着地部位、受伤部位。

1. 意识不清

（1）立即拨打急救电话。跌倒者如有外伤、出血，应立即给予止血、包扎。

（2）如有呕吐，应将其头偏向一侧，并清理口、鼻腔呕吐物，保证呼吸通畅。

（3）如有抽搐，将其移至平整软地或身体下垫软物，防止碰、擦伤，必要时牙间垫较硬物，防止舌咬伤，不要硬掰抽搐肢体，防止肌肉、骨骼损伤。

（4）如呼吸、心搏停止，立即进行胸外心脏按压、口对口人工呼吸等急救措施。

（5）如需搬动，保证平稳，尽量保持平卧。

2. 意识清楚

（1）询问老年人跌倒情况及对跌倒过程是否有记忆，如不能记起跌倒过程，可能为晕厥或脑血管意外，应立即护送老年人到医院诊治或拨打急救电话。

（2）询问是否有剧烈头痛，观察有无口角歪斜、言语不利、手脚无力等，如有，切忌立即扶起，否则可能加重脑出血或脑缺血，使病情加重，应立即拨打急救电话。

（3）如有外伤、出血，立即止血、包扎并护送老年人到医院进一步处理。

（4）查看有无腰背部疼痛、双腿活动或感觉异常、大便失禁和尿失禁等提示腰椎损害情形。询问或查看有无肢体疼痛、畸形、异常关节、肢体位置异常等提示骨折情形。发生上述情况不要随便搬动，以免加重病情，立即拨打急救电话。

（5）如老年人试图自行站起，可协助老年人缓慢起立，坐、卧休息并观察，确认无碍后方可离开。

（6）如需搬动，保证平稳，尽量平卧休息。

（四）护理措施

1. 家庭照护　有半数以上老年人跌倒是在家中发生的，因此家庭内部的干预非常重要。家庭环境的改善和家庭成员的良好护理可有效防止老年人的跌倒。

（1）家庭环境评估：具体包括地面是否平整、地板的光滑度和软硬度是否合适，地板垫子是否滑动；入口及通道是否通畅，台阶、门槛、地毯边缘是否安全；厕所及洗浴处是否合适，有无扶手等借力设施；卧室有无夜间照明设施，有无紧急时呼叫设施；厨房、餐厅及起居室是否有安全设施；居室灯光是否合适，居室是否有安全隐患等。

（2）家庭成员预防老年人跌倒的措施

1）居室环境：合理安排室内家具高度和位置，家具的摆放位置不要经常变动，日用品固定摆放在方便取放的位置。坚持无障碍观念；居室内地面设计应防滑，保持地面平整、干燥，过道应安装扶手；卫生间的地面应防滑，可放置防滑橡胶垫，保持干燥，最好使用坐厕，浴缸旁和马桶旁安装扶手；室内光线应充足，床边应放置容易伸手摸到的台灯。

2）日常生活：为老年人挑选适宜的衣物和合适的防滑鞋具；如厕时要有人看护；不能自理的老年人，帮助老年人选择必要的辅助工具，需要有专人照顾。

3）心理护理：家人应多关心老年人，多与老年人交流，保持家庭和睦，创造和谐快乐的生活状态，避免老年人情绪有大的波动；帮助老年人消除跌倒恐惧症等心理障碍。

2．社区照护

（1）跌倒风险评估：全面准确评估社区老年人跌倒危险因素。关于跌倒评估的方法较多，其中包括修订版社区老年人跌倒危险评估工具（falls risk for older people in the community screening tool，FROP-Com）、平衡功能量表、坐立或站立功能量表，体能测评工具等。

（2）建立跌倒防护方案：针对不同类型危险因素建立跌倒防护方案，采取综合预防措施，进行连续性、综合性、个性化的护理指导。①有跌倒史的老年居民，视为跌倒重点防护对象，社区护士给予心理疏导，增强家庭、社会支持；②服用镇静催眠药、血管活性药、降血糖药、利尿药、激素类和抗过敏类药物等的老年人为重点防护对象，应给予安全用药指导；③对"依从性差"或存在"怕麻烦别人"心理的老年人，给予正确的心理护理；④对日常活动中陪护不固定或无陪护者，社区护士可通过与社区居委会沟通，建立社区居民之间一对一"平安出行"互助组织。

（3）社区环境干预：关注社区公共环境安全，及时消除可能导致老年人跌倒的环境危险因素。①小区道路要平整，地面应铺设防滑砖，保持社区内地面的卫生；②路灯要亮，路灯损坏后应及时维修；③有条件的在台阶处安装扶手，保持楼道扶手干净；④及时清理楼道内堆放的杂物及垃圾；⑤雨、雪天注意及时清理路面；⑥加强社区养犬户的登记及管理，方便老年人安全出行；⑦设立预防跌倒警示牌。

（4）社区健康教育

1）老年人：利用健康讲座或开发、制作图文并茂的折页，宣传个人预防跌倒的知识和技能，提高其知晓率并采取健康行动；宣教资料的印制应考虑老年人特点，以"形式多样、图文结合"为宗旨，"漫画为主、文字为辅"为特点，采用宣传单、手册、固定展板和宣传栏相结合的方式，在健康教育的过程中耐心解答老年人的疑问。

2）老年人的照顾者：培训家庭环境的评估方法，对老年人跌倒后的处理和家庭护理技术等。

3）社区卫生服务人员：培训老年人跌倒风险的综合评估方法、社区伤害预防的综合干预方法和服务技能等。

4）社区管理人员：提高社区管理人员在降低老年人跌倒预防工作中的社区管理技能等。

5）社会志愿者：组织社会志愿者在社区中发放宣传资料或贴海报，呼吁整个社会关爱老人，提升社区居民对老年人的关注度，鼓励邻里互助。

小　结

中年人的保健指导包括合理膳食、适量运动、纠正不良行为、减轻压力、定期体检。联合国老年人保健原则为独立、参与、照顾、自我充实和尊严。老年人的保健指导包括日常生活保健指导、安全防护、心理慰藉、生命教育。我国三种最基本的养老模式为家庭养老、机构养老和社区居家养老。社区老年人自我健康管理的阶段为健康评估、制订健康计划、健康计划实施和自我健康管理效果评价。老年综合征指老年人由于多种疾病或多种原因造成的同一种临床症状或问题的综合征。老年人衰弱的护理措施有进行基础

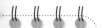

疾病的治疗，去除诱因、营养支持、抗阻力训练和有氧运动、用药护理、康复护理。跌倒指突发、不自主的、非故意的体位改变，倒在地上或更低的平面上。

思考题

1. 中老年人的年龄是如何划分的？

2. 应从哪几个方面对中年人进行保健指导？

3. 如何为老年人进行用药指导？

4. 老年人衰弱的影响因素有哪些？

5. 郑先生，83岁，患糖尿病、高血压多年，2日前下楼梯时不慎从2级台阶上跌落，跌落时前额及右侧面部着地，前额部破损出血，右侧眉弓处有皮下血肿。问题：

社区护士应采取哪些紧急救治措施？

(辛小林 王艳东)

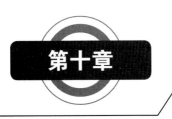

导学目标

通过本章内容的学习，学生应能够：

◆ **基本目标**

1. 正确复述慢性病的概念、特点及危险因素，描述社区慢性病健康管理原则、策略、流程和管理模式。

2. 列举社区慢性病线上和线下管理相关内容，包括线上管理的益处与问题、发展现状和未来趋势。

3. 描述"互联网+"延续护理的概念、发展背景和应用。

◆ **发展目标**

综合运用所学知识，分析社区常见慢性病包括原发性高血压、冠心病、脑血管病、糖尿病和肿瘤的危险因素、主要健康问题及社区管理工作，并且能够进行正确的健康保健指导。

◆ **思政目标**

树立慢性病健康管理的职业意识、团队精神，养成严谨慎独、恪尽职守的职业精神，尊重和关心社区慢性病人群。

随着社会经济的发展和人们生活方式的转变及人口老龄化的影响，我国居民慢性病患病率不断增加，呈现出高患病率、低治愈率的态势，严重影响了患者的生活质量。慢性病不能仅仅依赖于医院治疗，更要注重社区的管理和预防。转变医学模式，充分发挥社区服务的优势，对增强人们预防疾病和自我保健的意识、改善慢性病患者的健康状况、提高慢性病患者的生活质量具有积极作用。

第一节　概　述

一、慢性病的概念与特点

（一）慢性病的概念

慢性非传染性疾病（non-communicable disease，NCD），简称慢性病，是指起病隐匿、病程长且病情迁延不愈的非传染性疾病。慢性病不是特指某种疾病，而是对一组疾病的概括性总

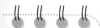

称。社区常见慢性病有恶性肿瘤、心脑血管病（冠心病、高血压、脑卒中等）、糖尿病及慢性阻塞性肺疾病（COPD）等。

（二）慢性病的特点

1. 一果多因，一因多果，一体多病 一果多因指一种慢性病可以由多种因素共同作用而导致。一因多果指同一个病因（如吸烟、饮酒）可导致多种疾病，如心脑血管病、恶性肿瘤、糖尿病和慢性呼吸道疾病。一体多病指一个患者常患多种慢性病，因不同种类的慢性病常具有共同的危险因素，而且一种疾病往往会导致另一种疾病的发生，二者相互联系。

2. 发病隐匿，潜伏期长 慢性病的早期症状往往比较轻且易被忽视，在病因的长期作用下，患者器官损伤逐步积累，直至急性发作、症状较为严重或者有并发症时才被发现。

3. 病程长 大多数慢性病的病程长，甚至是终生患病。

4. 可预防 多数慢性病可以通过改变环境、生活方式等可干预因素得以预防或缓解。

5. 难治愈 大多数慢性病的病因复杂或不明，故较难进行病因治疗，目前主要是对症治疗，以减轻症状、预防伤残和并发症。

6. 对生活质量影响大 因慢性病的病程长，难治愈，而且很多患者同时患多种慢性病，因此对患者的生活质量影响较大。

二、慢性病的危险因素

慢性病的种类很多，发生原因也相当复杂。常见的慢性病危险因素有以下几个方面。

（一）不良的生活方式

1. 不合理的膳食 包括饮食结构不合理、烹饪方法不当、不良饮食习惯等，如进食高盐、高胆固醇、高热量、低纤维素、腌制和烟熏食物，进食时间无规律，暴饮暴食。

2. 缺乏运动和久坐 运动可以加快血液循环，增加肺活量，促进机体新陈代谢，增加心肌收缩力，维持各器官的健康。但由于现代生活节奏快和交通工具便利，人们常常以车代步，导致活动范围小，运动量不足。调查显示，人群中11%～24%属于久坐生活方式，31%～51%为体力活动不足，大多数居民每天活动不足30分钟。缺乏运动是超重和肥胖的重要原因，也是许多慢性病的危险因素。久坐生活方式与多种疾病密切相关，有研究发现，久坐生活方式是独立于体力活动水平之外的疾病风险因素，因此，除了推荐体力活动外，也要注意减少久坐时间。

3. 吸烟 吸烟是恶性肿瘤、慢性阻塞性肺疾病、冠心病、脑卒中等慢性病的重要危险因素；吸烟者心脑血管病的发病率要比不吸烟者高2～3倍；吸烟量越大、吸烟起始年龄越小、吸烟史越长，对身体的损害越大。WHO将烟草流行作为全球最严重的公共卫生问题列入重点控制领域。

4. 酗酒 长期过度饮酒，易引起维生素缺乏和营养不良，加速动脉硬化与高血压的形成，诱发心肌梗死与脑出血；同时饮酒可促使甘油三酯合成旺盛，甘油三酯除引起动脉硬化外，还会大量沉积于肝中，降低肝的解毒功能，甚至造成肝硬化。另外还有可能增加咽喉、口腔、食管等部位癌症的发生率。

5. 精神心理因素 生活及工作压力会引起紧张、焦虑、恐惧、失眠甚至精神失常。长期处于较高的精神压力下，可使血压升高、血中胆固醇增加，还会降低机体的免疫功能，增加慢性病发病的可能。

（二）自然环境与社会环境

自然环境中空气污染、噪声污染、水源和土壤污染等都与多种慢性病的发生密切相关。社会环境中健全的社会组织、教育程度的普及、医疗保健服务体系等都会影响人群的健康水平。

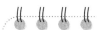

（三）遗传、生物及家庭因素

慢性病发生的比例与年龄显著相关。年龄越大，机体器官功能老化越明显，发生慢性病的概率也越大。家庭对个体健康行为和生活方式的影响较大，许多慢性病如高血压、糖尿病、乳腺癌、消化性溃疡、精神分裂症、动脉粥样硬化性心脏病有家族倾向，这可能与遗传因素或家庭共同的生活习惯有关。

三、社区慢性病健康管理

中国健康管理协会将慢性病健康管理（health management for chronic diseases）定义为在收集个人健康信息的基础上，对个体未来一定时间内某种慢性病的发生风险进行预测，针对生活方式和危险因素制订个体化干预和行为校正计划并实施，定期进行跟踪和效果评估。在效果评估的基础上进一步收集信息，进入下一个循环。社区慢性病健康管理是社区卫生服务工作的一部分，通过对社区居民整体及个体开展慢性病健康管理工作，提高社区居民健康水平。目前社区慢性病管理工作的主要任务是慢性病的监测、对高危人群进行筛查和健康指导、为患者建立健康档案并进行管理。2017 年，国务院办公厅印发《中国防治慢性病中长期规划（2017—2025 年）》，部署了我国慢性病防治工作，实现降低疾病负担，提高居民健康期望寿命，努力全方位、全周期保障人民健康，其中多处提及社区在慢性病防治工作中的工作任务和作用。

（一）慢性病的社区管理原则

1．强调在社区及家庭水平上降低最常见慢性病的共同危险因素（吸烟、不合理膳食、久坐生活方式等），进行生命全程预防。

2．三级预防并重。采取以健康教育、健康促进为主要手段的综合措施，把慢性病作为一类疾病来进行共同防治。进行社区慢性病三级预防，重点是一级预防，加强慢性病病因的社区调查研究，进行危险因素干预，实现早期发现、早期诊断和早期治疗，减低疾病发生率和病死率，提高生命质量，延长寿命。

3．全人群策略和高危人群策略并重。

4．发展鼓励患者共同参与、促进和支持患者自我管理、加强患者定期随访（包括门诊随访、家庭随访、电话随访等不同方式）、加强与社区和家庭合作等内容的新型慢性病保健模式。

5．加强社区慢性病防治的行动。

6．改变不良行为方面危险因素。预防慢性病时，应以生态健康促进模式及科学的行为改变理论为指导，建立以政策及环境改变为主要策略的综合性社区行为危险因素干预项目。

（二）慢性病的社区管理策略和流程

1．慢性病的社区管理策略　WHO 的慢性病防治行动计划包含三个层面的策略：①环境层面，通过政策和监管干预；②共同和中间危险因素的层面，通过人群生活方式干预；③疾病早期和已明确阶段的层面，通过对全人群（筛查）、高危个体（改变危险因素）和患者（临床管理）进行临床干预，促使他们在三个层面发生变化。需要采取的行动包括：宣传；研究、监测和评价；领导、多部门合作和社区动员；加强卫生系统建设等。

具体行动见图 10-1。

2．慢性病的社区管理流程　见图 10-2。

（三）慢性病的社区管理模式

1．慢性病群组管理模式

（1）群组管理的定义：群组管理（group visits）产生于 1974 年，最早作为一种健康儿童的咨询模式，后被引入慢性病的管理中。它是指将医疗资源利用率较高的个体或者患有相同或不同疾病的个体组织在一起，然后由卫生服务人员对其实施健康教育和个体诊疗的疾病管

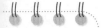

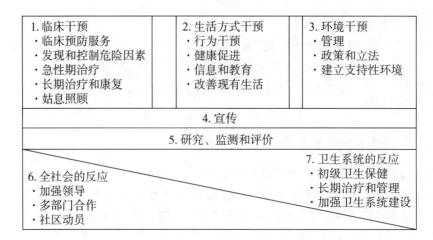

1. 临床干预 ·临床预防服务 ·发现和控制危险因素 ·急性期治疗 ·长期治疗和康复 ·姑息照顾	2. 生活方式干预 ·行为干预 ·健康促进 ·信息和教育 ·改善现有生活	3. 环境干预 ·管理 ·政策和立法 ·建立支持性环境
4. 宣传		
5. 研究、监测和评价		
6. 全社会的反应 ·加强领导 ·多部门合作 ·社区动员		7. 卫生系统的反应 ·初级卫生保健 ·长期治疗和管理 ·加强卫生系统建设

图 10-1　慢性病防治行动计划的策略和行动领域

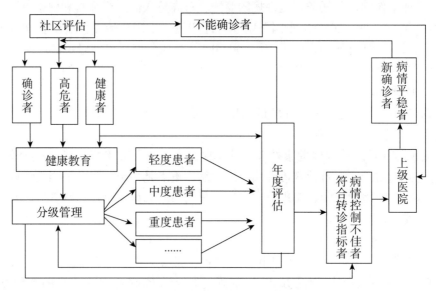

图 10-2　慢性病的社区管理流程

理模式。群组管理集诊疗与管理、群体健康教育和个体化治疗于一体，国外又称其为"group medical visits""cluster visits""shared medical appointments，SMAs"。

（2）群组管理基本模式

1）以患者为中心的群组管理模式：该模式由 Scott 等于 1990 年在美国科罗拉多州 Permente 医疗合作中心的合作卫生保健门诊部（cooperative health care clinics，CHCCs）创建。最初 CHCCs 针对的服务对象通常是医疗资源利用率较高的老年人，后来该模式逐渐发展为针对所有年龄段具有相似慢性病的患者，如对糖尿病、冠状动脉疾病患者进行群组管理，并以相互交流讨论的形式替代原来正式的教育内容。CHCCs 模式一般每组 20 ~ 25 例患者，每次活动持续 2 ~ 2.5 小时，其中 1.5 小时群组活动、1 小时个体诊疗。CHCCs 模式中至少需要 1 名医生，其他多名专业卫生人员共同参与，如护士、营养师、药剂师等可负责患者的教育部分。此群组管理模式强调医生和患者共同制订行为改变的行动计划，并克服潜在困难，努力实现目标，从而改变患者不良行为，提高患者生活质量。

2）以医生为中心的群组管理模式：该模式是由 Noffsinger 于 1996 年在美国圣何塞医疗中心（San Jose Medical Center）创建，又称自愿参与的群组诊疗（drop-in group medical appointments，DIGMAs）模式。DIGMAs 模式与 CHCCs 模式的区别在于它不是按照患者的特点进行分组,而是将每名医生服务的人群分为一组。每名医生开展的群组管理活动仅对自己服务的人群开放,患者在接受群组管理的过程中不但能够得到医生的支持,而且可以得到包括心理医生、社会工作者、家庭治疗师、护士、健康教育师和患者家属等在内的支持。DIGMAs 模式一般每周活动 1 次,每次活动持续 90 分钟,每组 10 ~ 15 例患者。另外,每周参加的患者可以不是同一批人。活动过程中,患者之间通过交流可以互相帮助、互相支持。活动内容比较自由,可根据患者的需求而定,包括随访、开药、预约化验检查、检查结果的解释、转诊、讨论各种健康相关问题等。

(3)群组管理方法:群组管理在成立社区全科团队的基础上开展,既能充分利用社区资源、调动社区医务人员的主动性,又可以在专业医务人员管理下保证干预的效果。进行群组管理的具体方法:①对社区慢性病患者的资料进行收集、统计和分析;②对社区慢性病患者病情发展的危险因素进行评估;③为社区慢性病患者制订群体管理的方案;④对导致社区慢性病患者病情发展的危险因素进行干预,并对其现有的病情进行控制;⑤对社区慢性病患者实施群体管理的效果进行评价。

2.慢性病个体管理模式

(1)个体管理:指社区卫生服务机构在对服务人群进行慢性病筛查和检出后,由社区全科医生和护士对慢性病个体实施的管理形式。

(2)个体管理的方法:①对社区慢性病患者的资料进行补充收集,并为其建立个人健康档案;②为社区慢性病患者制订个体管理方案;③对社区慢性病患者进行为期 1 年的跟踪管理;④对社区慢性病患者的个体管理效果进行评价;⑤根据慢性病患者病情的变化情况对其个体管理方案进行调整。

四、社区慢性病的线上和线下管理

20 世纪末至 2013 年期间,我国处于传统慢性病管理模式阶段,患者与医生面对面或电话沟通交流为主。2014 年至今进入互联网慢性病管理模式阶段,可穿戴智能设备、医疗大数据平台的应用,促进了慢性病智慧化管理的发展。通过智能化身份识别、电子病历等,实现线上线下数据同步,开创健康管理新趋势。在传统线下管理的基础上结合线上管理有利于改善传统慢性病管理的缺陷,使广大慢性病患者通过线上及时获得医疗帮助,并为慢性病管理提供相关的信息采集等。传统线下管理的内容同常规做法,线上管理及"互联网+"延续护理的内容如下所述。

(一)社区慢性病的线上管理内容

1.建立电子档案 除医护人员外,患者也可以通过互联网自行监测体征数据并完成记录,建立个人电子健康档案。

2.提供医疗指导 医生通过对患者健康数据的分析,督促患者按时用药或给出治疗意见。

3.健康教育 国内主要依靠微信、QQ 等常规通信软件进行;2020 年以来,钉钉平台、腾讯会议、学习通等软件和平台提供了较为方便的线上健康教育实施方法;也可辅以应用软件,国外有学者尝试将虚拟形象技术与应用软件相结合,使患者更加形象地接受教育信息。

4.在线咨询 国内在线咨询主要提供者为护士,部分为医生和护士合作团队。国外在线咨询服务起步较早,发展成熟,主要由护士、健康教练、营养师等组成的多学科团队结合远程视频、虚拟形象等技术进行答疑。

5.远程监护 一种方式是在移动应用中手动输入数据,此方式在国内外都较常见,应用广泛。另一种方式是通过数据采集软件或可穿戴设备自动传输数据至监控平台,方便护士随时关注患者病情,但由于客观条件限制,国内目前尚较少应用。远程监测软件和设备在不断完善中。

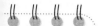

6. 网络社会支持　包括医护人员支持和同伴支持等。通过互联网可以形成慢性病社区，慢性病患者还可以进行经验分享，实行主动防治。

7. 互联网＋护理服务　"互联网＋护理服务"主要是指医疗机构利用本机构的注册护士，借助互联网、物联网、云计算、大数据等新一代信息技术，以"线上申请、线下服务"的模式为主，为出院患者、罹患疾病且行动不便的人群提供护理服务、护理指导、健康咨询等。"互联网＋护理服务"也被形象地称为"网约护士"，目前还存在护患风险防控及支付体系不完善等问题，需要在法规和技术等方面逐步完善。

基于线上管理的优缺点，线上线下融合的模式是值得推荐的，也是未来发展的趋势。利用线上作为患者教育、依从性督促、服务者与患者沟通的工具，辅助线下的服务。在国家大力推行分级诊疗制度的背景下，基层看护将是慢性病管理的发展导向，社区医院、私人诊所、药店等基层医疗机构未来有可能承担居民的慢性病管理职能。如何利用互联网技术、移动医疗设备等手段，与线下的问诊治疗相结合，是当下慢性病管理发展的难点。而这一问题倘若得到解决，将能切实保障广大群众的健康安全。

> **知识链接**
>
> ### 线上管理发展现状和面临的问题
>
> 中华中医药学会在部分基层中医院率先探索"立体式"的科学管理模式，为患者提供全面、连续、主动的管理，以达到全方位多角度的健康服务。国家卫生健康委员会发起的家庭医生签约服务，现已搭建了一套相对完善的"互联网＋"社区卫生健康管理服务体系。针对高血压、糖尿病的规范化的管理目标，各级地方政府和基层医疗机构也开展了慢性病互联网医疗服务。例如，2016 年宁光院士和中国医师协会内分泌代谢科医师分会发起建设了国家标准化代谢性疾病管理中心（MMC）。基于 MMC 大数据云平台，MMC 开发了 MMC 院内工作站、患者端和医护端 APP 及远程会诊系统等，打通院内院外，实现各场景、各角色业务及数据的互联互通。患者通过 APP 进行健康评估、预约复诊、查看检查结果和家庭数据记录等。
>
> 线上管理面临问题主要包括：
> （1）干预度不足，患者依从率低。
> （2）患者对信息技术的使用能力有限。
> （3）医护专业人员信息化知识水平参差不齐，信息素养欠缺。
> （4）多学科协作模式尚不完善。
> （5）医院 - 社区 - 家庭信息共享进展较慢。
> （6）人工智能技术有待发展。

（二）"互联网＋"延续护理

1. 概念　延续护理也称过渡期护理，主要目的是使患者能在疾病恢复期获得持续的卫生保健。美国老年医学会（American Geriatrics Society）将延续护理定义为设计一系列行动确保患者在不同健康照护场所及同一健康照护场所内转移时获得的协作性与连续性的护理。"互联网＋"延续护理主要以互联网思维和技术为基础，协助传统延续护理工作，使新型互联网技术在延续护理中得到应用。这种手段突破时空限制，更加利于实现医患互动。

2. 发展背景　自 20 世纪 80 年代开始，为提高出院患者生活质量，美国学者开始重视信息技术在延续护理中的应用研究。1999 年美国护士协会（American Nurse Association，ANA）

正式将以信息技术为基础的远程护理纳入护理实践标准，经不断发展，目前利用"互联网+"技术进行医疗护理已经较为成熟。受国外护理模式的启发和国内延续护理服务需求影响，我国2019年1月国家卫生健康委员会在《关于开展"互联网+护理服务"试点工作的通知》中就"互联网+护理服务"提供主体、服务项目、管理制度等做出规定，并指出要创新护理服务模式，探索培育护理服务新型业态。

3. "互联网+"延续护理的应用

（1）常规通信软件的延续护理：是目前最常见的"互联网+"延续护理应用形式，如国内微信、QQ、钉钉、腾讯等通信软件的应用。

（2）移动健康应用程序（APP）、网络平台应用于延续护理：针对某种疾病设计的专用的应用程序可用于改善患者服药依从性、监测健康状况、防止不良心理反应等。

（3）"医院-社区-家庭"三元联动的患者管理网络：此网络遵循"大病在医院，小病在社区，康复回家庭"的理念，通过医院、社区、家庭三个层次的网络组织管理机构和多学科、跨专业的延续护理团队和平台运营团队，共享出院慢性病患者信息，实现医院-社区-家庭的无缝衔接与互动。

（4）人工智能应用：日常照顾型机器人、情绪调节型机器人、康复机器人等智能养老机器人在一定程度上帮助患者提高生活能力，减少消极情绪，促进疾病恢复，也可改善我国医疗人力资源缺乏的现状，提高随访效果和患者的自主性。

"互联网+"延续护理还处于早期发展阶段，未来尚需不断探索和完善，形成"多层次、多样化、高质量"的"互联网+"延续护理模式，提高慢性病患者管理效率和质量。

科研小提示

目前，已有研究将"互联网+""医院-社区-家庭"整合模式的联动延续管理用于早产初产妇、伤口造口患者、精神障碍患者等人群，取得了良好的应用效果。

知识链接

知己健康管理

"知己健康管理"是国家医学教育发展中心、中国医师协会等机构在借鉴美国健康管理成熟经验的基础上，组织国内有关专家和资源，通过近10年实践而逐渐形成的一个新的医学模式。"知己健康管理"采用一、二、三级预防并举的措施，对糖尿病、高血压等慢性病患者及其高危群体存在的健康危险因素进行全面管理，通过量化饮食和运动等非药物干预手段，帮助他们建立新的健康的生活方式，从而达到降低血糖、血压、体重、血脂等指标，实现控制疾病及其并发症的发生和发展、改善健康效果、减少医疗费用、提高生活质量的目标。

资料来源：王保华."知己健康管理"在社区慢性病管理中的作用 [J]．中国医药导报，2011，8（28）：135-136.

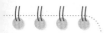

第二节　常见慢性病患者的社区护理与管理

案例 10-1

2021 年，某社区高血压的患病率为 26.7%，高于全国高血压患病率的抽样调查结果。高血压是危害该社区人群健康的主要疾病，社区医疗机构高度重视高血压的社区管理。高血压患者的检出是社区管理的基本要素和首要任务。

请回答：

1. 如何进行高血压的筛查？
2. 针对筛查出的高血压患者如何开展社区管理？

一、原发性高血压患者的社区护理与管理

高血压（hypertension）是以体循环动脉压持续升高为主要表现的一种常见病、多发病，其定义是在未使用降压药物的情况下，收缩压（SBP）≥ 140 mmHg 和（或）舒张压（DBP）≥ 90 mmHg。根据血压升高水平，将高血压分为 1 级、2 级和 3 级。90% ~ 95% 的高血压是多种因素相互作用、相互影响的多因性疾病，称为原发性高血压或高血压病。仅有 5% ~ 10% 的高血压是由肾、神经系统、内分泌系统等疾病引起的，称为继发性高血压。

高血压是多种心脑血管病的重要病因和危险因素，是造成残疾和死亡的主要原因之一，严重危害人类健康。鉴于其疾病发病隐匿、病程较长等特点，高血压被认为是一种危害社区居民健康最严重的疾病，被列为国家社区慢性病管理和预防的重点疾病。

（一）高血压的流行病学特点

我国高血压的流行病学呈现"三高三低"特点，即患病率、致残率、病死率高，知晓率、治疗率、控制率低。中国 2012 ~ 2015 年全国高血压调查结果显示，23.2%（约 2.44 亿人）的 18 岁及以上年龄人群患有高血压，此外，41.3%（约 4.35 亿人）处于高血压前期。农村和城市人群患病率相似。将近一半的高血压患者知道自己患病，40.7% 接受了治疗，但只有 15.3% 实现了血压控制。随着血压水平升高，人群心脑血管病发病危险持续增加，是高血压致残的主要原因。

（二）高血压的危险因素

1. 不可改变因素　遗传、年龄和性别是高血压不可改变的危险因素。高血压的发病以多基因遗传为主，有较明显的家族聚集性。父母均有高血压者，其子女的发病率高达 46% ~ 60%。高血压发病的危险度随年龄而升高，男性发病率高于女性，但 60 岁以后性别差异缩小。

2. 可改变的行为危险因素

（1）高钠低钾膳食：人群中钠盐的摄入量与血压水平和高血压患病率呈正相关，而钾盐摄入量与血压水平呈负相关。人群平均每人每天摄入食盐增加 2 g，收缩压和舒张压分别升高 2.0 mmHg 和 1.2 mmHg，而保持足量的钾盐摄入可降低血压，也降低心血管病的发病率和死亡率。高钠低钾膳食是导致我国大多数高血压患者发病的主要危险因素之一。

（2）超重和肥胖：超重和肥胖是高血压发病的主要危险因素之一，同时也是其他多种慢性病的独立危险因素。身体脂肪含量、体重指数与血压水平呈正相关。

（3）饮酒：长期过量饮酒也是高血压发病的危险因素，人群高血压患病率随饮酒量增加而升高。国内研究表明，饮白酒每日增加100 g，患高血压的危险性增高19% ~ 26%。

（4）吸烟：是公认的心脑血管病发生的重要危险因素。香烟中的尼古丁可使血压一过性升高、降低服药的依从性并增加降压药物的剂量。

（5）精神应激：长期遭受视觉和声觉刺激、精神紧张度高、焦虑或抑郁者易患高血压。

（6）缺少体力活动：体力活动少是造成超重和肥胖的重要原因之一，可增加高血压患者心血管病的发生风险。

（三）高血压患者主要的健康危害

随堂测 10-1

根据血压水平、心血管危险因素、靶器官损害、临床并发症和糖尿病进行心血管风险分层，可分为低危、中危、高危和很高危4个层次。高血压的主要危害是持续血压升高所致的重要组织器官功能损害。

1．脑血管　头痛、头晕是高血压患者常见症状，多发生在早晨。血压急剧升高可引起脑血管痉挛，短暂的脑血管痉挛可引起短暂性脑缺血发作，患者可出现头痛、失语、肢体瘫痪，一般在短期内（不超过24小时）消失，但可以反复发作；广泛而剧烈的脑血管痉挛可引起脑水肿，使颅内压增高，表现为血压显著增高，头痛剧烈，可合并呕吐、抽搐或昏迷，这种情况又称为高血压脑病。血压骤然升高还可导致脑出血，表现为发病急、头痛、失语、面瘫、呕吐、嗜睡或昏迷。

2．心脏　患者可出现心悸、气短、踝部水肿。长期高血压可引起心脏组织结构和功能的改变，在心功能代偿期可无明显症状，当心功能失代偿时常发生左心衰竭，晚期患者可出现心律失常。合并冠心病的患者可发生心绞痛或出现心肌梗死。

3．肾　长期高血压造成肾小管硬化，可导致肾功能减退。患者可出现口渴、多尿、夜尿、血尿、蛋白尿、等渗尿；晚期可出现肾衰竭，表现为氮质血症和尿毒症。

4．眼底　高血压引起的眼底病变早期可见视网膜动脉痉挛、变细；逐步发展致视网膜动脉狭窄、动静脉交叉压迫、眼底出血或棉絮状渗出、视盘水肿、视力下降。

5．外周血管　高血压患者因外周血管病变可出现肢端发冷、间歇性跛行。

6．认知功能　长期高血压导致的脑血管病变，可使患者认知功能下降。

（四）高血压的社区管理

1．高血压的社区筛查　社区卫生服务中心（乡镇卫生院）根据高血压诊断标准，通过对35岁以上首诊患者测量血压、高血压患者就诊登记、建立居民健康档案和组织社区居民健康检查等方法检出社区高血压患者。高血压筛查流程见图10-3。

2．高血压患者随访　对原发性高血压患者，每年提供至少4次面对面的随访。随访内容包括：①测量血压并评估是否存在危机情况；②询问上次随访到此次随访期间的症状；③测量体重、心率，计算体重指数；④询问患者疾病情况和生活方式，包括心脑血管病、糖尿病、吸烟、饮酒、运动、摄盐等情况；⑤了解患者服药情况。高血压患者随访流程见图10-4。

随堂测 10-2

3．高血压的社区预防

（1）一级预防：目的是避免和推迟高血压的发生。社区护士通过以倡导健康生活方式为主要内容的健康教育和健康促进活动，提高社区人群对高血压危害性的认识和重视，帮助社区人群树立自我保健意识和提高自我监测能力，指导社区人群养成良好生活方式。

（2）二级预防：目的是早发现、早诊断、早治疗。对已患有高血压的患者，除严格落实一级预防措施外，通过建立健康档案、定期体检、血压监测、随访、用药指导和健康教育等手段，进行规范化治疗与管理，防止高血压加重，预防并发症。

（3）三级预防：积极治疗高血压，密切监测并有效预防并发症，同时进行康复治疗。对

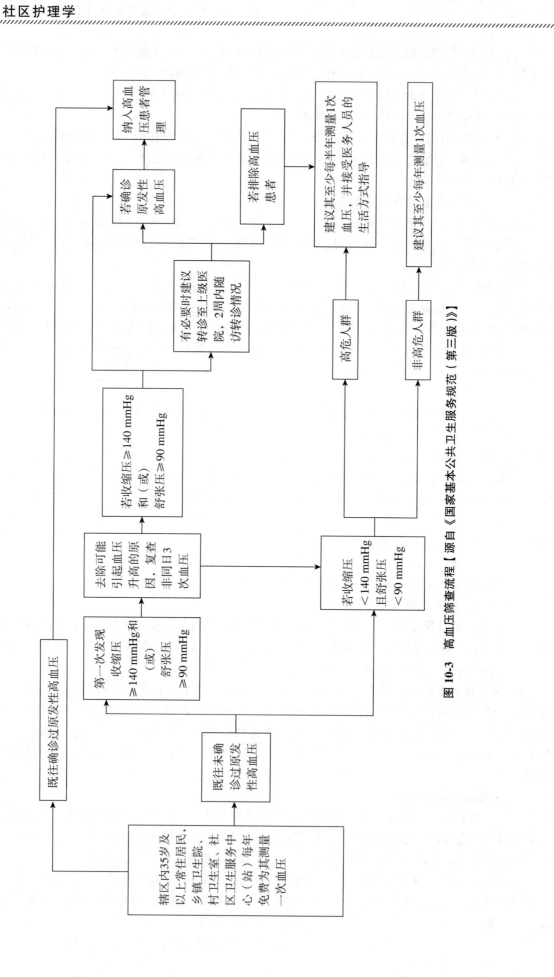

图 10-3 高血压筛查流程【源自《国家基本公共卫生服务规范（第三版）》】

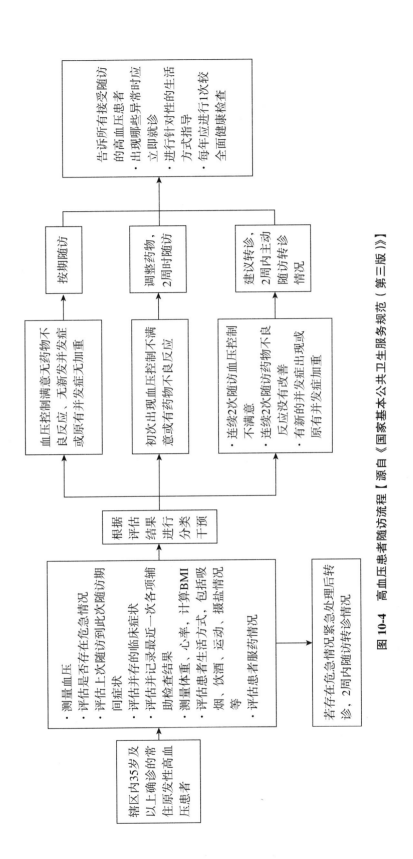

图 10-4　高血压患者随访流程［源自《国家基本公共卫生服务规范（第三版）》］

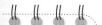

于高血压患者，除坚持健康的生活方式外，需遵医嘱服药。绝大多数高血压患者都需要终身服药，但常常存在不按医嘱服药的情况，以至于血压反复升高，不仅损害心、脑、肾等重要靶器官，而且增加治疗难度，因此社区护士应加强对患者服药依从性的指导与管理，提高患者和家属的遵医行为，以保证血压控制在理想水平。

4. 高血压患者的健康指导

（1）生活方式指导：对正常人群、高危人群、处于血压正常高值及所有高血压患者，不论是否接受药物治疗，均需针对危险因素进行改变不良行为和生活方式的指导。①减少钠盐摄入，增加钾摄入：高血压患者的食盐摄入量应低于健康人群，建议每日低于 5 g。适当增加含钾丰富的食物（新鲜蔬菜、水果和豆类）可降低血压。②合理膳食：建议饮食以水果、蔬菜、低脂奶制品、富含食用纤维的全谷物、植物来源的蛋白质为主，减少饱和脂肪和胆固醇摄入。可以推荐高血压患者使用终止高血压膳食疗法（dietary approaches to stop hypertension，DASH）饮食，以更好地控制血压和降低心脑血管病风险。③控制体重：推荐将体重维持在健康范围内（BMI：18.5 ~ 23.9 kg/m^2），男性腰围 < 90 cm，女性腰围 < 85 cm）。超重者应注意限制热量和脂质的摄入，并增加体力活动和运动锻炼。④戒烟限酒：戒烟可以有效降低心血管病风险，其益处十分肯定。有饮酒习惯的高血压患者最好戒酒，如饮酒则应少量并选择低度酒，避免饮用高度烈性酒。每日乙醇摄入量男性不超过 25 g，女性不超过 15 g。⑤增加运动：运动形式可采取有氧、抗阻和牵拉等，以有氧运动为主，运动强度以中低度为宜。高危患者运动前需要进行评估。⑥心理平衡：精神紧张可以激活交感神经，从而使血压升高，因此，应该对高血压患者进行压力管理，指导其保持情绪平稳。⑦预防便秘等可能导致意外的事件。

（2）家庭用药指导：指导患者遵医嘱用药，不要随意增减剂量或更换药物，更不要随意停药。用药期间定期测量血压，观察药物的疗效和不良反应。社区护士应通过健康教育，提高患者和家属的遵医行为，提高患者对药物治疗的依从性，将患者血压控制在理想水平，防止血压大幅波动。

（3）血压监测指导：指导内容包括监测频率、血压控制目标、血压测量方法和注意事项。患者可监测以下几种情况的血压：①上午 6—10 时和下午 4—8 时：这两个时间段的血压是一天中最高的，测量这两个时段的血压可以了解血压的高峰。特别是每日清晨睡醒时，此时的血压水平可以反映服用的降压药物的降压作用。②服药后：在药物的降压作用达到高峰时测量。短效制剂一般在服药后 2 小时测量；中效药物一般在服药后的 2 ~ 4 小时测量；长效制剂一般在服药后 3 ~ 6 小时测量。③血压不稳定或更换治疗方案时：此时应连续测 2 ~ 4 周，以掌握自身血压规律，了解新方案的疗效。高血压患者的降压目标：①普通患者血压降至 < 140/90 mmHg；②年轻患者、糖尿病患者及肾病患者血压降至 < 130/80 mmHg；③老年人收缩压降至 < 150 mmHg，如能耐受，还可以进一步降低。

（4）指导患者预防和处理直立性低血压：通过健康教育让患者了解直立性低血压的表现，以及在联合用药、服首剂药物或加量时特别注意预防直立性低血压。指导患者预防直立性低血压的方法：避免长时间站立，尤其在服药后最初几个小时；改变姿势时动作宜缓慢；服药时间可选在平静休息时，服药后继续休息一段时间再下床活动；如在睡前服药，夜间起床排尿时应注意；避免用过热的水洗澡，更不宜大量饮酒；还应指导患者在发生直立性低血压时采取头低足高位平卧，可抬高下肢超过头部，做下肢蹬车运动或活动脚趾等，以促进下肢血液回流。

知识链接

高血压患者心血管风险水平分层

　　《中国高血压防治指南2018年修订版》仍采用2005年与2010年中国高血压防治指南的分层基本原则和基本内容，根据我国高血压防治指南实施情况和有关研究进展，在对部分内容修改的基础上，将高血压患者按心血管风险水平分为低危、中危、高危和很高危4个层次，详见下表。

其他心血管危险因素和疾病史	血压（mmHg）			
	SBP 130 ～ 139 和（或）DBP 85 ～ 89	SBP 140 ～ 159 和（或）DBP 90 ～ 99	SBP 160 ～ 179 和（或）DBP 100 ～ 109	SBP ≥ 180 和（或）DBP ≥ 110
无		低危	中危	高危
1 ～ 2 个其他危险因素	低危	中危	中 / 高危	很高危
≥ 3 个其他危险因素，靶器官损害，或 CKD 3 期，无并发症的糖尿病	中 / 高危	高危	高危	很高危
临床并发症，或 CKD ≥ 4 期，有并发症的糖尿病	高 / 很高危	很高危	很高危	很高危

注：CKD 指慢性肾脏疾病

　　资料来源：《中国高血压防治指南》修订委员会. 中国高血压防治指南2018年修订版[J]. 心脑血管病防治，2019，19（1）：1-44.

二、冠心病患者的社区护理与管理

案例 10-2

　　经流行病学调查，某社区冠心病患病率为3.58%，该社区患冠心病的居民大多为中年知识分子，男性居多，平时上班以车代步，长期缺乏体育锻炼，对冠心病相关知识了解不够，缺乏自我保健知识。

　　请回答：
　　1. 请根据该社区冠心病患病情况提出社区管理措施。
　　2. 依据该社区冠心病患者情况社区护士应如何进行健康指导。

　　冠状动脉粥样硬化性心脏病指冠状动脉粥样硬化使血管腔狭窄或阻塞，和（或）因冠状动脉功能性改变（痉挛）导致心肌缺血缺氧或坏死而引起的心脏病，统称冠状动脉性心脏病（coronary heart disease，CHD），简称冠心病。冠心病可分为无症状性心肌缺血、心绞痛、心肌梗死、缺血性心肌病和猝死等类型。近年来，冠心病的死亡率不断上升，导致医疗费用快速

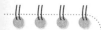

增长，增加了家庭和社会负担，成为威胁劳动力人口健康的重要疾病。因此，如何有效预防和控制冠心病已成为我国一个重要的公共卫生问题。

（一）冠心病的流行病学特点

《2019中国卫生健康统计年鉴》及2019年发表的《中国心血管病报告2018》中指出，我国冠心病现患人数1100万，死亡率达113/10万，且2012年以来冠心病死亡率处于持续上升趋势，农村地区冠心病死亡率上升趋势明显，男性冠心病死亡率高于女性。

（二）冠心病的危险因素

1．高脂血症　血胆固醇升高是65岁以上老年人冠心病最基本的危险因素。WHO专家委员会认为血胆固醇与冠心病之间存在因果关系。

2．高血压　高血压是脑卒中、冠心病和其他心血管病的独立危险因素，单纯收缩压升高也可增加冠心病危险。高血压发生的年龄越早，发生冠心病的机会就越大，血压升高的幅度越大，冠心病的发病率也越高。

3．肥胖　肥胖往往并发高脂血症、高血压等。如体重超过正常的20%，尤其是在短时间内明显增加者，动脉硬化可急剧发展。

4．糖尿病　由于糖尿病患者多伴有血脂代谢紊乱，同时高血糖对动脉血管内膜的损伤、凝血因子Ⅷ增高、血小板黏附增加，使动脉硬化发病率明显增加。

5．吸烟　吸烟可造成动脉壁氧含量不足，促进动脉粥样硬化的形成。与不吸烟者相比，吸烟者冠心病的发病率和病死率增高2～6倍，且与每天吸烟的数量成正比。

6．不良饮食和运动习惯　研究表明，高胆固醇、高动物脂肪、高饱和脂肪酸、高热量食物摄入过多而体力活动较少者，易发生营养过剩，导致肥胖，其冠心病发病率增高。

7．社会心理因素　研究表明，冠心病与长期焦虑、性情急躁、好胜心强、人际关系不和、社会竞争压力大等社会心理因素有关。

8．遗传因素　在家族中，特别是双亲或直系家属中男性55岁前、女性65岁前被确诊为冠心病者，其子女将来患冠心病的可能性很高。

目前一些新的冠心病危险因素也逐渐被发现，如炎症标志物（血浆超敏C反应蛋白等）、病原体（肺炎衣原体、巨细胞病毒和幽门螺杆菌等）感染、特殊脂蛋白（如脂蛋白a、氧化低密度脂蛋白等）、同型半胱氨酸和基因多态性。

从一些大规模前瞻性研究如弗明汉（Framingham）研究、多种危险因素干预研究（MRFIT）和明斯特心脏研究（PROCAM）可以看出，冠心病的发生很少取决于单一因素，多决定于两个或两个以上的危险因素的协同作用，多个危险因素的相互作用的综合危险远远大于单个危险因素的作用。

知识链接

青年冠心病精准防治的转化医学研究方案

发生在45岁以下青年的冠心病称为青年冠心病，其发病率逐年增加，已成为青年人猝死的首要原因。青年冠心病预后差、疾病负担重，且在发病危险因素、生物标志物、临床表型、预后等方面都有其自身特点，是有别于传统老年冠心病的独特冠心病亚类。青年冠心病病因学不明，缺乏发病风险相关标志物，因此对其一级预防重点人群难以筛查；其次，其临床表型多样性的决定因素不明，二级预防的精准化有待推进；再次，其预后较差，亟须预后评估生物标志物指导和实现疾病的精准治疗。目前医学研究发现，遗传及代谢在青年冠心病发病方面存在重要作用。有研究者拟采用转化医学研究方案，结合基因组及代谢组学技术，通过病例对照研究的病因学研究和前瞻队列研究的预后研究，鉴定与青年冠心病发病、临床表型、预后相关的遗传和代谢生物标志物，构建预警和风险分层体系。此类研究的预期结果将用于疾病风险早期预警和精准预防，以及疾病预后评估和精准治疗，从而提升预防效果和诊疗水平。

资料来源：杜杰，李玉琳，李扬. 心血管疾病防治的转化医学研究——青年冠心病精准防治的困境与转化医学研究方案 [J]. 中国动脉硬化杂志，2021，29（2）：93-97.

（三）冠心病主要症状及危害

1. 疼痛　主要表现为发作性胸痛或胸部不适。疼痛部位多位于胸骨上、中段，可波及心前区或放射至左肩部。疼痛多表现为突然发作的压榨性紧缩感、心前区发闷，患者可感窒息样疼痛。心绞痛持续时间多为 3～5 分钟，一般不超过 15 分钟，口含硝酸甘油 1～5 分钟可缓解。如果持续时间延长，超过 30 分钟，服硝酸甘油无效，则高度怀疑急性心肌梗死，应立即开始抢救。

2. 心律失常　冠心病患者如发生急性心肌梗死常伴有心律失常，如室性心律失常、房室传导阻滞，对患者的健康有极大的威胁，是急性心肌梗死患者主要死亡原因。

3. 低血压和休克　急性心肌梗死的患者在发病后数小时至 1 周内可出现疼痛引起的血压下降，严重者可出现烦躁不安、面色苍白、皮肤湿冷、尿量减少等休克表现。

4. 心力衰竭　急性心肌梗死的患者在发病最初几天或疼痛休克好转时出现不同程度的左心衰竭，严重者可发生急性肺水肿，患者表现为呼吸困难、咳嗽、发绀、烦躁等。

（四）冠心病的社区管理

1. 冠心病的社区筛查　社区冠心病患者的筛查途径有：①通过筛检健康档案与相应的调查问卷，了解个体在吸烟、血压、血脂、血糖等各方面的基本状况，应用风险评估工具评估个体发生冠心病事件的危险性大小，可筛检出三类人群，即冠心病患者、高危人群、低危人群；②利用社区常规体检、辖区职工体检和就业体检等发现新的冠心病患者；③利用日常门诊检查、社区内巡回医疗、患者家庭访视等询问以识别冠心病患者；④其他途径的机会性筛查，如流行病学调查。

2. 冠心病的随访　社区冠心病随访管理包括：①对于每一例登记管理的冠心病患者，应建立社区冠心病患者管理档案，由社区医生在首次随访患者时负责认真填写；②社区医生在首次随访时，应根据患者冠心病的分类和其他危险因素情况，进行患者危险分层；③根据冠心病患者危险分层情况，实行分级随访和管理；④社区医生在首次随访时，应根据患者的临床评估和管理级别，为冠心病患者制订个体化随访管理方案；⑤社区医务人员在随访时，应监测冠心病各种危险因素和临床情况的改变，以及观察治疗效果，认真填写随访记录单；⑥对所有冠心病患者，包括给予药物治疗的患者，均应进行健康教育，通过健康教育让患者了解自己的病情，了解控制危险因素的重要性，了解终生坚持治疗的必要性，嘱患者建立良好的生活方式，坚持用药。

3. 冠心病的三级预防

（1）一级预防：又称病因预防，通过改变与冠心病危险因素有关的生活习惯及对与冠心病有明确因果关系（如高血压、高脂血症）的疾病的控制，降低冠心病的发生率。内容包括加强公民卫生健康教育，提高全民对冠心病危害的认识，增强人们自我防病的意识。

（2）二级预防：冠心病的二级预防主要是对已患有冠心病的人群进行积极的治疗，防止病变发展，争取逆转。内容包括对冠心病患者及家属的健康教育，对已形成的动脉粥样硬化及

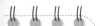

能促进动脉粥样硬化的危险因素采取针对性措施。

（3）三级预防：主要是对已经发生心肌梗死的患者，采取积极有效的治疗措施，防止并发症的发生，从而提高患者的生存质量并降低病死率。

4．冠心病患者的健康指导

（1）疼痛发作指导：指导患者及其家属在患者心绞痛发作时立即采取有效措施控制心绞痛。首先稳定患者情绪，让患者立即卧床休息，休息环境应保持安静，尽量减少干扰；迅速舌下含服硝酸甘油 0.5 ~ 1.0 mg，并给予氧气吸入。若心绞痛持续发作或反复发作，及时送往医院救治。

（2）用药指导：指导患者及其家属提高患者服药依从性，督促患者按时服药，提醒患者外出时随身携带硝酸甘油、速效救心丸等药物，以便及时救治。

（3）合理膳食：指导患者宜摄入低热量、低脂、低胆固醇、低盐饮食，多食新鲜蔬菜、水果及粗纤维食物等，避免暴饮暴食，注意少量多餐。

（4）适当运动：指导患者视自身具体情况决定活动量和时间，如做力所能及的家务、骑自行车、散步、游泳。

（5）控制体重：指导体重超重者增加运动，改善膳食结构，减轻体重。

（6）戒烟限酒：积极劝导患者戒烟，并严格限制饮酒，避免酗酒。

（7）保持心情舒畅：指导患者保持乐观、平和的心情，正确对待自己的病情。指导家属对患者给予情感支持，创造舒心修养环境，以利于病情恢复与稳定。

（8）保持大便通畅：指导患者平时注意及时治疗便秘，如厕时最好使用坐式马桶，大便时不要用力，以免诱发心绞痛。

三、脑卒中患者的社区护理与管理

案例 10-3

　　某城市中心某社区，总人口约 6 万，居住居民以中老年人较多，占 15%。通过社区初步筛查，该社区患脑卒中比例较高，且有部分脑卒中患者已发生偏瘫，长期卧床，需要家人照顾，其家属缺乏脑卒中康复护理的相关知识。

　　请回答：

　　根据本社区脑卒中偏瘫患病情况，如何指导家属对患者进行康复功能锻炼？

脑血管病（cerebral vascular diseases，CVD）是指脑血管病变所引起的脑功能障碍。广义上，脑血管病包括由栓塞和血栓形成导致的血管腔闭塞、血管破裂、血管壁损伤或通透性发生改变、血黏度增加或血液成分异常变化引起的疾病。该病是神经系统常见病和多发病，死亡率约占所有疾病的 10%，同时还是重要的严重致残疾病。

脑卒中（stroke）是指各种原因引起的脑血管病急性发作，造成脑供血动脉狭窄或闭塞，或非外伤性的脑实质出血，并引起相应临床症状及体征。脑卒中多见于老年人，分为缺血性脑卒中和出血性脑卒中，前者发病率高于后者。

科研小提示

　　急性缺血性脑卒中（急性脑梗死）是最多见的卒中类型，占全数脑卒中的 60% ~ 80%。

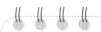

（一）脑卒中的流行病学特点

脑卒中已成为当今严重危害中老年生命与健康的主要公共卫生问题。根据我国 7 个城市和 21 个省农村神经系统疾病流行病学调查结果显示，城市和农村脑卒中的年发病率为 219/10 万和 185/10 万，年死亡率为 116/10 万和 142/10 万。我国脑卒中的发病率有北方高于南方、西部高于东部的特征，且寒冷季节发病率高，尤其是出血性脑卒中的季节性更为明显。国内流行病学资料显示，男性脑卒中的发病率和死亡率明显高于女性，男女之比为（1.3 ～ 1.7）：1。脑卒中的发病率、死亡率和患病率与年龄正相关，75 岁以上者发病率是 45 ～ 54 岁组的 5 ～ 8 倍。

（二）脑卒中的危险因素

1．高血压　高血压是脑卒中最重要的独立危险因素。无论收缩期或舒张期血压增高都会增加脑卒中的发病率并有线性关系。

2．心脏病　如心脏瓣膜病、非风湿性心房颤动、冠心病、心肌梗死、二尖瓣脱垂、心脏黏液瘤和各种原因所致的心力衰竭均会增加脑卒中的发病率。

3．糖尿病　糖尿病是缺血性脑卒中的主要危险因素。糖尿病患者脑卒中发生率比血糖正常人群高 2 ～ 4 倍。

4．高胆固醇和高脂血症　高脂血症可增加血液黏稠度，加速脑动脉硬化的发生。高胆固醇血症，特别是低密度脂蛋白水平增加，与缺血性脑卒中发生有关。

5．短暂性脑缺血发作（TIA）　TIA 是各型脑卒中特别是缺血性脑卒中的危险因素。TIA 发作愈频繁，发生脑卒中的危险率愈高。

6．吸烟和饮酒　长期吸烟者易发生脑卒中。吸烟者比不吸烟者发生脑卒中的概率高 6 倍。酗酒者脑卒中的发病率是一般人群的 4 ～ 5 倍，特别是可增加出血性脑卒中的危险。

7．其他　包括体力活动减少、饮食（高盐、高脂肪、高胆固醇食物）、肥胖、药物滥用、长期服用含雌激素的避孕药、高龄、遗传、寒冷的环境气候及社会心理因素等亦与脑卒中的发生有关。

随堂测 10-3

（三）脑卒中的主要健康问题

1．右侧大脑卒中引起的健康问题　左侧躯体如左侧面部、左臂或左腿的无力、瘫痪或协调困难；左侧躯体没有感觉和失去位置感；对物体的距离、大小、位置、形状和运动速度的判断能力下降；思维混乱；对视野内左侧的物体没有感觉，也称为左侧忽视；行为改变（变得快速而冲动）；不能画图、穿衣服或者不能看地图。

2．左侧大脑卒中引起的健康问题　右侧躯体如右侧面部、右臂或右腿的无力、瘫痪或协调困难；右侧躯体没有感觉和失去位置感；听讲、说话（讲话含糊不清）、阅读、书写和计算能力的下降或丧失，或者不能理解别人说的话；对视野内右侧的物体没有感觉，也称为右侧忽视；行为改变（变得缓慢、小心、杂乱无章）。

3．食欲和睡眠问题　脑卒中可影响大脑内控制睡眠和食欲的神经中枢，导致患者的睡眠和食欲障碍。

4．情绪情感问题　脑卒中患者因长期患病导致生活能力下降，会出现一些情绪情感问题，如间歇性忧伤、抑郁。

5．排便问题　脑卒中患者因控制排便的中枢受损而失去排尿或大便的感觉而时常出现尿失禁、大便失禁，加之长期卧床、活动减少，常导致便秘。

（四）脑卒中的社区管理

1．脑卒中的社区筛查　脑卒中筛查流程见图 10-5。

（1）脑卒中筛查内容：主要包括危险因素初筛、体格检查、实验室检查和颈动脉超声检查等。

（2）脑卒中筛查与干预流程：对筛查对象依据以下 9 项危险因素进行筛查。

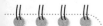

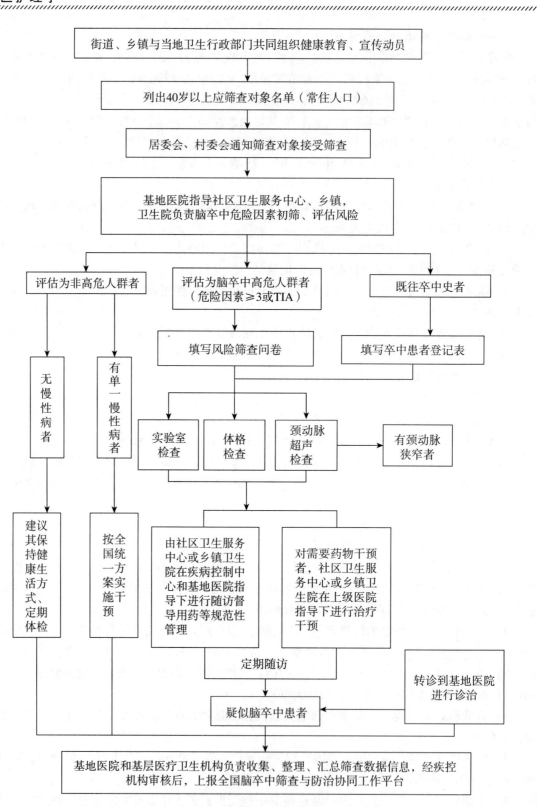

图 10-5 脑卒中筛查流程

脑卒中高危人群风险评估：①高血压病史（≥ 140/90 mmHg）或正在服用降压药；②心房颤动和心瓣膜病；③吸烟；④血脂异常或未知；⑤糖尿病；⑥很少进行体育运动（体育锻炼标准是每周 ≥ 3 次，每次 ≥ 30 分钟，持续时间超过 1 年，从事中重度体力劳动者视为经常体育锻炼）；⑦肥胖（BMI ≥ 26 kg/m²）；⑧有卒中家族史。⑨高同型半胱氨酸（≥ 10 μmol/L）。

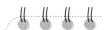

（3）针对具有 3 项及以上危险因素的高危人群或既往有卒中（短暂性脑缺血发作）病史者，根据个体危险因素不同，选择性开展相关实验室和影像学检查，并对其进行生活方式干预和早期临床治疗。

2. 脑卒中随访　按照脑卒中高危者随访内容和频率进行随访，每次监测结果均须记录在随访记录单上。血压监测 1 次 / 月，健康教育 1 次 /2 个月，血糖、血脂监测 1 次 /6 个月，颈部血管超声检查监测 1 次 / 年。每 6 个月对脑卒中高危人群管理效果进行评估。

（五）脑卒中患者的健康指导

1. 疾病预防指导　向患者及其家属说明高血压、高血脂、心脏病、糖尿病、肥胖、吸烟、酗酒及不合理饮食与疾病发生的关系。指导患者积极治疗基础疾病，选择低盐、低脂、足量蛋白质和丰富维生素饮食，限制钠盐摄入量，每天不超过 6 g。少摄入糖类和甜食，忌食辛辣、油炸食物，避免暴饮暴食；戒烟、限酒。告知患者心理因素与疾病的关系，使患者了解长期精神紧张可致血压增高，加重动脉硬化，不利于疾病的恢复，甚至可以诱发心脑血管事件。告知患者注意劳逸结合，保持心态平衡、情绪稳定，鼓励患者培养自己的兴趣爱好，多参加有益身心的社交活动。

2. 日常生活指导　脑卒中偏瘫患者因长期卧床，易发生压疮。社区护士指导家属为患者定时翻身、按摩，对突出易受压部位使用气圈、气垫等，经常更换床单，保持床铺清洁干燥。嘱家属经常为患者进行口腔清洁，及时清除呼吸道分泌物。

3. 饮食指导　脑卒中患者要维持足够的营养和水分摄入。社区护士应评估患者呕吐反射与吞咽功能，对口腔咽喉部有部分瘫痪的患者，指导家属要耐心喂饭，让患者采取半卧位，将食物由患者健侧放入口中，避免呛咳和吸入。鼓励患者尽量自行进食，如果无法吞咽，应协助给予鼻饲。

4. 康复指导

（1）肢体功能训练：运动训练应考虑患者的年龄、性别、体能、疾病性质及程度，选择合适的运动方式、持续时间、运动频度和进展速度。①经常保持卧床患者各关节功能位，注意偏瘫患肢的摆放，防止关节变形而失去正常功能；②系统进行患肢运动，逐渐增加活动量，由他人或患者健肢帮助患肢做被动运动，鼓励多使用患肢，多做股四头肌及腹股部肌肉运动，以加强肌力；③鼓励患者完成力所能及的生活自理，如床上的移动、翻身、坐起、吃饭、梳头，循序渐进，坚持锻炼，以逐渐恢复自理能力。

（2）语言功能训练：脑卒中导致失语症的患者，需制订个体化的全面语言康复计划，并组织实施；构音障碍患者的康复以发音训练为主，遵循由易到难的原则，可以在专业语言治疗师指导下，协助患者进行长期训练。①指导家属与失语症患者说话时应耐心，并给予患者充分思考与反应时间；②与患者讲话尽量简短、易懂，一次只说一件事；③交流患者最关心的问题，激励患者讲话的愿望；④沟通中可适当借助手势、表情等非语言沟通方式；⑤对失语者采用发音训练、命名训练等，强化刺激，反复矫正。

（3）维持排泄功能训练：①充分摄取液体，以防泌尿道感染，晚间适当减少饮水，以免干扰夜间睡眠，指导家属在夜间协助患者排尿。②保持会阴部清洁，可定时排尿；尿失禁者应勤换衣裤和床单，注意预防压疮；可间歇导尿，以增强膀胱括约肌的控制功能。③便秘患者应增加饮水量及粗纤维食物的摄入，养成定时排便的习惯，利用胃结肠反射，如每日早餐后30 分钟排便，使训练更有成效。

5. 心理指导　因失语、偏瘫及肢体和语言功能障碍，日常生活需要依赖他人照顾等，患者会产生焦虑、抑郁等心理问题，社区护士应关心、尊重患者，鼓励其表达自己的感受，为患者创造良好生活环境，以利于病情恢复，并指导患者家属关心爱护患者，主动参与治疗、护理活动。

（六）脑卒中的社区预防

1. 一级预防 指发病前的预防，特别是针对脑卒中高危人群，通过早期改变不健康的生活方式，积极主动控制各种危险因素，使脑血管病不发生或推迟发生。

2. 二级预防 针对发生过一次或多次脑卒中的患者，寻找病因和控制可干预的危险因素，预防或降低脑卒中再发，减轻残疾程度。

3. 三级预防 对脑卒中后的患者加强相应的治疗和康复护理，防止病情加重，预防或减轻残疾，促进功能恢复。

四、糖尿病患者的社区护理与管理

案例 10-4

某社区的一次糖尿病筛查结果发现，该社区人群空腹血糖受损和糖耐量受损的患病率较高。进一步调查发现，该社区居民以中老年人居多，大多数中年人因工作性质以久坐生活方式为主，超重和肥胖者较多；此外，该社区居民经济条件整体较好，文化程度较高。

请回答：

为了预防糖尿病的发生，社区卫生服务机构应采取哪些措施？

糖尿病（diabetes mellitus，DM）是由遗传和环境因素共同作用而引起的一组以慢性高血糖为特征的代谢性疾病，由于胰岛素分泌和（或）作用缺陷而导致糖类、蛋白质、脂肪、水和电解质等代谢紊乱。随着病程延长，可出现眼、肾、神经、心脏、血管等多系统损害，重症或应激时还可能发生酮症酸中毒、高血糖高渗状态等急性代谢紊乱。糖尿病可使患者生活质量降低、寿命缩短、病死率增高。因此，糖尿病的防治及其管理是社区卫生服务面临的重要任务。

（一）糖尿病的流行病学特点

糖尿病已成为继心血管病和肿瘤之后的第三大慢性病。根据国际糖尿病联盟（IDF）统计，2019 年全球糖尿病患者已达 4.63 亿，预计到 2030 年，全球将有接近 5.78 亿糖尿病患者。最新调查数据显示，我国糖尿病患病率为 11.2%，已成为世界上糖尿病患者数最多的国家；更为严峻的是，我国约有 60% 的糖尿病患者未被诊断，已经接受治疗者糖尿病的控制状况也不容乐观；此外，儿童和青少年 2 型糖尿病的患病率也显著增加。糖尿病已成为严重威胁人们健康的公共卫生问题。

（二）糖尿病的危险因素

1. 不可改变危险因素

（1）遗传因素：国内外报道普遍认为糖尿病有遗传易感性，表现为糖尿病有明显的家族、种族聚集现象。有糖尿病家族史者的患病率比无糖尿病家族史者高，2 型糖尿病的遗传倾向更为明显。

（2）年龄：由于身体各组织随着年龄增长而逐渐老化，功能下降，胰岛素分泌不足，加之运动、饮食、健康问题积累等，糖尿病的发病率随着年龄增长而逐渐增加。

（3）先天的子宫内营养不良：子宫内营养不良可致胎儿体重不足，而低体重儿在成年后肥胖、发生糖尿病及胰岛素抵抗的概率则会大增。

2. 可改变危险因素

（1）后天的不良生活方式：不合理膳食，包括进食高热量、高脂肪、高胆固醇、高蛋白、低纤维素食物；久坐生活方式；酗酒；肥胖，尤其是中心性肥胖，男性腰围 ≥ 85 cm、女性腰围 ≥ 80 cm 者患糖尿病的危险为腰围低于此界限者的 2.5 倍；心境不良等。

（2）生物源：有研究发现，某些病毒感染可能会诱发糖尿病，如 1 型糖尿病与柯萨奇 B4 病毒、腮腺炎病毒、风疹病毒、EB 病毒有关；有专家指出，持续性病毒感染可引起自身免疫反应，T 淋巴细胞亚群的改变与 2 型糖尿病自身免疫致病有关。

（3）化学因素：化学毒物和某些药物如噻嗪类利尿药、苯妥英钠可影响糖代谢并引起葡萄糖不耐受性，对这类药物敏感者可导致糖尿病。长期应用糖皮质激素可引起糖尿病。避孕药也可能与糖尿病发生有关。

3. 中间危险因素 又称伴随疾病，如高血压、血脂异常、血黏度增高、胰岛素抵抗。

（三）糖尿病患者主要的健康问题

1. 糖尿病的症状 典型的"三多一少"症状（即多尿、多饮、多食和体重减轻），常见于 1 型糖尿病患者。

2. 急性并发症

（1）糖尿病酮症酸中毒（DKA）：是由于胰岛素不足和升糖激素不适当升高引起的糖、脂肪和蛋白质严重代谢紊乱综合征，临床以高血糖、高血酮和代谢性酸中毒为主要表现，是糖尿病的一种严重急性并发症。

（2）高血糖高渗状态：临床以严重高血糖、高血浆渗透压、脱水为特点，无明显酮症酸中毒，常伴有不同程度的意识障碍和昏迷。高血糖高渗状态发生率低于 DKA，但病死率高于 DKA，多见于老年 2 型糖尿病患者，起病比较隐匿，超过 2/3 的患者发病前无糖尿病病史或仅为轻症。

3. 慢性器官功能障碍表现 患者可因眼、肾、神经、心血管等并发症或伴发症的器官功能不全表现就诊。糖尿病的慢性并发症分为大血管病变和微血管病变两大类。前者主要累及大、中血管引起冠心病、脑血管病、肾动脉硬化、下肢动脉硬化等；后者主要累及微血管引起糖尿病肾病、视网膜病变和神经病变等。慢性并发症是糖尿病最主要的致残和致死原因。心脑血管病是 2 型糖尿病患者的主要死因，肾衰竭是 1 型糖尿病患者的主要死因。另外，继发于神经病变、下肢血管病变和感染等因素的糖尿病足可致残，并严重影响糖尿病患者的生活质量。

4. 低血糖 因进食量过少、药物剂量大、活动量过多等引起，轻者表现为心悸、大汗、无力、手抖、饥饿感等；严重者可出现意识模糊、嗜睡、抽搐、昏迷，甚至死亡。

5. 其他健康问题 反复发生疖、痈等皮肤化脓性感染，严重者可致败血症或脓毒血症；皮肤瘙痒（多见于女性会阴部，由尿糖刺激局部所致）；性欲减退、月经失调；视物模糊等；便秘、腹泻可交替出现（与自主神经功能紊乱有关）。

随堂测 10-4

（四）糖尿病的社区管理

1. 糖尿病的筛查 根据《国家基本公共卫生服务规范（第三版）》的要求，社区卫生服务机构应对辖区内 35 岁及以上的 2 型糖尿病患者进行规范管理，对在工作中发现的 2 型糖尿病高危人群进行针对性的健康教育，建议其每年至少测量 1 次空腹血糖，并且接受医护人员的健康指导。早发现、早诊断是糖尿病综合防治的关键，是早治疗和规范管理的基础。

2. 糖尿病患者随访 对确诊的 2 型糖尿病患者，社区卫生服务机构每年应提供 4 次免费空腹血糖监测，至少进行 4 次面对面的随访。糖尿病患者的社区随访流程见图 10-6。

（五）糖尿病患者的健康指导

1. 饮食指导 合理饮食是糖尿病治疗的一项基础措施，无论糖尿病的类型、病情轻重，也不论是否用药物治疗，都必须持之以恒地严格执行饮食控制。合理饮食的目的是纠正代谢紊

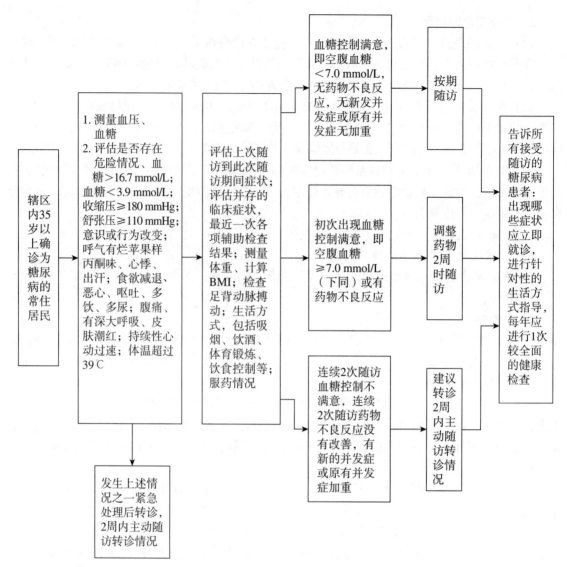

图 10-6　糖尿病患者随访流程

乱，减轻胰岛负荷，改善整体的健康水平，有利于减重，降低餐后高血糖，防止并发症。糖尿病饮食控制的总原则：①控制总热量，均衡营养；②定时定量，少量多餐；③饮食清淡，避免高糖、高脂、高盐饮食；④适当增加膳食纤维的摄入；⑤多饮水，限制饮酒，坚决戒烟。

　　2．运动指导　运动治疗是糖尿病治疗的另一项基础措施。鼓励患者运动，选择快走、慢跑等中低强度的运动方式，宜于餐后 1 小时进行，每日 30 分钟以上，同时指导患者注意运动安全，避免低血糖。有下列情况的患者不宜运动：血糖未得到较好控制（血糖 > 14 mmol/L，尿酮体阳性）或血糖不稳定者；合并严重眼、足、心、肾并发症者，如近期有眼底出血，尿蛋白在（++）以上，足部有破溃、心功能不全；新近发生血栓者。

　　3．药物治疗指导　糖尿病药物治疗包括口服降糖药治疗和胰岛素治疗。口服降糖药治疗主要用于 2 型糖尿病患者，或 1 型糖尿病患者由于肥胖等存在胰岛素抵抗的情况。针对口服降糖药治疗的患者，社区护士应指导患者遵医嘱服药，根据所服用药物的特点，掌握正确的服药方法，同时熟悉药物可能引起的不良反应，并做好应对。

　　4．自我监测与检查指导　糖尿病患者应进行病情的自我监测与定期检查，有助于及时了解血糖控制情况，为药物治疗和非药物治疗的调整提供依据；自我监测与定期检查也有助于早期发现糖尿病急、慢性并发症，早期治疗，减少因并发症而导致的严重后果。

5．预防损伤和感染　保持皮肤清洁，尤其是口腔、会阴、足部的清洁；勤剪指甲，避免搔抓损伤皮肤；教会患者正确剪趾甲的方法，注意安全，预防损伤；内衣宽松透气，注意鞋袜干净、合适；注意热水、热水袋、电暖气等的安全使用，预防烫伤。每日检查足部等易损伤部位，及早发现微小损伤和感染。

6．急性并发症的护理

（1）低血糖的处理原则：药物治疗应逐渐加量，谨慎进行调整；定时、定量进食；在体力活动前监测血糖，必要时吃一些糖类食物；不过量饮酒。如出现低血糖症状，意识清醒的患者应尽快口服含糖的饮料或吃一些糖果、点心等；意识不清的患者应立即送医院治疗。

（2）糖尿病酮症酸中毒的处理原则：怀疑患者糖尿病酮症酸中毒时应立即检测血糖、尿酮体，拨打急救电话，及时转送医院。

7．糖尿病患者心理调适　糖尿病是一种慢性终身性疾病，在患病初期及长期的治疗过程中，患者可能发生各种心理问题。研究发现，糖尿病患者心理障碍的发生率高达30%～50%，而焦虑、抑郁等消极情绪会影响血糖的控制。因此，加强糖尿病患者的心理护理，使患者保持良好的心态，积极应对糖尿病，是社区糖尿病患者管理的重要内容。

（六）糖尿病的社区预防

1．一级预防　90%以上的2型糖尿病是可以预防的。一级预防的目标是纠正可控制的糖尿病危险因素，预防糖尿病的发生。针对一般人群，加强宣传糖尿病知识，提高人群对糖尿病及其危害性的认识；提倡健康的生活方式；定期体检，一旦发现血糖异常，及早进行干预。针对高危人群，开展糖尿病教育，指导调节体重，防止摄入能量过多，鼓励参加体育活动，宣传情绪和心理状态与糖尿病的关系及糖尿病的各种危险因素等。加强随访，鼓励复查，以期达到预防和延缓患病的目的。

2．二级预防　开展以社区为单元的人群或高危群体的筛查，对早期发现的糖尿病患者进行干预治疗和管理，预防或减少糖尿病并发症的发生。糖耐量异常的干预治疗有行为方式和药物干预两方面。行为方式的干预包括限制总热量摄入，降低饮食中脂肪含量（主要是饱和脂肪酸的含量），增加纤维素的含量，以及增加体育活动等；药物干预可采用二甲双胍、α-葡萄糖苷酶抑制药（阿卡波糖）和胰岛素增敏药等。

3．三级预防　针对已确诊的糖尿病患者采取各种综合措施，预防和延缓糖尿病各种慢性并发症及其导致的残疾。具体措施：①积极进行糖尿病防治知识教育，提高患者对糖尿病慢性并发症的认识、顺应性和自我管理能力；②认真控制与各种慢性病并发症有关的危险因素，如严格和持久控制高血糖；③并发症的早期诊断、早期治疗。

五、肿瘤患者的社区护理与管理

案例 10-5

　　某社区卫生服务机构管辖范围包含某化工厂职工家属院，调查结果显示，该社区人群膀胱癌高发。社区居民闻癌色变，担心自己会患上癌症，经常到社区卫生服务站咨询癌症的相关知识。

　　请回答：

　　社区护士应如何指导该社区居民预防癌症？

肿瘤是机体中正常细胞在不同的始动与促进因素长期作用下产生的增生与异常分化形成的新生物。肿瘤一旦形成后，不受正常机体生理调节，也不会因病因消除而停止增生，而是会破坏正常组织与器官。

　　根据肿瘤的形态及其对机体的影响，肿瘤可分为三类：一种是良性肿瘤（benign tumor），细胞分化较成熟，组织和细胞形态变异较小，结构较接近正常，大多数对人体危害不大。另一种是恶性肿瘤（malignant tumor），细胞分化不成熟，与正常细胞结构和功能区别很大，生长迅速，可浸润破坏组织器官，易发生转移，对人体危害严重。恶性肿瘤严重威胁人类健康和生命，与心血管病构成全世界死亡原因的前两位。还有一种是交界性肿瘤（borderline tumor），少数肿瘤在形态上属于良性，但常浸润性生长，切除后易复发，甚至出现转移，在生物学行为上介于良性与恶性之间，故称为交界性或临界性肿瘤，如包膜不完整的纤维瘤、黏膜乳头状瘤、唾液腺多形性腺瘤。有的肿瘤虽为良性，但由于生长部位与器官特性所致的恶性后果而显示为恶性生物行为，如颅内良性肿瘤伴颅内高压、肾上腺髓质肿瘤伴恶性高血压及胰岛素瘤伴低血糖。

　　（一）肿瘤的流行病学特点

　　近些年来，恶性肿瘤的发病率、死亡率均有明显增加的趋势。全世界每年约有700万人新患癌症，500多万人死于癌症。发达国家主要肿瘤为肺癌、结直肠癌、乳腺癌、胃癌和前列腺癌，而发展中国家主要为宫颈癌、胃癌、口咽癌、食管癌和乳腺癌。我国由于人口老龄化，以及吸烟、感染等问题的存在，肿瘤防治所面临的形势极为严峻。我国目前每年平均约有150万人新患癌症，每年约有80万人死于癌症。其中以肺癌、胃癌、食管癌、肝癌、乳腺癌、宫颈癌最为多见，占全部恶性肿瘤的70%～80%。我国恶性肿瘤的分布也具有地理性差异：华东以肝癌为主；华南以鼻咽癌为主；华北以食管癌为主；东北以胃癌为主，其次是肺癌、宫颈癌；西北以消化道肿瘤为主。大多数肿瘤发生的危险性随年龄增长而增大，一般男性高于女性。肿瘤的发病率存在职业差异，如扫烟囱工人阴囊癌高发，联苯胺生产厂工人膀胱癌多发，石棉生产厂工人多发肺癌、间皮瘤等，研究证实这些均与相应的化学致癌物有关。

　　（二）肿瘤的危险因素

　　1. 吸烟　研究证实吸烟是致癌因素。焦油中含有多种致癌物质，当烟草燃烧的烟雾被吸入时，焦油颗粒便附着在支气管黏膜上，经长期刺激，可诱发癌变。肺癌是我国的第一大癌症，而控烟可减少大约80%的肺癌和30%的总癌死亡数。

　　2. 膳食不合理　膳食不合理是仅次于吸烟的第二重要的、可避免的癌症危险因素。人类癌症中约有1/3与膳食不当有关。随着经济发展和人民生活的改善，城市和富裕农村中超重和肥胖已成为重要的公共卫生问题，同时也是结直肠癌及乳腺癌发病率上升的重要原因。而在贫困地区，一些营养素的缺乏与某些癌症的高发密切相关（如硒的缺乏与食管癌有关）。

　　3. 乙肝病毒感染　我国乙肝病毒的感染率达60%，乙肝病毒的携带率大于10%，是造成慢性肝炎、肝硬化及肝癌的主要原因。

　　4. 环境　工业性致癌因素"三废"（即废气、废水、废渣），家庭居室内空气污染如厨房油烟，是肺癌的重要发病因素；染发与皮肤癌发病有关。

　　5. 其他　饮酒可能与食管癌、肝癌、口腔癌、乳腺癌等有关；过度肥胖的人容易患乳腺癌、结肠癌；长期心理压力和生活中频繁的应激事件与肿瘤发生有关；乳癌发生与女性激素水平有关。

知识链接

恶性肿瘤的早期信号

下列 10 项症状并非恶性肿瘤的特征性症状，但常被认为是恶性肿瘤的早期信号：①身体任何部位发现肿块并逐渐增大；②身体任何部位发现经久不愈的溃疡；③中年以上妇女出现阴道不规则流血或白带增多；④进食时胸骨后不适、灼痛、异物感或进行性吞咽困难；⑤久治不愈的干咳或痰中带血；⑥长期消化不良，进行性食欲减退，不明原因的消瘦；⑦排便习惯改变或便血；⑧鼻塞、鼻出血；⑨黑痣增大或破溃出血；⑩无痛性血尿。注意到这些早期信号及时进行必要的检查常可较早发现恶性肿瘤。另外来自有特定功能器官或组织的肿瘤可有明显的症状，如肾上腺髓质的嗜铬细胞瘤早期可出现高血压，胰岛细胞瘤伴有低血糖症。这些信号往往提示了某种疾病的性质和预后，如果及时了解这些信号，就可以掌握疾病发生的规律特征，就有可能早期发现、早期诊断、早期治疗，从而提高恶性肿瘤的治愈率和患者的生存率。

（三）肿瘤患者主要的健康问题

大多数的肿瘤患者早期无特殊症状，晚期根据原发及转移部位不同会出现各种局部症状，同时伴随疼痛、疲乏、恶病质等全身症状。除了躯体症状外，心理障碍为肿瘤患者共性的表现，根据患者病前的人格特征、文化程度和病情而各有不同。临床发现多数患者在被告知患癌症后最初的心理反应是无法接受现实，常见的临床表现或应对方式为否认或合理化，焦虑或抑郁等。

（四）恶性肿瘤的社区管理

1. 高危人群的评估　通过收集的健康信息及调查问卷进行恶性肿瘤高危人群的评估。恶性肿瘤的高危人群主要包括：①有恶性肿瘤家族遗传史的人群；②中老年人群；③常接触致癌物质人群（放射线工作者、铀矿及反应堆工作人员、化工厂职工、石棉工人等）；④有癌前病变的患者；⑤生活习惯不良（饮食不合理、作息时间不规律、不运动、工作压力大等）人群。

2. 高危人群的筛查　随着社区医疗不断改革和逐步完善，恶性肿瘤筛查成为社区医疗服务体系的工作内容，将肿瘤筛查与社区肿瘤防治网和社区医疗服务日常工作相结合是社区恶性肿瘤筛查的重要内容。社区恶性肿瘤高危人群的评估和筛查流程见图 10-7。

（五）肿瘤患者的健康指导

1. 饮食　进食高蛋白、高维生素、高热量、易消化、可口的食物，根据患者的消化功能，给予流食、半流食和软食为佳，少量多餐。向患者说明保证营养的重要性，鼓励主动进餐。若患者食欲较差且恶心、呕吐严重，必要时可用高能量静脉营养疗法。营养改善是进行化疗、术后恢复的重要保证。

2. 休息与活动　保证身心休息，以降低基础代谢率，间断起床活动，在室内或到室外空气新鲜、人群稀少的地方活动，活动量以自觉无疲劳感为度，少量多次活动为宜。

3. 症状护理　观察病情变化，倾听患者的不适主诉，积极对症处理，提高其舒适度，尽可能提高其生活质量。如出现呼吸困难，应根据医嘱给予吸氧；出现疼痛，让患者采取舒适体位，可尝试通过转移注意力、听音乐、做深呼吸、按摩、针灸等缓解疼痛，如效果不佳可遵医嘱给予镇痛药，目前多推荐 WHO 提出的癌症疼痛"三阶梯治疗方案"。

4. 心理护理　肿瘤患者应保持良好的心态，避免情绪激动，以免促进肿瘤的发生和发展。

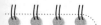

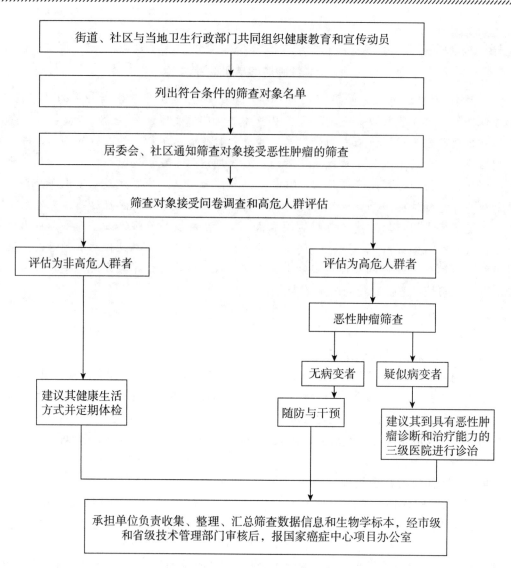

街道、社区与当地卫生行政部门共同组织健康教育和宣传动员

列出符合条件的筛查对象名单

居委会、社区通知筛查对象接受恶性肿瘤的筛查

筛查对象接受问卷调查和高危人群评估

评估为非高危人群者

评估为高危人群者

恶性肿瘤筛查

无病变者

疑似病变者

建议其健康生活方式并定期体检

随防与干预

建议其到具有恶性肿瘤诊断和治疗能力的三级医院进行诊治

承担单位负责收集、整理、汇总筛查数据信息和生物学标本，经市级和省级技术管理部门审核后，报国家癌症中心项目办公室

图 10-7　社区恶性肿瘤筛查流程

5. 功能锻炼　对于因术后器官、肢体残缺而引起生活不便者，应早期协助和鼓励其进行功能锻炼，使其具备基本的生活自理能力和必要的劳动能力，减少对他人的依赖。

6. 动员社会支持　鼓励患者亲属给予患者更多的关心和照顾，增强患者自尊感和被爱感，提高其生活质量。

7. 化疗与放疗的护理　了解患者化疗与放疗方案、常见不良反应及其出现时间。注意定期检查血常规，监测白细胞和血小板水平；事先向患者说明如发生脱发，经过一段时间，头发还可长出，解除其顾虑，期间可推荐戴假发。加强放疗照射部位的皮肤护理，避免搔抓和搓擦，不用肥皂，不涂化妆品和难以清洗的软膏、红汞等，如有渗出性皮炎，局部可涂抹具有收敛、保护作用的鱼肝油软膏。

8. 预防感染　由于患者免疫力低下，应保持口腔、皮肤清洁，定时漱口，勤换内衣。久卧床者应勤翻身，定时做上下肢活动，有呼吸道感染者应学会深呼吸、有效咳嗽，定时做背部叩击排痰，进餐、饮水要慢，以免发生误吸，防止下肢静脉血栓形成和坠积性肺炎的发生。

9. 终末期恶性肿瘤患者的护理　终末期是指恶性肿瘤患者已无法治愈，将要面临死亡的

时期。恶性肿瘤治疗的目的是帮助患者达到和维持机体、情感、精神、职业和社会行为能力诸方面尽可能好的状态，而疾病的发展使患者在上述诸方面受到限制。为此，终末期恶性肿瘤患者护理倡导安宁疗护，包括：为患者减轻疼痛和其他不适症状，从心理上关心患者，帮助患者在面临死亡的时候尽可能保持生活的勇气。

（六）肿瘤的社区预防

恶性肿瘤是由环境、遗传、病毒感染和生活方式（包括饮食、运动）等多种因素相互作用引起的，目前尚无明确的单一预防措施。国际抗癌联盟认为 1/3 恶性肿瘤是可以预防的，1/3 恶性肿瘤若能早期诊断是可以治愈的，1/3 恶性肿瘤通过治疗可以减轻痛苦，延长寿命，并据此提出恶性肿瘤的三级预防。

1. 一级预防　采用有效措施，减少或消除各种致癌因素对人体产生的致癌作用，治疗癌前病变，降低恶性肿瘤的发病率。如评估危险因素，开展各种形式的活动，教育人们改变不健康的生活习惯和行为（戒烟、限酒、少吃或不吃油炸类食品及烟熏食物），采取合理膳食、积极进行乙肝疫苗接种、控制环境污染、改变生活和工作环境等措施，有效地降低肿瘤的发生率。

2. 二级预防　在恶性肿瘤最早期，甚至在癌前期阶段，进行社区健康教育，对无症状人群进行普查，对高危人群进行筛查，用特殊的检查方法（如宫颈脱落细胞学检测、乳房查体、X 线检查）早期发现，并给予及时治疗，以控制其发展。

3. 三级预防　是通过多学科综合诊断和治疗，正确选择合理的诊疗方案，为能够治愈的患者提供根治性治疗，以达到治愈的目的；为已无法治愈的患者提供姑息治疗和临终治疗，以消除痛苦，恢复体力，延长生存时间，改善生活质量。

小　结

社区慢性病管理是社区卫生服务工作的一部分，包含特定的工作内容。社区慢性病管理遵循一定的原则、策略和流程，具有群组管理和个体管理两类模式。目前社区慢性病的管理中已经实施了线上和线下相结合的管理方式，"互联网＋"延续护理得以发展。社区对于高血压、冠心病、脑卒中、糖尿病、恶性肿瘤的管理主要包括社区筛查、随访、社区预防和健康指导等工作内容。

思考题

1. 简述社区慢性病管理模式。
2. 试述社区慢性病管理过程中线上管理相关内容。
3. 说出"互联网＋"延续护理的应用现状。
4. 说出高血压的社区筛查办法和流程。
5. 简述冠心病的社区随访管理内容。
6. 简述脑卒中患者主要的健康问题。
7. 如何预防肿瘤的发生？
8. 患者王女士，78 岁，患 2 型糖尿病 16 年，皮下注射胰岛素控制血糖。患者当日午餐后 3 小时出现面色苍白、出汗、四肢震颤，血糖为 2.5 mmol/L，意识丧失，静脉注射葡萄糖 25 g 后缓解。

问题：

（1）该患者发生的并发症是什么？

（2）患者症状缓解后认为不需要自我监测血糖，此时患者的主要护理问题包括哪些？

（王　丽　张　锋）

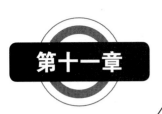

第十一章　社区康复与护理

导学目标

通过本章内容的学习，学生应该能够：

◆ **基本目标**

1. 解释社区康复、社区康复护理的基本概念。
2. 说明社区康复、社区康复护理的工作内容及特点。
3. 熟练运用运动疗法、作业疗法、言语疗法等康复护理技术。
4. 归纳心理治疗及康复工程的常用方法。

◆ **发展目标**

举例说明社区常见疾病的康复护理目标，并能为社区常见疾病患者制订康复护理计划，实施康复护理。

◆ **思政目标**

理解社区康复护理在促进社会和谐中的作用和专业价值，培养关爱公众、服务大众健康的职业精神，提升人道主义精神和人文关怀能力。

案例 11-1

患者，男，62岁，半个月前散步时突然摔倒，送其至某三甲医院，诊断为脑梗死，行溶栓治疗。患者在该院神经内科病房住院10天后出院，出院时右侧肢体活动障碍。出院后患者在家属陪同下，主动到社区卫生服务中心就诊，咨询康复护理服务相关问题。社区护士小王接待了患者及其家属。

请回答：

社区护士应为患者及其家属介绍和解释哪些社区康复护理服务内容？

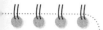

第一节 概 述

一、社区康复的概念

（一）社区康复的定义

社区康复（community-based rehabilitation，CBR）的定义是随着人们对康复医学的认识和工作开展的不断深入而不断更新和完善的。根据自身实际和国情，各国及各专业组织机构对社区康复的定义及内涵有着不同的理解。

1994 年世界卫生组织、联合国教科文组织、国际劳工组织联合发表的《社区康复的联合意见书》中将社区康复定义为：社区康复是社区发展计划中的一项康复策略，其目的是使所有残疾人享有康复服务、实现机会均等、充分参与的目标。社区康复的实施要依靠残疾人、残疾人亲友、残疾人所在的社区，以及卫生、教育、劳动就业、社会保障等相关部门的共同努力。

根据我国国情和社区资源，结合国际对社区康复的定义，目前我国将社区康复定义为：在政府领导下，相关部门密切配合，社会力量广泛支持，残疾人及其亲友积极参与，采取社会化方式，使广大残疾人得到全面康复服务，以实现机会均等、充分参与社会生活的目标。

> **科研小提示**
>
> 社区康复概念的内涵不断扩展和延伸，包括社区康复的层次、社区康复的服务、残疾人作用的发挥、康复基地的利用等方面。

（二）社区康复的内容

1. 依靠基层力量，普查社区残疾人的基本情况（致残原因、残疾种类、残疾程度、人数、分布等），将其作为制订康复计划的基础。

2. 依靠基层力量，积极开展预防残损工作，包括开展预防接种、营养卫生、环境卫生、精神卫生、安全防护等健康教育工作。

3. 开展康复训练，改善残疾人的生活自理能力和劳动就业能力。

4. 开展职业培训，进行就业辅导，协助解决残疾人的就业问题。

5. 加强教育，转变观念，正确对待残疾人，消除对残疾人的歧视心理，帮助残疾人树立回归社会的信心。

案例 11-2

听了社区护士的介绍后，患者决定在老伴的陪同下，在社区卫生服务中心进行功能锻炼。小王把康复医生、康复治疗师、心理治疗师和中医师等康复团队成员逐一向患者进行了介绍，并鼓励患者一定要长期在社区卫生服务中心进行功能训练，达到最大限度的功能恢复。

请回答：

除以上工作以外，护士小王还应做哪些康复护理相关工作？

二、社区康复护理

（一）定义

社区康复护理（community rehabilitation nursing，CRN）是指在康复过程中，根据总体康复计划，在社区层面上，以家庭为单位，以病、伤、残者为中心，充分利用社区及家庭资源，对社区病、伤、残者进行适宜的功能促进护理，最大限度地恢复其功能，使其以平等的资格重返社会。社区康复护理是社区康复的重要内容之一。

（二）社区康复护理的工作内容

1. 社区康复护理调查　护理人员通过社区观察、访谈、调查、体格检查及康复评定等方法，对社区康复资源、康复对象及居民的康复护理需求进行资料收集、整理、分析，为制订康复护理计划提供依据。

2. 社区康复护理服务　在康复医师指导下，社区护士与其他康复专业人员配合，参与社区康复全过程。

3. 参与伤残预防工作　护理人员通过预防接种、健康教育、康复护理实施等途径，预防伤残的发生。

4. 协助社区康复转介服务　掌握社区康复转介服务的资源和信息，了解康复对象的转介需求，按照相关规定提供针对性的社区康复转介服务。

（三）社区康复护理的特点

1. 面向社区，服务特殊人群　社区康复护理工作面向社区，依靠社区的人力、财力开展工作，体现了"为社区所有，在社区进行，为社区服务"的原则。残疾人是社区康复护理的主要服务对象，儿童、妇女、老年人、慢性病患者等也是社区康复护理的重点服务对象。

2. 鼓励自我护理，注重功能训练　鼓励康复对象及其家属积极参与康复护理计划的制订、实施康复训练等的全过程，使其树立自我康复的意识，由"替代护理"转变为"自我护理"。

3. 简单易行，因地制宜　社区康复护理注重简单易行，易学易会，因地制宜，就地取材，如充分利用社区运动器材，利用志愿者等团体的服务。

（四）社区康复护理的目的和意义

社区康复护理的目的是在各部门的支持配合下，通过对患者躯体、精神、教育、职业、社会生活等方面的全面康复训练，使康复对象能恢复参与家庭和社会生活，提高生活质量。

通过健康教育和防残措施，社区康复护理可大大减少和控制残疾的发生，降低医疗费用，具有良好的社会效益和经济效益。

科研小提示

研究提示，社区的团队-契约-医患合作管理团队模式，即社区康复团队与患者及其家属签约后对患者进行饮食、药物、运动、心理等方面的强化干预管理，能有效促进患者身心康复。

第二节　社区常用康复治疗技术及护理配合

> **案例 11-3**
>
> 　　社区刘医生带领康复团队对患者目前的功能状态进行了评估，发现患者右侧上肢完全不能活动，右侧下肢髋关节和膝关节为共同运动模式，不能独立站立和行走，能听懂医生的问话，说话时言语不清，喝水有呛咳发生。结合功能评估刘医生给患者制订了详细的社区康复训练计划。
>
> 　　**请回答：**
> 1. 患者需要哪些康复技术进行治疗？
> 2. 社区护士应如何对其进行指导？

一、运动疗法

（一）定义

运动疗法（kinesiotherapy，therapeutic exercise）是指利用器械、徒手或患者自身力量，通过某些运动方式（主动或被动运动等），使患者获得全身或局部运动功能、感觉功能恢复的训练方法。运动疗法已经成为患者康复的核心治疗手段。

（二）社区常用的运动疗法

1. 被动关节运动　指完全在外力的帮助下完成的运动，即在社区康复护士、患者本人的健侧肢体或他人帮助下，或由器械代替进行的一种运动形式。被动关节运动适用于各种原因引起的肢体功能障碍，可起到缓解肌肉痉挛、牵伸挛缩肌腱和韧带、恢复或维持关节活动度、防止肌肉萎缩、防治关节粘连和挛缩等作用。

2. 辅助主动运动　指凭借患者健肢、器械装置（如滑轮）、水浴等方法的辅助或消除重力的影响下，引导和帮助患者主动完成的运动。

3. 主动运动　指患者在没有任何辅助的情况下独立完成的运动。包括等张训练、等长训练和等速训练，目的是增强肌力、改善局部和全身功能。

4. 抗阻运动　指肌肉在克服外来阻力时进行的主动运动。患者在做主动运动的过程中，除克服自身重力外如无其他负荷称随意主动运动，如需克服某些外加阻力则称抗阻主动运动。抗阻运动所对抗的外力可以来自哑铃、沙袋、弹簧、橡皮筋等。抗阻运动能恢复和增强肌力，广泛用于各种原因所致的肌肉萎缩。

5. 牵伸运动　指用被动或主动的方法，对身体局部进行强力牵拉的活动。被动牵伸时，牵引力由康复治疗师或器械提供；主动牵伸时，牵引力由拮抗肌群的收缩来提供。

6. 神经生理学疗法　神经生理学疗法（neurophysiological therapy，PNT）又称神经发育疗法（neurodevelopmental therapy，NPT），或神经发育学疗法（neurodevelopmental therapy，NDT）或易化技术（facilitation technique），是一类改善脑损伤后运动控制障碍的治疗技术。它是根据神经解剖学、生理学和神经发育学的理论，采取各种康复治疗手段和方法，刺激运动通路上的各级神经元，调节它们的兴奋性，以获得正确的运动输出，即可控制的、协调的随意运动，达到神经运动功能重组的一类方法。

7. 现代康复治疗技术　随着康复医学的不断发展和信息技术的不断利用，出现了一系列针对中枢神经系统损伤的康复治疗技术，如强制性运动疗法、运动想象技术、全自动康复机器人技术、虚拟现实技术。

科研小提示

研究显示，脑卒中偏瘫患者早期进行强制性运动疗法辅助个体化作业疗法可以明显改善患者的上下肢运动功能、认知功能及神经功能，提高生活质量和日常活动能力。

（三）运动疗法的护理配合

1．社区护士要明确运动疗法的适应证和禁忌证。

2．社区护士需要向患者介绍康复治疗项目的名称、作用、目的及注意事项。

3．治疗过程中，护士要配合康复师完成基础护理和必要的康复配合工作，并密切观察患者的反应。

4．治疗结束后，社区护士应询问患者的感受，有无不良反应，如有不适或其他问题，应及时与康复治疗组其他成员沟通。

5．社区护士向患者及其家属进行有关运动治疗的指导，监督康复计划的实施并进行适当评价和及时反馈。

二、作业疗法

（一）定义

作业疗法（occupational therapy，OT）是采用有目的、有选择性的作业活动（工作、劳动及文娱活动等各种活动），使患者在作业中获得功能锻炼，以最大限度地促进患者身体、精神和社会参与等各方面障碍的功能恢复。

（二）社区常用的作业疗法

1．日常生活性作业活动　包括使患者获得最基本的生活能力而每天必须重复进行的最基本的、最具有共同性的活动，如穿脱衣服、使用餐具进食、保持个人卫生、洗浴、如厕；还可训练患者使用辅助器具和家用设备，适应新的生活方式。

2．创造性技能训练　在完成日常生活活动训练后，逐步进入有一定难度的创造性技能训练，包括：木工作业、纺织作业、机械装配作业、缝纫作业；雕塑和编织作业，如制作泥塑、陶器、藤器、竹器、绳器；办公室作业，如打字、资料分类归档。

3．娱乐性作业活动　娱乐性作业活动有利于改善患者的身心功能，可转移患者的注意力，丰富患者生活内容。具体可以包括舞蹈、旅行、音乐欣赏、划船、钓鱼、棋艺、演奏乐器、力所能及的球类活动等。舞蹈可以调整人体内的能量自然流动，增进人与人之间的非言语交流，有利于矫正人的各种适应不良反应，是文娱治疗的常用方法，多用于有情绪障碍及一般慢性病患者。

4．功能性作业训练　功能性作业训练是经过改良的、有一定治疗目标的、对患者身体功能有一定治疗作用的活动，如手指精细动作训练、髋膝屈伸功能训练。患者根据功能障碍的范围、程度及性质等，有针对性地采用合适的作业疗法进行训练，以利于加大关节活动范围，增强肌力，改善运动的灵活性，提高完成日常生活劳动必需的活动能力。功能性作业训练主要用于肢体功能障碍或残疾者，以改善其肢体活动能力，尤其是上肢的活动能力。

5．教育性活动　通过语言、参观、调查、课堂讲授、实验、操作练习等方法进行教育，是作业疗法中的一项重要的内容。

6．消遣性活动作业训练　使用一些轻松有趣的消遣性活动进行训练，又名消遣疗法，如唱歌、钓鱼、下棋、欣赏音乐、演奏乐器或进行力所能及的球类活动等。此种训练有助于改善患者的情绪与精神状态，还有助于患者主动配合临床治疗与康复治疗。消遣性活动作业训练主要用于治疗因为疾病或损伤后的心理障碍，如抑郁、焦虑、失望。

科研小提示

研究表明，作业疗法对老年相关生理、心理疾病的康复有着明显的疗效。

（三）作业疗法的护理配合

1. 提供各种作业资料 在患者进行作业治疗的过程中，社区护士需要定期向治疗师汇报患者功能恢复情况及现存问题，以便及时修订作业治疗方案。

2. 协助实施作业治疗活动 社区护士在一定程度下，协助作业治疗师进行作业治疗活动。例如，对患者的日常生活活动进行指导，协助作业治疗师检查、指导、督促患者，积极为患者创造条件进行自我训练，以达到患者能够生活自理的康复目标。

3. 向患者及家属提供咨询 在作业治疗期间，社区护士应向患者及家属说明作业治疗的作用、方法、注意事项等，使患者积极主动配合治疗，共同协作，以达到治疗目的。

4. 协调作业治疗工作 在实施作业治疗的过程中，社区护士应协调康复团队与患者之间的良好关系。例如，应将患者及家属的意见转达给治疗师，同时向患者做好解释工作，保证康复计划的顺利实施。

知识链接

世界作业治疗师联盟最低教育标准认证

截至 2019 年 6 月，我国已有 5 家高校的康复治疗学专业本科课程获得了世界作业治疗师联盟（World Federation of Occupational Therapists，WFOT）最低教育标准的认证。首都医科大学是内地首家开设康复治疗学专业本科课程并最早获得 WFOT 最低教育标准认证的学校，之后昆明医科大学康复治疗学专业（2005 年招生）于 2010 年成为内地第二家获得该认证的高校，上海中医药大学、福建中医药大学、南方医科大学也相继开设此专业，标志着内地作业治疗教育走向了专业化和规范化。

资料来源：陈茉弦，敖丽娟，蒋飞云，等. 昆明医科大学申报世界作业治疗师联盟最低教育标准认证的经验 [J]. 中国康复医学，2020，35（9）：1105-1107.

三、言语疗法

（一）定义

言语疗法（speech therapy，ST）又称言语矫治或言语再学习，是指运用医学的、教育的及心理的措施与方法，对言语功能障碍的患者提供适合的言语训练，促进其最大限度地恢复听（含听声音与理解词意）、说、读、写能力。言语功能障碍者通过有针对性的系统训练，可改善交流能力，预防、代偿和恢复语言功能障碍，促进交流能力的获得或再获得。对轻度言语功能障碍者，语言治疗以改善语言和心理障碍、适应职业需要为目的；对中度言语功能障碍者，以发挥残存能力及改善功能、适应社区内交流需要为目的；对重度言语功能障碍者，以尽可能发挥残存能力、减轻家庭介助为目的。

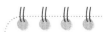

（二）社区常用的言语疗法

1．构音障碍的训练措施　一般情况下，按照呼吸、喉、腭、舌、唇、下颌运动的顺序进行训练；还应进行呼吸训练，语调、音量、语速训练和会话练习等。

2．失语症的训练措施

（1）语音训练：①患者照镜子反复模仿治疗师做的各种口腔动作。②患者模仿治疗师发音，治疗师可以画口型图，指出舌的位置、唇和齿的位置，以及气流的方向和大小。

（2）听理解训练：①单词的认知和辨别。社区护士向患者出示常用物品的图片，说出一个物品名称，令患者指出相应的物品图片。②语句理解。社区护士出示常用物品图片并说出其中一个物品的功能或所属范畴，患者听后指出相应的物品图片。或者用情景画进行，如画中有小孩在睡觉，老奶奶在看报。可提问患者："谁在睡觉？谁在看报？"患者如果说不出来也可以让患者用手指出来。

（3）口语表达训练：从最简单的数字、诗词、儿歌或歌曲开始让患者自动地、机械地从嘴里发出字词读音。可以使用反义词、关联词、惯用语的方法鼓励患者进行口头表达。

（4）句子、短文的复述：用以上练习中所用的单词，同其他词语组合成简单的句子或短文反复练习。

（5）自发口语的练习：看动作画，让患者用口语说明；看情景画，鼓励患者自由叙述；某日某事的叙述，言语说明，身边事物的叙述等。

（6）阅读理解及朗读训练：单词的认知包括视觉的认知和听觉的认知。单词朗读是出示单词卡，反复读给患者听，鼓励一起朗读，最后让其自己朗读。逐渐过渡到句子、短文及篇章的朗读。

（7）书写训练：①单词的听写。使用单词文字卡片，让患者书写上面的单词，再让患者看相应的图片，同时听写单词，最后不看卡片，听写该单词。②句子、短文听写。使用句子、短文的文字卡片，从简单的短句逐渐进展到复杂的长句。③自发书写练习。患者看物品图片，写出单词；看动作图片，写出短句；看情景图片，写叙述文、记日记、写信等。

知识链接

失语症的评估

　　失语症的评估开始于19世纪60年代，到20世纪初，Henry Head首次制定规范的失语症检查法，随后科学家们研制了多种各具特色的失语症评估方法，较为通用的是波士顿诊断失语症检查法（Boston diagnostic aphasia examination，BDAE）和西方失语成套测验（Western aphasia battery，WAB）。应用最广泛的失语症测试方法是BDAE，它评估了语言表现的不同方面，且其有效性在失语症个体中得到了广泛的研究。WAB的优点是评估简单、可量化的评分系统和相对较短的测试时间，测试结束后得到一个总分被称为失语症商数（aphasia quotient，AQ），是衡量失语症言语功能障碍严重程度的指标。

　　资料来源：谢晓慧．卒中后失语症的简易评估及神经机制研究［D］．安徽医科大学，2020．

（三）言语治疗的护理配合

1．环境布置　社区护士应保持治疗环境安静、整洁、光线柔和，尽量安排上午进行言语训练，防止患者由于做其他训练产生疲劳，影响言语治疗效果。

2．协助实施言语治疗活动　协助言语治疗师指导、督促患者完成康复训练，并积极为患

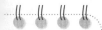

者创造条件进行自我训练，达到患者能够进行日常交流的康复目标。

3．协调言语治疗工作　在实施言语治疗的过程中，社区护士应嘱患者及其家属携带笔记本或纸和笔，记录言语治疗作业，指导家属在家庭中进行言语治疗。

四、心理疗法

（一）定义

心理疗法（psychotherapy）是用心理学方法，通过语言或非语言因素，对患者进行训练、教育和治疗，以减轻或消除患者身体症状，改善其心理精神状态，促使其适应家庭、工作和社会环境。其方法包括心理咨询、支持性心理治疗、领悟治疗或说理治疗、信念治疗、放松治疗、系统脱敏治疗、行为治疗、集体治疗等。

（二）社区常用心理疗法

1．支持性心理治疗　通过对患者进行暗示、指导、劝解、鼓励、安慰和疏导的方法来支持和协助患者处理问题，适应所面对的现实环境，渡过心理危机。当残疾发生后患者处于焦虑、易怒、恐惧、抑郁或悲愤之中，治疗者给予患者心理支持，有益于患者从疾病心理压力造成的严重失衡状态当中恢复到平衡状态。治疗者应倾听患者陈述，协助患者树立信心，同时将康复结局实事求是地告知患者并进行解释，告诉患者实现康复目标的方法。

2．行为疗法　人的行为无论是适应性的正常行为和习惯，还是不良行为或异常行为和习惯都是通过学习获得的。行为疗法是以行为学习理论为依据，对个体反复训练，以矫正个体不良行为的一类心理治疗方法。通过治疗控制不良行为，消除或纠正异常行为，重建和恢复良好行为。行为治疗的主要方法包括系统脱敏疗法、暴露疗法、厌恶疗法、奖励标记疗法等。

3．认知疗法　认知疗法的基本理论认为人的不良行为和情感发生与不正确的认知过程或错误观念的产生有关，如自我挫败行为就是患者认知歪曲的结果。认知疗法是以认知过程影响情感和行为为理论依据，通过认知和行为技术来改变患者的不良认知，从而矫正患者不良行为的心理治疗方法。认知疗法注重改变患者的认知方式，强调认知 - 情感 - 行为三者的和谐。

4．暗示与催眠疗法

（1）暗示疗法：暗示指在特殊情境中传递信息，影响他人的生理和心理活动。暗示疗法是指医护人员为患者设计特殊情境，通过技巧性的语言、表情、手势、文字等作为暗示手段，调动患者机体的各方面因素，达到减轻或消除病症的目的。常用的暗示疗法如下。①语言暗示：通过语言将暗示的信息传递给受暗示者，产生一定的效果。②操作暗示：使用医疗器械对患者进行躯体检查，并利用检查过程和结果暗示患者，使患者获得心理安慰，改变行为状态。③药物暗示：给患者用药，利用药物的作用暗示患者，引起患者的注意，从而促使患者积极主动地配合医生治疗病症。④环境暗示：患者置身于某些特殊的环境，对其心理和行为产生某些积极的影响。⑤自我暗示：患者把一些观念灌输给自己，如松弛训练。

（2）催眠疗法：指医生应用特殊的技术手段使患者进入似睡非睡、精神恍惚、顺从附会的特殊意识状态即催眠状态，再用暗示性的诱导语言控制患者的心理活动和行为状态，以达到减轻或消除患者心身疾病的目的。

5．社会技能训练　社会技能一般是指有效地应付日常生活中的需求和挑战的能力，社会技能使一个人保持良好的精神状态，在其所处的社会环境中，在与他人的交往中表现出适当和健康的行为。社会技能训练用于矫治各种行为问题和增进社会适应能力，以训练对象的需求和问题为中心，强调主动性、积极性、参与性和操作性相结合，强调各种心理技能的实用性，强调训练对象对社会技能的掌握程度。

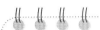

研究显示，脑卒中患者康复期采用心理疏导联合康复护理干预，有利于减轻患者负性情绪，改善神经功能，提高日常生活能力与肢体运动功能。

五、康复工程

（一）定义

康复工程（rehabilitation engineering）指在全面康复和有关工程理论指导下，采用现代先进的科学技术来替代或补偿功能的减退与丧失。康复工程是工程学在康复中的应用，是利用工程学的手段（假肢、矫形器、环境家居改造等）代偿、弥补患者功能的不足，并为患者能最大限度地开发潜能，恢复其独立生活、学习的能力，实现生活自理，回归社会创造条件。

（二）社区常用康复工程方法

1. 假肢 指通过代偿人体缺失肢体的功能使肢体残缺患者重新获得功能和正常外表形象的辅助器具，有上肢假肢和下肢假肢，多用铝板、木材、皮革、塑料等制作，其关节采用金属部件。

2. 矫形器 指装配于人体外部，通过力的作用，以预防、矫正畸形，治疗骨关节和神经肌肉疾患及补偿其功能的器械，有上肢矫形器、下肢矫形器和脊柱矫形器等。

3. 助行器 指辅助人体支撑体重、保持平衡和行走的工具，有拐杖、助行架和轮椅等。

目前中国康复辅具产业重在开展智能感知与柔性传感、多模态量化评估、多模态干预、人机共融与柔性交互、康复生物力学、康复人机工效学等方面。

第三节　社区常见病、伤、残者及术后患者的康复护理

一、脑卒中患者的社区康复与护理

脑卒中是指由于脑组织出血或者缺血性损伤，导致神经功能缺失的急性脑血管病，以突然发病、迅速出现局限性或弥漫性脑功能缺损为共同临床特征，为一组器质性脑损伤导致的脑血管病。目前，康复治疗是临床上治疗脑卒中后遗症的主要手段。

（一）社区康复目标

脑卒中可以引起多种功能障碍，主要是肢体功能障碍和认知功能障碍。肢体功能障碍包括运动、感觉、平衡障碍，以及痉挛、关节活动度受限等。肢体功能障碍在不同的发展阶段应采用不同的康复措施实现其目标（表11-1）。认知功能障碍被认为是脑卒中后患者最主要、最常见的并发症，有报道称高达20%～80%的脑卒中患者会出现认知功能障碍，严重影响患者生活质量和日后的全面康复。目前我国脑卒中后认知功能障碍的康复训练主要采用计算机辅助认知训练、行为认知疗法、电针刺激疗法、无错性学习、神经认知心理康复等，国外主要采用虚拟现实技术（virtual reality，VR）、眼球运动疗法、视觉扫描追踪及视觉搜索训练等方法。

表11-1　肢体功能障碍患者不同阶段的康复目标

分期	康复目标
急性期	急送医院抢救生命，预防并发症
恢复期	早期：完成床上自理、移乘动作、床椅的转移 中期：站位平衡 后期：日常生活活动能力训练及协调性训练
慢性期	利用各种辅助器具和矫形器，达到最大限度的生活自理，回归社会

随堂测11-1

（二）社区康复护理

1．躯干肌训练　通过正确体位的摆放、被动的关节活动、肢体和躯干肌的主动活动训练等，可以恢复患侧躯干肌的运动控制能力。

2．坐位训练　主要是静、动态坐位平衡训练，肢体持重训练、膝屈曲和踝背屈训练，以及抗痉挛训练，以诱发坐位平衡反应，逐步达到直立位。

3．移乘训练　可以增加患肢的负重能力，为正常行走奠定基础，包括静、动态站位平衡训练，患侧下肢持重、屈膝和踝背屈的训练，膝稳定性训练等。

4．站立训练　在站立训练完成后，比较容易进行床、椅、轮椅之间的转移。

5．步行训练　偏瘫患者的患侧下肢必须能支撑100%的体重，具有Ⅲ级站立位平衡的能力，在摆动时能完成后伸髋下的屈膝和踝背屈的能力，因此要进行相应的步行训练。

6．驱动轮椅训练　偏瘫患者中，一侧上下肢都瘫痪并且不可能独立完成步行训练者，需要偏瘫专用轮椅，进行驱动轮椅的能力训练。

7．下台阶训练　患者完成平地步行训练后，须行上下台阶的训练，才能达到行动自如。

8．日常生活活动能力训练　脑卒中偏瘫患者能否完成自己进食、穿戴衣物、洗漱、如厕、日常家务等，是反映其生活质量的重要方面，因此要进行独立的或有帮助的各种日常生活活动能力训练。有学者认为，应用矫形器、拐杖的患者其日常生活活动能力和行走功能的恢复好于不用矫形器和拐杖者。

9．言语交流训练　脑卒中偏瘫伴有言语功能障碍的患者应进行言语交流训练。常用的有Schuell的失语症刺激法、交流效果促进法（PACE）、功能性交流治疗（FCT）、强制诱导性言语治疗等。

10．参加社会活动　参与和从事各种社会活动的能力是脑卒中偏瘫患者社区康复的重要的长期目标，因此要进行相应的训练。

（三）社区康复护理技术研究进展

1．强制诱导性言语治疗　是采用口语交流和抑制非口语交流形式进行大量的有目标的言语训练的一种系统性强制治疗方法。此方法能够在相对短的疗程内使脑卒中后许多年的患者获得言语功能的大幅度提高，是脑卒中后促进言语功能恢复的有效方法。具体方法：将32张游戏卡片分为2组，每个患者从16张卡片中选择1张（每组卡片中的每一张有2个副本，2个副本为同一事物，但颜色、大小、数量等不同）。每个患者的前面放置障碍物防止看到对方的手或者卡片。任务是从一组卡片中拿出1张不给患者看，向患者明确地描述这张卡片，并且要求患者将那张所描述物体的卡片拿出来。当患者描述的时候，参与者的任务是确定患者是否有被要求的物体的卡片，如果有，把它交给发出请求的对方。如果患者没有对方要求的卡片（这样的事情会经常发生，因为每组里每张卡片只有2个副本），患者必须明确地否定要求。所有的交流必须使用口语词汇或句子，不允许使用手势或姿势表示。强制使用口语表达方式，挑战患者的交流能力。交流游戏使用的卡片组包括书写语言和日常生活照片。此方法还增加了家庭训练，包括与家庭成员的日常生活交流，要求患者家属鼓励患者尽量用口语进行交流。家庭训练每天由治疗师分别进行规定。患者和家属使用日记本记录医院环境以外的交流活动，同时鼓励患者进行简短的故事复述。

2. 音乐疗法　脑卒中认知功能障碍直接影响患者的预后。不同的音乐疗法对脑卒中认知功能障碍有一定的疗效。近几年 Tomatis、Soundsory 等音频训练方法逐渐引入临床，取得良好效果。Tomatis、Soundsory 是由法国著名科学家 Tomatis 医学博士创建并完善，其使用经音频处理的音乐对大脑皮质产生有效刺激，达到改善认知功能的目的。Tomatis 音乐疗法的具体方法：将患者聚集在无线信号发射器所覆盖的范围内（为半径 30 m 左右的圆周范围），每次 18 ～ 20 人，训练者打开耳机开关，调节至适当音量，为患者佩戴好无线耳机（分辨左右），使耳机顶部的骨传导器贴近患者的颅顶正中部。音乐程序包括莫扎特系列音乐和 Gregoria 圣歌，每日按照顺序更换音乐程序。每日音乐内容皆不相同，包括一首或多首莫扎特音乐和 Gregoria 圣歌。莫扎特音乐可使大脑活动更加活跃，能够"激活"神经皮质电路相关的功能区域，而 Gregoria 圣歌对植物神经系统可产生舒缓作用。Soundsory 音乐疗法的具体方法：应用 2018 年最新研发的仪器，音乐频率经过仪器核心技术专利产品动态过滤器处理，创建特定的声音对比，使其频率既有变化又有特定规律。音频类型包括铜管乐（进行曲）、古典乐（交响曲）、管弦乐、舞曲（圆舞曲、爵士乐、拉丁乐）、福音音乐和儿歌，具体为施特劳斯（24%）、海顿（15%）、苏萨（18%）、儿歌（13%）、福音（13%）、巴赫（7%）、爵士乐（5%）和拉丁乐（5%）。

3. BrainHQ 视觉训练　是利用网络设计的有益于大脑神经功能恢复的训练系统。BrainHQ 视觉训练系统包括"三思而行"、目标追踪、存储网格、视觉扫描、面对面、鹰眼等多种训练模式。具体训练方法如下。

（1）"三思而行"：首先屏幕中央出现小汽车，屏幕边缘出现 66 号公路标志，游戏指导患者将注意力集中在屏幕中央的小汽车上，用余光搜索屏幕边缘的 66 号公路标志，记住小汽车的形状和 66 号公路标志出现的位置，随后屏幕上小汽车和 66 号公路标志被自动覆盖，在屏幕中央出现两辆不同的小汽车，由患者选择刚刚看见的是哪一辆汽车，并标注 66 号公路标志在哪个位置。如果患者回答正确，游戏即会进入增加难度的下一个关卡。

（2）目标追踪：首先屏幕上出现一个气泡作为目标，游戏指导患者将注意力集中在这个气泡上，随后气泡开始慢慢移动，并逐渐出现更多一样的气泡一起移动。当所有气泡停止移动时，由患者选择第一个出现的气泡目标是哪一个。如果患者两次都回答正确，游戏即会进入增加难度的下一个关卡。

（3）鹰眼：首先屏幕上出现一群圆形排列的鸟，其中有一只鸟和其他鸟的形状或颜色不同，游戏指导患者将这只不一样的鸟作为目标，需要在一定时间内记住这只鸟出现的位置，随后屏幕上所有的鸟会消失，由患者选择刚刚那只不一样的鸟是在哪里出现的。如果患者回答正确，游戏即会进入增加难度的下一个关卡。

（4）视觉扫描：首先屏幕中央出现一个正方形，正方形内部共有四种扫描方向：纵向、横向和两条对角线，每一种扫描方向又包括两种空间频率，即向内和向外，这些扫描方向和空间频率都是随机出现的。游戏指导患者需在一定时间内，记住正方形内出现的是哪种扫描方向或空间频率，随后屏幕中央出现与方向相对应的箭头，由患者点击箭头选择刚刚看见的是哪一种扫描方向。如果患者回答正确，游戏即会进入增加难度的下一个关卡。

游戏的级别分类：每种游戏各包括 10 个关卡，难度逐渐增加，各种关卡的区别是形状、颜色和干扰物不同，随着级别的增长，形状、颜色更加相似，干扰物逐渐增多。每个关卡下又包括 3 个不同背景、不同目标的子关卡，难度也是逐一增加，但每个关卡下相对应的子关卡的背景是一样的。目标在屏幕上停留时间的长短根据患者回答正确或错误的情况逐渐减少或增加。

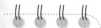

4. 人机交互技术 以 Kinect 体感游戏人机交互技术为例介绍。Kinect 体感游戏内容包括滑雪、航行获金币、高尔夫等诸多游戏模式。其中滑雪主要针对患者的记忆功能进行干预；航行获金币、高尔夫主要针对患者的执行功能进行干预。具体干预方法如下。

（1）滑雪：患者两脚分开与肩同宽，可保持重心转移时的身体平衡；两侧膝关节屈曲可使虚拟人物加快赛道上的速度；重心的左右转移可改变虚拟人物的前进方向，可顺利通过赛道上两个同一颜色的旗门；两侧膝关节由屈曲位转为伸展位时，可使虚拟人物做到跳崖的完美跳跃，缩短完成时间。参考患者入组时 Rivermead 行为记忆测验（RBMT）-Ⅱ的评分结果及记忆障碍程度的分级，制定如下记忆处方。

处方 1：对于轻度记忆障碍者，第一周选择新秀选手；第二、第三周选择职业选手；第四周选择冠军选手。

处方 2：对于中度记忆障碍者，第一、第二周选择新秀选手；第三周选择职业选手；第四周根据患者情况选择冠军选手。

处方 3：对于重度记忆障碍者，前三周均选择新秀选手，可通过改变赛道进行训练；第四周根据患者情况选择职业选手。

（2）航行获金币：要求患者正对 Kinect 摄像头。游戏当中，代表患者的虚拟人物会立于一艘游艇内，膝关节屈曲可使游艇前行及加速。在行进过程中，患者需要尽可能多地获取躯体前方（躯体保持原有姿势）、侧方（躯体重心的左右转移，足部固定）及上方（膝关节由屈曲位转为伸展位）的金币，锻炼患者的计划能力。途中会分阶段遇到两种不同的行进路程，包括金币多的拱桥和金币较少的水沟，患者可通过膝关节屈曲位、伸展位的改变来进行选择，既锻炼患者的计划和问题解决能力，同时也可改善患者的膝关节活动度，一定程度上增加下肢肌力。

（3）高尔夫：要求患者侧身立于 Kinect 摄像头正前方，一般患侧在前，健侧在后，利于健侧上肢带动患侧上肢进行击球的前期准备，同时可防止或矫正患者的翼位肩。屏幕上会显示洞的位置及球与洞的距离，患者需根据给出的信息来调整身体的位置，选择长度合适的球杆并控制肩关节外展、外旋的程度，有利于患者组织、计划能力的锻炼。

5. 多感觉刺激训练 此训练是通过各种方式产生感官刺激，利用患者自身的感官优势，弥补其所存在缺陷。多感觉刺激可通过浅感觉训练、本体感觉训练、复合感觉训练和特殊感觉训练四个方面进行，患者接受多种感觉刺激疗法，通过增加感觉反馈，能更快地提高感觉功能。多感官刺激疗法是以灯光效果、真实的触感、冥想音乐和令人放松的香气等为媒介，为患者提供以视、听、嗅、触觉为主的综合感官刺激的一种疗法。这里只介绍嗅、触觉训练。嗅觉训练方法：选择属性温和的熏衣草精油。在使用精油前询问有无过敏史，并在患者前臂掌侧做涂抹试验，无过敏症状方可使用。每日清晨和睡前将稀释的熏衣草精油涂于前额、耳后进行嗅觉刺激训练。触觉刺激训练方法：由于指腹和头部触觉感受器最多，故实施手指指腹梳头的动作，对患者进行触觉刺激训练。具体实施方法：实施前修剪患者指甲，洗净双手，两手指屈曲分开，放于头皮，指腹轻压于头皮，由前额发际向后梳头至后颈部。

二、脊髓损伤患者的社区康复与护理

（一）社区康复目标

脊髓损伤（spinal cord injury，SCI）是指由于外界直接或间接因素导致脊髓受损，在损害的相应节段出现各种运动、感觉和括约肌功能障碍，以及肌张力异常、病理反射等相应改变。脊髓损伤是社区康复中训练时间最长、病情最复杂、康复治疗项目最多的病种。脊髓损伤的程度和临床表现取决于原发性损伤的部位和性质。脊髓损伤不同时期的康复目标见表 11-2。

表11-2　脊髓损伤患者社区康复目标

分期	康复目标
急性期	急送医院抢救生命，预防并发症，重建脊柱稳定，维持呼吸及循环功能，关节保护训练，适应直立训练
恢复期	肌力训练、坐位训练、转移训练、轮椅训练、步态训练
恢复后期	环境改造，利用辅助器具和矫形器，达到最大限度的生活自理

知识链接

"中途之家"新型社区康复服务模式

"中途之家"是指充分利用社区资源，由专业人员指导、伤友参与、社区康复指导员具体实施，为脊髓损伤者提供适宜的康复服务的场所。"中途之家"的建设要求要能为社区内脊髓损伤者提供针对性的康复咨询和指导，有适宜脊髓损伤者生活起居训练、劳动能力训练的康复器材、辅助器具、无障碍设施及场所。"中途之家"的服务模式对有需求的脊髓损伤者开展针对性的康复训练，目标为提高脊髓损伤者的生活质量，帮助其提高生活自理能力和就业能力，防止并发症的发生和残疾程度加重，最大限度地帮助其参与社会活动，融入社会。

资料来源：翟华. 脊髓损伤伤友"中途之家"社区康复服务模式的尝试［J］. 中国社区医师（医学专业），2010，12（32）：253-254.

（二）社区康复护理

脊髓损伤的康复训练可分为三个阶段：急性期、恢复期及恢复后期。急性期是脊髓损伤后2～8周，此期进行早期康复训练，主要为预防功能障碍。恢复期为损伤后2～3个月，有可能恢复步行的患者可进行站立和步行训练。损伤超过6个月为恢复后期，主要为环境改造、家务劳动能力训练、辅助器具和矫形器的利用，最大限度地恢复患者的日常生活活动能力。

1. 急性期康复训练

（1）肢体摆放和关节被动运动：患者卧床期间，应注意保持肢体处于功能位。生命体征稳定后，应立即开始瘫痪肢体关节的被动活动，进行上下肢每个关节各轴向的全范围关节活动，以避免关节挛缩。

（2）直立适应性训练：早期开始坐位训练，逐步从卧位转向半卧位或坐位。开始时将床头抬高或摇起30°，如无不良反应，可每天将床头升高15°，直至80°，并维持继续训练。逐渐增加卧位倾斜度，以无头晕等低血压不适症状为度。

在患者适应坐起训练后，可进行站立训练。患者可借助起立床进行被动站立训练，起立床的站立角度从30°开始，如果无头晕、恶心、心悸等不适，每日可增加角度10°，直至90°。一般情况下，从平卧位到直立位需1周的适应时间，适应时间长短与损伤平面相关。训练时应保持脊柱的稳定性，戴腰围训练起立和站立活动。

如果患者可以床边扶坐5分钟且没有不适，则可进行主动床旁站立训练。患者十字交叉握手，拇指在最上面，治疗师用双膝抵住患者膝关节，嘱患者身体重心充分前移，抬高臀部，伸髋伸膝站起。患者保持抬头挺胸伸展躯干的站立位，尽量让双下肢负重，持续1分钟，再坐下（其坐下的方法相反），如此反复2～3次。3～5天后加大站立难度，进行立位重心转移训练、患腿负重训练。

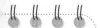

（3）膀胱和直肠训练：脊髓损伤后 1～2 周常有尿潴留，一般采用留置导尿，防止膀胱过度充盈。病情平稳后，需尽早停止留置导尿，实行间歇导尿。膀胱功能训练包括排尿习惯训练、诱导排尿训练、排尿意识训练、反射性排尿训练和盆底肌训练。训练有助于膀胱功能的恢复，但训练前要正确评估患者排尿功能，选择正确方法，避免因训练不当引起尿液反流造成肾积水。

脊髓损伤后的直肠功能障碍主要表现为便秘，应尽早开始康复。通过合理安排饮食、养成定时排便习惯、手指直肠刺激、腹部按摩、增强腹肌运动、盆底肌训练、灌肠等方法，帮助患者建立排便反射。

（4）压力性损伤预防：保持皮肤清洁、干燥；保持良好的营养状态；避免长时间皮肤受压。

（5）理疗：理疗如低中频电刺激，对减轻炎性反应、改善神经功能有一定帮助。

（6）心理治疗：脊髓损伤患者在伤后易出现严重心理障碍，包括极度压抑或忧郁、烦躁，甚至发生精神分裂症。康复治疗时须做好心理护理，如与患者建立良好的信任关系、增加与患者的沟通，必要时请专业的心理咨询师，帮助患者建立信心，积极参加康复训练

2．恢复期康复训练

（1）肌力训练：脊髓损伤者为了应用轮椅、拐杖或助行器，在卧位、坐位时均要重视肩带肌力的锻炼，包括上肢支撑训练、肱三头肌和肱二头肌训练、握力训练。对于采用低靠背轮椅者，还需要进行腰背肌训练。肌力训练的目标是使肌力达到 3 级以上，以恢复实用肌肉功能。肌力 1 级时采用功能性电刺激，肌力 2 级时可采用滑板运动或助力运动，肌力 3 级时可以采用渐进抗阻练习。卧位时可采用举重、支撑，坐位时可利用倒立架、支撑架等。步行训练则需进行腹肌、髂腰肌、腰背肌、股四头肌、内收肌等肌力训练。

（2）肌肉与关节牵张训练：包括腘绳肌牵张、内收肌牵张和跟腱牵张训练。内收肌牵张训练是为了避免内收肌痉挛造成会阴部清洁困难。跟腱牵张训练是为了保证跟腱不发生挛缩。腘绳肌牵张训练是为了使患者直腿抬高大于 90°，以实现独立坐。牵张训练还可以帮助降低肌肉张力，对痉挛有一定治疗作用，是康复治疗过程中必须始终进行的项目。

（3）坐位训练：独立坐是进行转移、轮椅和步行训练的前提。脊髓损伤患者床上坐位可分为长坐位（膝关节伸直）和端坐位（膝关节屈曲）。坐位训练的同时还需要进行平衡训练，包括静态平衡训练和动态平衡训练，训练躯干向前、后、左、右侧平衡及旋转活动时的平衡能力。

（4）转移训练：训练动作包括垫上移动、卧位到坐位转移，以及轮椅到床、椅、地面、卫生间、汽车等的转移。分为独立转移和帮助转移，独立转移指患者独立完成转移动作，帮助转移指患者在他人的帮助下转移体位。转移时还可借助一些辅助器具如滑板。

（5）步行训练：步行训练的基础是坐位和站位平衡训练，以及重心转移训练和髋、膝、踝关节控制能力训练。完全性脊髓损伤患者步行的基本条件是上肢有足够的支撑力和控制力。达到站位Ⅰ级平衡后患者可以开始平行杠内练习站立及行走，包括四点步、三点步和二点步，并逐步过渡到助行器或扶杖行走。耐力增强之后可以练习跨越障碍、上下台阶、摔倒及摔倒后起立等。步行训练的目标：①社区功能性行走，要求终日穿戴矫形器并能耐受，能上下楼，能独立进行日常生活活动，能连续行走 900 m；②家庭功能性行走，要求能完成上述活动，但行走距离不能达到 900 m；③治疗性步行，指上述要求均不能达到，但可借助矫形器进行短暂步行。关节控制肌的肌力经过训练仍然不能达到 3 级以上水平者，一般需要使用适当的矫形器以代偿肌肉的功能。

（6）轮椅训练：轮椅训练时患者可以选择合适的姿势，身体重心落在坐骨结节上方或后方（后倾坐姿）或相反的前倾坐姿。前倾坐姿的稳定性和平衡性更好，而后倾姿势较省力和灵活。要注意防止骨盆倾斜和脊柱侧弯。轮椅操纵时上肢力量及耐力是良好轮椅操纵的前提。在

技术上包括前后轮操纵、左右转进退操纵、前轮跷起行走及旋转操纵、上一级楼梯训练及下楼梯训练。注意每坐30分钟，必须用上肢撑起躯干，或侧倾躯干，使臀部离开椅面减轻压力，以免坐骨结节发生压力性损伤。

科研小提示

　　运动训练是儿童脊髓损伤后临床康复的研究重点，现代智能康复设备（减重步行训练、机器人辅助步行训练、虚拟现实技术及功能性电刺激踏车等）在儿童脊髓损伤的功能康复中得到广泛应用。

3. 恢复后期康复训练　此期患者功能在许多方面都有一定程度的恢复，但仍需进行轮椅训练、站立训练、步行和拐杖步行训练。继续训练家务劳动能力，对家庭环境进行必要的改造，或参加社会功能训练，提高日常生活活动能力。对患者伤后产生的心理社会问题进行全面了解，争取患者及其家属的合作，最大程度调动患者参与康复的积极性，提高其生活质量。

科研小提示

　　文献显示，医院-社区-家庭一体化护理模式可为脊髓损伤患者提供全程、连续的护理服务，有助于重建患者的自信，提高其日常生活活动能力和生存质量。

三、颈椎病患者的社区康复与护理

（一）社区康复目标

颈椎病（cervical spondylosis）是颈椎间盘发生退行性改变累及周围的神经根、脊髓、椎动脉和交感神经，出现相应的临床症状和体征。社区康复目标主要是缓解疼痛，改善局部血液循环，消除症状和体征，恢复正常生理功能和工作能力，防止复发。颈椎病一般分为神经根型、脊髓型、椎动脉型、交感型和混合型五种（表11-3）。

表11-3 颈椎病患者的社区康复目标

分期	分型	康复目标
急性期		休息、制动
恢复期	神经根型	非手术治疗为主：牵引、药物治疗、理疗、针灸，缓解疼痛和麻木
	脊髓型	先进行非手术治疗，疗效不明显尽早手术，禁用牵引
	椎动脉型	非手术治疗为主，有明显的颈型眩晕或猝倒发作、经非手术治疗无效、动脉造影证实狭窄者选择手术治疗
	交感型	以非手术治疗为主，包括休息、颈椎牵引、颈围领制动保护及药物治疗等。对于顽固病例，可以考虑手术治疗
	混合型	严重的脊髓受压需手术治疗，其他表现以非手术治疗为主

（二）社区康复护理

1. 围领及颈托　围领和颈托可应用于各型颈椎病患者，可起到制动和保护颈椎的作用，尤其对急性发作期患者更为合适。围领可自行制作，白天戴上，晚上摘脱即可。颈托是用来预防颈椎受伤或不稳而可能引起的更严重的神经组织损伤，一般遵医嘱并在专业医护人员指导下

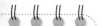
佩戴，时间 3 ～ 6 个月，颈托佩戴常规以可伸入 2 根手指为标准，不可过紧。长期应用颈托和围领可以引起颈背部肌肉萎缩，关节僵硬，所以穿戴时间不可过久。

2. 药物治疗 在颈椎病的治疗中药物可以起到辅助对症治疗作用，常用药物有：非甾体抗炎药、血管扩张药、营养和调节神经系统药、解痉药。

3. 注射疗法 常用方法有局部神经阻滞、局部痛点封闭、颈段硬膜外腔封闭、星状神经节阻滞等。

4. 颈椎牵引治疗 是较为有效且应用广泛的颈椎病治疗方法。在确保无牵引禁忌的情况下，必须把握正确牵引力的方向、重量和牵引时间，以保证牵引的最佳治疗效果。牵引时间：10 ～ 30 分钟。牵引角度：颈椎前倾 10° ～ 25°，上颈椎疾患前倾度数小些，下颈椎疾患前倾度数大些。牵引重量：6 ～ 15 kg。

5. 物理治疗 是较为有效和常用的治疗方法。常用方法有直流电离子导入疗法、超短波疗法、微波疗法、低中频电疗法、高频电疗法、石蜡疗法、磁疗、超声波疗法、光疗、水疗、泥疗等。

6. 针灸治疗 针法常取绝骨穴和后溪穴，再配以局部穴位如大椎、风府、天脊、天目、天柱。

7. 推拿和手法治疗 推拿和手法治疗适用于颈背肩胛部软组织病变、颈臂痛症等。手法大致分为三类：传统的按摩、推拿手法；旋转复位手法；关节松动术。护士可在此过程中配合康复师完成基础护理工作并密切观察患者反应和进行适当的心理疏导。

8. 运动疗法 在医师或治疗师指导下进行功能锻炼。急性发作期限制活动，尤其是脊髓型和椎动脉型的患者，动作应缓慢，幅度由小逐渐增大。肌力训练多进行等长训练。

知识链接

颈椎病康复相关指南及专家共识

通过对颈椎病发病机制、危险因素、诊断评估方法、干预技术的系统研究和总结，目前各国已经围绕颈椎病的诊疗和康复发布了系列指南和专家共识，比较有代表性的包括：中华医学会物理医学与康复学分会于 2019 年出版的《颈椎病康复专家共识》、中国康复医学会颈椎病专业委员会于 2007 年推出的《颈椎病诊治与康复指南》、湖南中医药大学第一附属医院于 2020 年出版的《中医康复临床实践指南·项痹（颈椎病）》、美国物理治疗学会骨科学组基于 2008 版指南于 2017 年更新发布的 *Neck Pain Revision 2017*、荷兰皇家物理治疗学会于 2018 年发布的 *Clinical Practice Guideline for Physical Therapy Assessment and Treatment in Patients with Nonspecific Neck Pain*，以及加拿大安大略省交通伤害管理协议组织于 2016 年发布的 *Management of Neck Pain and Associated Disorders*。

资料来源：王鹤玮，贾杰. 全周期康复视角下的颈椎病康复相关指南及专家共识解读 [J]. 中国医刊，2021，56（8）：825-829.

四、腰椎间盘突出症患者的社区康复与护理

（一）社区康复目标

腰椎间盘突出症（lumbar disk herniation）是指腰椎间盘发生退行性改变，导致椎间盘纤维环破裂，髓核突出，刺激和压迫神经根、血管等周围组织，从而引起以腰腿痛为主要症状的病症。腰椎间盘突出症的社区康复以指导性训练和健康教育为主。具体目标见表 11-4。

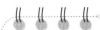

表11-4　腰椎间突出症患者的社区康复目标

分期	康复目标
急性期	休息、制动，减轻痛苦，恢复基本的日常生活活动
恢复期	维持和提高腰部肌肉功能，预防反复发作，尽可能恢复日常工作和劳动，防止复发
慢性期	除上述外，加强腹肌和腰背肌稳定性训练，如出现鞍区麻木、大便失禁、尿失禁或经保守治疗症状不缓解，应到骨科进一步检查和手术

（二）社区康复护理

1. 卧床休息　急性下背痛患者疼痛较剧烈时，需短时间卧硬板床休息，一般以 2 ～ 3 天为宜，不宜长期卧床。随着症状改善，应尽可能下床做简单的日常生活活动。下床时用手臂支撑帮助起身，尽量避免弯腰，并佩戴腰围保护。日常活动要循序渐进，在不加重腰腿痛症状的情况下，直至逐渐恢复正常活动。

2. 腰围制动　佩戴上起肋弓、下达腹股沟的腰围可起支撑作用。不宜长期使用腰围，佩戴时间一般不超过 1 个月，以免造成腰背部肌力下降和关节活动度降低，造成肌肉失用性萎缩，产生对腰围的依赖。佩戴期间可根据患者身体和疼痛情况，做一定强度的腰腹部肌力训练。

3. 腰椎牵引治疗　是治疗腰椎间盘突出症的有效方法。根据牵引力的大小和作用时间的长短，将牵引分为慢速牵引和快速牵引。

（1）慢速牵引：指小重量持续牵引，包括多种方法，如自体牵引（重力牵引）、骨盆牵引、双下肢皮牵引。其共同特点是作用时间长和施加的重量小，大多数患者在牵引时比较舒适。牵引重量一般为体重的 30% ～ 60%，可根据患者的感觉对牵引重量进行增大或减小。牵引时间急性期不超过 10 分钟，慢性期一般 20 ～ 30 分钟，1 ～ 2 次 / 天，10 ～ 15 天为一疗程。

（2）快速牵引：常用的是三维多功能牵引器，该牵引器由计算机控制。牵引时定牵引距离，不定牵引重量，牵引作用时间 0.5 ～ 2 秒，多在牵引的同时加中医的正骨手法。

4. 物理因子疗法　有镇痛、消炎、缓解肌紧张和松解粘连等作用。常根据患者的症状、体征、病程等的特点选用高频电疗、低中频电疗、直流电药物离子导入、光疗、蜡疗等治疗。

5. 手法治疗　主要作用为缓解疼痛，改善脊柱的活动度。以 Maitland 脊柱关节松动术和 Mckenzie 脊柱力学治疗法最为常用，如椎间盘已经碎裂则禁止使用手法治疗。

6. 中医传统治疗　包括推拿、按摩、针灸等疗法。

7. 运动疗法　恢复期可进行有氧运动、腰腹肌的稳定性训练和下肢的柔韧性训练。

科研小提示

研究显示，规范化运动处方（桥式运动、直腿抬高运动、倒走训练）康复训练具有减轻腰椎间盘突出症疼痛、提高直腿抬高角度、改善抑郁情绪的临床疗效，进而改善患者生活质量。

五、人工关节置换术后患者的社区康复与护理

（一）社区康复目标

人工关节置换术（prosthetic replacement for joint）是指用人工关节替代病损的关节，其目的是消除疼痛、提供稳定的关节活动和消除畸形。人工关节置换术是目前治疗关节强直、严重的骨性关节炎、因外伤或肿瘤切除后形成的大块骨缺损等的有效方法。临床常见的是人工全髋关节置换术和人工全膝关节置换术。人工关节置换术后需进行综合的康复训练，防止组织粘连

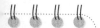

和挛缩，恢复正常关节活动范围。恢复关节周围肌群的力量及重建关节稳定性是其康复的主要原则。其社区康复目标见表11-5。

表11-5　人工关节置换术后的社区康复目标

分期	康复目标
急性期	消除肿胀，减轻疼痛，预防手术后肌肉僵硬、肌萎缩，预防关节脱位和深静脉血栓的发生，预防关节屈曲痉挛
恢复期	训练和加强关节周围肌群的肌力，有助于重建关节稳定性，改善关节活动度，保证重建关节的良好功能，加强对置换关节的保护，减少术后并发症，最大限度恢复运动和日常生活活动能力

（二）社区康复护理

1. 肌力训练　从术前开始，并一直持续到术后关节功能完全恢复。术前虽然可能会有原有疾病导致的疼痛，但通过等长训练，仍然可以较好地增加肌力。术后将有较长时间的手术创伤和关节炎症、水肿所导致的剧烈疼痛，无法进行有效的肌力训练。因此，术前肌力训练的效率远远好于术后肌力训练，应该予以充分重视。

2. 关节牵伸　术前关节牵伸的意义也远大于术后。通过术前的充分牵伸，可以避免手术中不必要的软组织松解，减少手术损伤，降低手术中血管、神经损伤并发症的发生，为术后的康复训练提供良好的条件。

3. 关节活动度练习　术后早期可行持续被动关节活动（CPM），疼痛改善后可行助力或主动活动。关节活动度练习应达到时间预期目标。

4. 步行训练　膝、髋关节置换术的主要目的之一是恢复步行能力。在术后条件允许的时候，可在康复师指导下，从借助平衡杠、助行器的部分负重，逐渐过渡到完全负重练习。

5. 非受累肢体和全身训练　术前和术后进行非受累肢体和全身训练有助于为手术提供良好条件，避免术后深静脉血栓、呼吸系统感染等手术并发症，减轻置换关节负荷，增强心肺功能和日常生活活动能力等。

6. 物理因子治疗　冷疗可用于术后的关节肿胀和运动训练后预防关节肿胀；热疗有消炎消肿、缓解疼痛等作用，可于术后1周开始使用；神经电刺激可用于手术后镇痛；光疗可用于促进切口愈合。

7. 关节保护技术　对于髋关节置换术后的患者，应避免以下危险体位：①髋关节屈曲超过90°；②下肢内收超过身体中线；③伸髋外旋；④屈髋内旋。

8. 运动恐惧心理护理　运动恐惧症是指对患者运动产生无法控制的恐惧。护理人员可根据不同的原因对患者进行针对性心理护理。例如，由于知识缺乏而引起的运动恐惧症，可为患者耐心讲解运动对身体的好处，以及如何正确地运动；对在运动经历中遭受过失败及意外挫折而产生心理创伤的患者可请专业人员进行心理疏导，帮助患者克服心理障碍。

科研小提示

研究显示，对人工关节置换术后患者利用新媒体（移动视频、微信公众号康复健康教育视频课程）进行康复健康教育，有助于提高患者的康复知识和自主锻炼行为。

六、骨折患者的社区康复与护理

（一）社区康复目标

骨折（fracture）是指骨的完整性和连续性发生中断。骨折部位不同，康复要点不同，但主要是改善关节活动度，消除肿胀，减少并发症，增强肌力，改善日常生活活动能力。具体目标见表11-6。

表11-6 骨折术后的社区康复目标

分期	康复目标
早期（骨折后1～2周）	消除肿胀，减轻疼痛，保护骨折部位，预防肌肉萎缩，关节被动活动
中期（骨折后3～8周）	促进骨痂形成，增加关节活动度和肌力，改善日常生活活动能力，恢复部分工作
后期（骨折后8～12周）	消除残存肿胀，减轻瘢痕挛缩、粘连，恢复关节活动度，增加肌力，恢复日常生活活动能力，重返家庭和工作岗位

（二）社区康复护理

1. 关节活动度训练 早期应用关节功能训练机，鼓励患者进行受累关节的各个轴向的关节小幅度活动，牵伸挛缩的肌肉和粘连的关节，外固定解除后应进行关节主动活动。

2. 肌力训练 逐步增加肌肉的训练强度，早期进行肌肉等长训练，外固定解除后，逐步由等长训练向等张训练过度，在保证骨折处安全的情况下进行抗阻训练。

3. 步态训练 上肢骨折在不影响固定的情况下应早期进行行走训练，下肢骨折需根据骨折的类型、固定的方式进行负重训练，应遵循从不负重到部分负重再到充分负重的规律进行步行训练。

4. 物理因子疗法 利用红外线促进血液循环，消肿止痛；紫外线照射可促进钙盐沉积；超声波可软化瘢痕、松解粘连。

5. 日常生活活动能力训练 早期进行作业治疗，加强平衡和协调性训练，逐步进行职业训练，改善日常生活活动能力及工作能力。

知识链接

骨折后康复阶段与训练

骨折后康复以不干扰骨折固定物，又有助于损伤组织的早期愈合和修复、促进功能的恢复为目的。在康复医学领域，一般将骨折后的康复分为两个阶段：第一阶段为骨折经复位固定后阶段；第二阶段为骨折已愈合、固定解除后的阶段。康复的第一阶段，通常进行被固定关节周围肌肉的等长收缩训练。在第二阶段，尽管骨折已基本愈合，若是外固定，则固定可解除；若是内固定，一般要1年以后才取内固定物，最早也在伤后6个月左右，而骨折达到临床愈合一般只需8～12周时间，所以应以骨折达到临床愈合标准来衡量。根据X线摄片检查、临床表现，确定骨折是否达到临床愈合，据此开始第二阶段的康复训练。

资料来源：张长杰. 加强骨与关节损伤的康复降低致残率 [J]. 中华物理医学与康复杂志，2003，25（5）：257-259.

小 结

社区康复是社区发展计划中的一项康复策略，目的是使所有残疾人享有康复服务，实现机会均等、充分参与的目标。社区康复的实施，要依靠残疾人、残疾人亲友、残疾人所在的社区，以及卫生、教育、劳动就业、社会保障等相关部门的共同努力。社区康复护理是指在康复过程中，根据总体康复医疗计划，在社区层次上，以家庭为单位，以病、伤、残者为中心，充分利用社区及家庭资源，对社区病、伤、残者进行适宜的功能锻炼促进护理，最大限度地恢复其功能，以平等的资格重返社会。社区常用的康复护理技术包括运动疗法、作业疗法、言语疗法、心理治疗和康复工程。每种疗法的实施都与社区护士的良好配合有关。社区常见疾病包括脑卒中、脊髓损伤、小儿脑瘫、颈椎病、腰椎间盘突出、人工关节置换术后和骨折术后，由于病种不同、损伤部位不同，其社区康复目标和社区康复措施不同。

思考题

1. 简述社区康复护理的特点。

2. 简述运动疗法的概念及分类。

3. 简述作业疗法的概念及分类。

4. 简述脑卒中患者社区康复护理技术研究进展。

5. 简述脊髓损伤恢复期社区康复训练主要方法。

6. 简述腰椎间盘突出症患者社区康复训练主要方法。

7. 患者，女，52岁，会计工作25年，颈肩部疼痛1年，偶感头晕。突然头晕加重5天，凌晨睡觉时感觉胸闷，有天旋地转感，恶心、呕吐4次，左手有麻痹感。到当地医院就医，颈椎X线摄片显示，C4—C7椎间盘向后突出，颈3—7棘突旁压痛明显，左侧臂丛神经牵拉试验（+），压顶试验（+），头颅CT未见异常。临床诊断：混合型颈椎病。经过一段时间治疗后，症状有所缓解，在医生建议下，患者到所在辖区社区卫生服务中心咨询。问题：

该患者在社区应进行哪些康复训练？护理人员在此过程中需要做哪些工作？

（孙　静　郝习君）

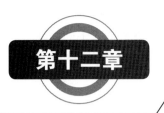

第十二章 社区传染病患者的护理与管理

第十二章数字资源

导学目标

通过本章内容的学习，学生应能够：

◆ **基本目标**

1. 复述传染病的流行特点及传染病发生需具备的基本环节。
2. 列举传染病社区预防与管理措施。
3. 举例说明社区护士在传染病预防和控制中的职责。
4. 运用社区突发公共卫生事件的应急管理方法，正确处理突发公共卫生事件。

◆ **发展目标**

综合运用传染病管理原则对社区常见传染病患者进行家庭访视及科学管理。

◆ **思政目标**

1. 培养创新、爱岗敬业、勇于担当的职业行为和职业作风。
2. 树立正确的生命观和大卫生观念。

案例 12-1

　　患者，男，52岁。近2个月来咳嗽、咳痰、午后低热，伴面颊潮红、疲乏无力、夜间盗汗。夜间咳嗽较重，有时影响睡眠，痰液量不多，偶带血丝，易咳出，有吸烟史30余年，近2年食欲减退、消瘦，排便与排尿正常，活动后胸闷，易疲劳，生活能完全自理。医院查体：体温37.8℃，脉搏90次/分，呼吸20次/分，身高165 cm，体重55 kg，痰涂片阳性，胸部X线检查发现右上肺野有一直径3 cm的空洞，洞壁较厚，外周有浸润病灶，诊断为肺结核。患者平常喜好打棋牌，经常到社区棋牌室。通过密切接触者筛查发现，几个牌友已被结核菌感染。患者及其牌友听说肺结核具有传染性，且影响肺部功能，心情非常紧张。

　　请回答：

1. 如何进行社区肺结核预防和管理？
2. 作为社区护士，你能帮助患者做些什么？

　　传染病是由病原微生物引起的疾病，具有传染性和流行性，感染后常具有免疫性。传染病

217

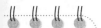

的暴发和流行对社会发展、人类健康均会造成重大影响。随着我国医学科学的发展、卫生状况的改善及计划免疫的实施，传染病防治工作取得较大成绩。虽然传染病发病率有不同程度的下降，但威胁仍然存在，死灰复燃的结核病、居高不下的病毒性肝炎，以及不断涌现的禽流感、手足口病，新出现的新型冠状病毒肺炎等仍然是危害人群健康的重要问题。由于社会因素（交通便捷、人口流动、商品流通）和自然因素（生态环境的改变）使传染病流行更快、更广，更易暴发，危害更强，社区传染病的防治工作更加任重而道远。

第一节　概　述

传染病（infectious diseases）是由各种病原体引起的能在人与人、动物与动物或人与动物之间相互传播的一类疾病。病原体中大部分是微生物，小部分为寄生虫，由寄生虫引起的传染病又称寄生虫病。需要注意的是，由病原微生物和寄生虫引起的疾病都属于感染性疾病，但感染性疾病不一定都有传染性，而有传染性的疾病才是传染病。

一、传染病流行的基本环节

传染病的流行过程就是传染病在人、动物中发生、发展和转归的过程。流行过程的发生需要有三个基本条件，即传染源、传播途径和易感人（动物）群。

（一）传染源

传染源（source of infection）指病原体已在体内生长繁殖并能将其排出体外的人（动物）。病原体在传染源的呼吸道、消化道、血液或其他组织中生存繁殖，通过传染源的排泄物、分泌物或生物媒介（蚊、虱、蝇等），直接或间接地传播给健康者。

1. 患畜患禽　人类对部分畜、禽间传播的疾病有易感性。急性患畜患禽可通过打喷嚏、咳嗽、流鼻涕带出病毒或病菌，从而散播疾病；慢性患畜患禽可长期污染环境。轻型患畜患禽数量多而不易被发现。患畜患禽作为传染源的危险程度主要取决于易感者与患畜患禽的接触机会和接触密切程度，同时也与动物的种类和密度等有关。

2. 隐性感染者　病原体侵入人体后，机体产生特异性的免疫应答，在临床上无任何症状和体征，但存在向外界散布病毒而成为传染源的可能。在某些传染病（如手足口病、流行性感冒）中，隐性感染者是重要传染源。

3. 病原携带者　慢性病原携带者无症状但长期排出病原体，在某些传染病中（如伤寒、乙型肝炎）有重要的流行病学意义。

4. 患者　是重要的传染源。患传染病的患者体内有大量的病原体，多数患者在有临床症状时会排出大量病原体，具备传染性。患者的传染性与病种、排出病原体的数量有关。在病程的不同时期，传染性也不同，如百日咳患者在痉咳期排出病原体的数量明显少于卡他期，传染性减退。

（二）传播途径

病原体离开传染源后到达另一个易感者的途径称为传播途径（route of transmission）。传染病的常见传播途径有经空气飞沫传播、经水传播、经食物传播、接触传播、经媒介节肢动物传播、医源性传播、垂直传播。有的疾病传播途径是单一的，有的是多种传播途径综合的。

（三）易感者

易感者（susceptible person）是指对某种病原体缺乏特异性免疫力的人，对该传染病易感。由易感者构成的群体称为易感人群。在传染病控制中，通常首先要保护易感者。

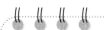

二、传染病的预防与控制

（一）传染病出现前的预防

按照传染病一级预防原则采取措施，针对传染病病因及其影响因素，通过避免接触危险因素和提高疾病抵抗力达到预防目的。

1. 经常性预防措施　社区护士积极对居民开展传染病预防的健康教育，倡导文明健康的生活方式、良好的卫生习惯，提高居民对传染病的防治意识。改善公共环境卫生、公共食品卫生和公共饮水卫生，加强居家环境卫生建设，消除鼠害和蚊、蝇等病媒生物，对污水、污物、粪便进行无害化处理。

2. 国家免疫规划　指按照国家或省、自治区、直辖市确定的疫苗品种、免疫程序或者接种方案，在人群中有计划地进行预防接种，以预防和控制特定传染病的发生和流行。社区护士应在社区居民中做好计划免疫的宣传和健康教育，并加强儿童免疫接种管理，以保证计划免疫在居民中的实施。

（二）传染病出现后的控制

做好传染病出现后的控制工作，可以减少传染病的流行。控制传染病应从传染病流行的三个基本环节进行，不同的传染病可针对主导环节重点采取不同的措施。

1. 管理传染源　传染病存在一定的潜伏期，患者在开始发病前就已经具有了传染性。发病初期出现传染病症状的时候，传染性最强。因此，对传染病患者必须尽可能做到"五早"，即早发现、早诊断、早报告、早隔离、早治疗，防止传染病蔓延。对于传染病患畜患禽也要及时处理。

（1）早发现、早诊断、早报告、早隔离、早治疗：做好基层卫生服务机构预检分诊、信息登记与保存、疫情监测工作，医生对传染病患者应及时确诊，填好传染病报告卡，按照《传染病防治法》进行分类管理，采取隔离、治疗等措施防止传染病的蔓延。某些传染病如痢疾、白喉、乙型肝炎、伤寒的病原携带者或慢性患者可成为重要的传染源，在社区护理中更应予以重视，应随访进行定期病原学检查，做好隔离和治疗。某些传染病如新型冠状病毒肺炎（COVID-19）传播性强，患者应在定点医院收治，基层卫生机构协助完成对密切接触者、次密切接触者的集中隔离、居家隔离等措施，并按照相关规定对一定范围的居民进行核酸检测以排查感染者。

（2）防止传染病的医源性感染：医院保健机构、卫生防疫机构和致病性微生物实验室必须严格执行有关的规章制度，防止传染病的医源性感染、医院内感染、实验室感染和致病微生物的扩散。

（3）加强服务行业的管理：对餐饮、食品加工和销售、托幼机构、理发、美容等服务行业人员定期进行检查，及时发现和调离患者和病原携带者。

（4）做好国境卫生检疫：防止传染病从国外传入或者由国内传出，保护人群健康。

（5）管理患畜患禽：对无经济和保护价值的患畜患禽，予以捕杀，危害较大者采取焚烧或深埋措施。对于有经济和保护价值的患畜患禽，可予以隔离治疗，必要时宰杀、消毒。

2. 切断传播途径　针对不同传染病的传播途径采取不同措施，包括个人卫生和环境卫生措施，消灭传播疾病的媒介生物，进行必要的消毒工作等，切断病原体感染健康人的途径。

（1）个人卫生和环境卫生：养成良好的个人卫生习惯，加强手卫生，外出时佩戴口罩，环境清洁卫生、经常通风换气，消灭鼠害和蚊、蝇、昆虫等。

（2）消毒：指用化学、物理、生物的方法杀灭或消除环境中的致病微生物，达到无害化。消毒是切断传播途径的有效措施之一。对传染源所在场所进行随时和终末消毒，对可能被传染的病原体污染的物品进行预防性消毒。

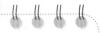

3. 保护易感人群 从提高居民特异和非特异性免疫力两方面保护易感人群。

（1）开展社区预防传染病的健康教育：社区护士应根据不同的季节有计划、有目的地宣传常见传染病的传播来源、传染途径、临床早期症状、自我保健及预防方法等知识；指导社区居民改变不良生活习惯，加强营养、锻炼身体，提高社区居民的非特异性防病能力。

（2）实施社区预防接种：社区护士应根据不同的季节、不同人群实施预防接种，来提高人体的主动和被动特异性免疫力，保护易感人群、防治传染病。

知识链接

新型冠状病毒肺炎防控措施

新型冠状病毒肺炎（简称新冠肺炎，COVID-19）传染源主要是新型冠状病毒肺炎确诊病例和无症状感染者；主要传播途径为经呼吸道飞沫和密切接触传播，存在经气溶胶传播可能。发病前1～2天和发病初期的传染性相对较强。

（一）管理传染源

1. 疫情监测　各级各类医疗机构加强症状监测，一旦发现可疑患者即时开展实验室检测，2小时内上报，并转运至定点机构隔离。开展人、物、环境等多渠道监测。

2. 传染源控制　确诊病例2小时内转运至定点医疗机构治疗和隔离，治愈出院后继续隔离、医学观察14天。疑似病例、无症状感染者在定点医疗机构单人单间隔离治疗、集中隔离观察，连续2次核酸检测阴性可排除疑似、解除隔离。

3. 流调与溯源　根据流行病学调查结果，组织传播风险评估，精准划定管控区域范围并实施封闭管控；开展风险评估，进行重点人群核酸检测。

4. 境外输入疫情防控　坚持人物同查、人物共防，防范境外疫情通过入境人员和进口货物输入传播的风险。落实入境人员闭环转运、隔离管理、核酸检测等防控措施。

（二）切除传播途径

加强环境和物体表面的预防性消毒，做好垃圾、粪便和污水的收集和无害化处理。做好病例或无症状感染者住院、转运期间环境和物品的随时消毒、终末消毒。

（三）保护易感人群

开展新型冠状病毒肺炎防控知识宣传教育，倡导勤洗手、戴口罩、常通风、公筷制、"一米线"、咳嗽礼仪等良好卫生习惯和健康生活方式，倡导减少人员流动和聚集；做好重点人群及传播风险较高的18周岁及以上人群疫苗接种工作，降低人群感染和发病风险。

资料来源：国务院应对新型冠状病毒肺炎疫情联防联控机制综合组. 新型冠状病毒肺炎防控方案（第八版）[EB/OL]. （2020-5-11）[2022-1-15]. http://www.gov.cn/xinwen/2021-05/14/content_5606469.Htm.

三、法定传染病的类型和报告

基层卫生服务机构一旦发现传染病疫情，按照相关传染病管理制度做好传染病的上报与管理工作，防疫部门积极响应并采取对策，这在维护社区居民健康中具有重大意义。

（一）传染病的分类

根据我国《传染病防治法》及其相关修订文件，将法定的40种传染病分为甲（2种）、乙（27种）、丙（11种）三类。

甲类传染病：鼠疫、霍乱。

乙类传染病：病毒性肝炎、细菌性和阿米巴性痢疾、伤寒和副伤寒、艾滋病、淋病、梅毒、脊髓灰质炎、麻疹、百日咳、白喉、流行性脑脊髓膜炎、猩红热、流行性出血热、狂犬病、钩端螺旋体病、布鲁氏菌病、炭疽、流行性乙型脑炎、疟疾、登革热、肺结核、新生儿破伤风、血吸虫病、传染性非典型肺炎、人感染高致病性禽流感、人感染 H7N9 禽流感、新型冠状病毒肺炎。

丙类传染病：丝虫病、包虫病、麻风病、流行性感冒、流行性腮腺炎、风疹、急性出血性结膜炎、黑热病、流行性和地方性斑疹伤寒、手足口病，以及除霍乱、痢疾、伤寒和副伤寒以外的感染性腹泻病。

（二）传染病的上报

疾病预防控制机构、医疗机构和采供血机构及其执行职务的人员发现传染病疫情、具备传染病流行特征的不明原因聚集性疾病或者发现其他传染病暴发、流行时，应当遵循疫情报告属地管理原则，按照国务院或者国务院卫生健康主管部门规定的内容、程序进行报告。

根据《中华人民共和国传染病防治法》修订意见稿，发现甲类传染病患者或者疑似患者、具备传染病流行特征的不明原因聚集性疾病及其他传染病暴发、流行时，应当于 2 小时内进行网络报告。对乙类传染病患者、疑似患者和规定报告的传染病病原携带者在诊断后，应当于 24 小时内进行网络报告。对乙类传染病中的传染性非典型肺炎、炭疽中的肺炭疽和新型冠状病毒肺炎，应实行甲类传染病的预防和控制管理措施，并同时按要求填报传染病报告卡并上报。丙类传染病实行监测报告管理，监测哨点医院和网络实验室发现丙类传染病患者或者疑似患者，按照国务院卫生健康主管部门规定的内容、程序进行报告。

随堂测 12-1

任何单位和个人发现传染病患者或者疑似传染病患者时，应当及时向附近的疾病预防控制机构或者医疗机构报告。国家对发现并报告具备传染病流行特征的不明原因聚集性疾病、新发传染病疫情的单位和个人按照国家有关规定予以奖励；对经确认排除传染病疫情的，不予追究相关单位和个人责任。

疾病预防控制机构应当设立或者指定专门的部门、人员负责传染病疫情信息管理工作，主动收集、分析、调查、核实传染病疫情信息。疾病预防控制机构接到甲类传染病疫情报告或者具备传染病流行特征的不明原因聚集性疾病及其他传染病暴发、流行时，应当在 2 小时内完成疫情信息核实及向当地卫生健康主管部门报告，由当地卫生健康主管部门立即报告当地人民政府，同时报告上级卫生健康主管部门和国务院卫生健康主管部门。

▋ 知识链接 ┄┄┄┄┄┄┄┄┄┄┄┄┄┄┄┄┄┄┄┄┄┄┄┄┄┄┄┄┄▸

2020 年全国法定传染病疫情概况

2020 年全国法定传染病按类别统计：一是甲类传染病共报告发病 15 例、死亡 3 人，其中鼠疫报告发病 4 例、死亡 3 人（其中 1 例为 2019 年报告病例），霍乱报告发病 11 例、无死亡。报告发病率、死亡率分别为 0.001 1/10 万、0.000 2/10 万。报告发病数较 2019 年报告发病数减少 6 例，死亡增加 2 例。二是乙类传染病中传染性非典型肺炎、脊髓灰质炎、人感染高致病性禽流感和人感染 H7N9 禽流感无发病、死亡报告。其他共报告发病 2 673 213 例、死亡 26 286 人，报告发病率为 190.42/10 万，较 2019 年下降 13.4%；报告死亡率为 1.87/10 万，较 2019 年上升 4.7%。报告发病数居前 5 位的病种依次为病毒性肝炎、肺结核、梅毒、淋病和新型冠状病毒肺炎，占乙类传染病报告总数的 92.2%；报告死亡数居前 5 位的病种依次为艾滋病、新型冠状病毒肺炎、肺结核、病毒性肝炎和狂犬病，占乙类传染病报告总数的 99.5%。三是丙类传染病中丝虫病无发病、死亡

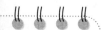

报告，其余共报告发病 3 133 500 例，死亡 85 人，报告发病率为 223.21/10 万，报告死亡率为 0.006 1/10 万。报告发病数居前 5 位的病种依次为流行性感冒、其他感染性腹泻病、手足口病、流行性腮腺炎和急性出血性结膜炎，占丙类传染病报告总数的 99.8%；报告死亡的病种依次为流行性感冒、其他感染性腹泻病、手足口病、流行性腮腺炎、包虫病和黑热病，占丙类传染病报告死亡总数的 100%。

第二节　传染病的社区流行病学管理

传染病波及范围广，对居民健康影响大，快速反应及处置是防止危害扩大的管理重点。社区是传染病的流行病学调查和控制工作的最基层单位，社区护士应按照相关规定对辖区内发生的传染病患者进行相应的上报、家庭访视、社区管理等，在传染病防控中发挥重要作用。

一、传染病随访管理内容

社区护士对辖区内传染病患者进行随访，能够及时掌握患者病情，制订居家护理及健康教育计划，并采取有效措施控制传染病的扩散与蔓延。

（一）首次随访的时间与内容

社区卫生服务人员在接到疫情报告后，应于 24 小时内进行首次随访，了解传染病发病情况，进行相关流行病学调查，做好健康教育及社区护理与疾病管理工作。

1. 核实　核实传染病的诊断，当发现病例不符合原诊断时及时订正，填写订正报告卡。

2. 调查　调查传染病发生的时间与地点，追溯来源，判断流行性质及蔓延现状与趋势，填写传染病调查表或其他相关文件。

3. 健康教育　对患者及其家庭成员开展传染病知识健康教育，帮助其掌握传染病控制、治疗、护理相关措施，预防疾病的蔓延和促进疾病的恢复。

4. 居家管理　依据传染病特点采取有效措施控制传染病，做好居家消毒、隔离、个人及环境卫生等。填写随访记录表，做好记录。

（二）复访的时间和内容

社区卫生服务人员一般在传染病发病后 3 ~ 10 天和发病后 40 天左右分别进行一次复访，应依据传染病潜伏期、患者病情等动态调整复访时间。疾病转为慢性后，可每年进行 1 ~ 2 次访视。

复访时了解患者病情进展或转归情况，判断疾病在家庭及周围密切接触人群中的传播或蔓延情况，掌握居家防治措施落实情况，依据访视结果开展针对性相关知识健康教育，填写传染病患者随访服务记录表或其他相关文件，做好记录。

（三）社区常见传染病患者的随访管理

1. 流行性感冒患者的随访管理　流行性感冒简称流感，是流行性感冒病毒引起的常见急性呼吸道传染病，其传播力强，常呈地方性流行，特点为突然发生与迅速传播。主要临床表现为突发高热、头痛、咳嗽、咽痛、全身酸痛、乏力及呼吸道炎症等。流感病毒分为甲、乙、丙三型：甲型流感病毒易发生变异，传染性大，传播迅速，常引起感冒大流行；乙型流感病毒常引起局限性流行；丙型流感病毒一般只引起散发，较少引起流行。

流感病毒的传染源主要是患者或隐性感染者，其中甲型流感可能有动物传染源。其传播途径主要为空气和飞沫传播，病毒在空气中可存活 30 分钟，其次通过接触污染物也可传播。人群普遍易感。流行特征：常突然发生，传播快，流行期短；流行情况与人口密集程度有关；冬、春季多发，儿童、老年人和慢性病患者最易受到侵袭。

（1）日常生活指导：卧床休息，减少体力消耗；多喝水，补充维生素，进食易消化清淡食物；加强户外体育锻炼，提高身体抗病能力；对老年人、儿童加强观察及护理；对高热患者进行物理降温或遵医嘱给予解热镇痛药，保持口腔卫生，预防继发感染；有脱水者可适当补液；遵医嘱用药，合并细菌感染时酌情选用抗感染药。

（2）家庭隔离消毒指导：室内每天定期开窗通风，保持空气新鲜；有条件者让患者单独居住，呼吸道隔离1周，戴口罩，以控制传播；患者使用过的衣物、食具等生活用品，应煮沸消毒或在日光下暴晒2小时以上。

（3）健康教育：宣传流感的预防知识，流行期间，避免集会或集体娱乐活动，必要时戴口罩防护；老、幼、病、残易感者避免去公共场所；避免受凉或过劳，秋、冬季节注意气候变化以加减衣物；在流感高发季节建议老年人、儿童、严重慢性病患者、免疫力低下及可能密切接触患者的人员接种疫苗，以减少感染流感的机会或减轻流感症状。

2. 病毒性肝炎患者的随访管理 病毒性肝炎是由多种肝炎病毒引起的以肝损害为主要特征的一种全身急、慢性传染病。肝炎病毒分甲、乙、丙、丁、戊、庚型，分别引起甲、乙、丙、丁、戊、庚型肝炎。其中甲型、乙型肝炎在社区较为常见。

甲型肝炎（简称甲肝）主要通过粪-口途径进行传播，传染源是急性期患者和亚临床感染者。病毒随患者粪便排出体外，通过污染水源、食物、海产品（如毛蚶）、食具等传播，以日常生活接触为主要传播方式，可造成散发性流行或大流行；也可通过输血或注射方式传播，但长期携带病毒者极罕见。乙型肝炎（简称乙肝）主要传染源是急、慢性乙肝患者和病毒携带者，病毒主要存在于血液、各种体液（汗液、泪液、乳汁、分泌物等）中。其传播途径主要有母婴垂直传播、血液或血制品传播、医源性传播（经由带有乙肝病毒的注射针头、针灸针）、家庭内密切接触传播、公共场所（理发店、美容院的剃刀、文身针等经由皮肤、黏膜进入体内）传播。乙型肝炎一般散发，也常见家庭聚集现象。

（1）日常生活指导：合理休息与饮食，适量运动，不乱用药，定期复查，保持良好心态。乙肝病毒携带者也同样依法享有入学、就业权利。①休息：发病早期必须卧床休息，至症状明显减轻、黄疸消退、肝功能明显好转后，可逐渐增加活动量，以不引起疲劳及肝功能波动为度。乙肝患者在症状消失、肝功能正常后，再经1～3个月的休息观察，可逐步恢复工作，但仍应定期复查1～2年。②营养：发病早期宜给易消化、适合患者口味的清淡饮食，但应注意含有适量的热量、蛋白质和维生素，并补充维生素C和B族维生素等。甲肝患者居家隔离期间，应严格实行分餐制。③遵医嘱用药：遵医嘱使用抗病毒药、改善肝细胞功能药、中药等，定期复诊，避免出血、肝性脑病、肝肾综合征等并发症的发生。

（2）家庭消毒指导：对社区甲肝患者进行隔离治疗，对其居住及活动场所终末消毒，对其密切接触者进行医学观察。各型肝炎宜分别隔离，对患者的分泌物、排泄物、血液及污染的医疗器械、物品均应进行消毒处理。①煮沸消毒：是常用的家庭消毒方法，可以将患者用过的餐具、茶具等耐热物品及一些小件的衣服浸入水中加盖煮沸，一般在沸水中煮1分钟就可以使乙肝病毒失去传染性，煮沸15～20分钟可以彻底杀灭乙肝病毒。不适宜水煮消毒的物品，如金属、玻璃、书报用高压锅将水煮沸后冒出的蒸汽进行消毒，一般20～30分钟为宜。②消毒剂消毒：选用普通含氯消毒剂即可对厨房用品、家具、浴池、厕所、便盆等进行消毒。③漂白粉消毒：用3%漂白粉澄清液即可对居室地面、白墙喷洒，关闭门窗2小时进行密闭消毒；也适用于对乙肝患者的呕吐物、分泌物及粪便接触过的物品进行消毒。

（3）健康教育：对肝炎患者进行健康教育，帮助其掌握有关疾病的知识，是减少传播、提高患者生存质量的重要措施。甲型肝炎防控重点是卫生措施，如水源保护、饮水消毒、食品

卫生、食品消毒、个人卫生、粪便管理，防止"病从口入"。乙型肝炎防控重点在于防止通过血液和体液的传播。开展预防传播知识教育，告知患者所患肝炎类型、传播途径、隔离措施、消毒方法及家属的个人防护等，密切接触者应进行预防接种。进行饮食指导、活动与休息指导和用药指导等，关心、体贴患者，消除患者思想负担，使其积极配合治疗与护理。

科研小提示

1988 年上海甲肝大暴发，31 万人感染。通过甲肝病毒 RNA 检测结果证明了此次大暴发是由食用带甲肝病毒的毛蚶所致。思考疫情带来的教训，对上海改善公共卫生条件、应对公共卫生突发事件、建立流行病预警机制等有积极影响。

3．肺结核患者的随访管理　结核病是由结核分枝杆菌引起的慢性传染病，可侵及许多脏器，以肺部结核感染最为常见。传染源主要是排菌的肺结核患者的痰。肺结核 90% 以上是通过呼吸道传染的，患者通过咳嗽、打喷嚏、高声喧哗等使带菌液体喷出体外，健康人吸入后就会被感染。排菌者为其重要的传染源。次要的传播途径是经消化道进入体内，此外还可经皮肤传播。典型肺结核起病缓慢，病程经过较长，有低热、乏力、食欲缺乏、咳嗽和少量咯血。但多数患者病症轻微，常无明显症状，经 X 线健康检查时才被发现。痰中找到结核分枝杆菌是确诊肺结核的主要依据。

根据《国家基本公共卫生服务规范（第三版）》的要求，乡镇卫生院、村卫生室、社区卫生服务中心（站）接到上级专业机构管理肺结核患者的通知单后，要在 72 小时内访视患者。每月记录 1 次对患者的随访评估结果。

（1）督导服药：确定督导人员，督导人员优先为医务人员，也可是患者家属；与患者确定服药地点和服药时间；按照化疗方案，提醒患者按时取药和复诊；每次服药要在督导人员直接面视下进行。

（2）日常生活指导：患者应单独居住。居室经常开窗通风，阳光充足。保持良好的卫生习惯，养成分食制习惯，饮食、食具、器皿均应分开使用并消毒。饮食以高蛋白、糖类、维生素类为主，宜食新鲜蔬菜、水果及豆类。应戒烟、禁酒，少到公共场所聚集。凡痰中找到结核分枝杆菌的患者外出应戴口罩，不要对着他人大声说话、咳嗽或打喷嚏，不可随地吐痰，也不要下咽，应吐在纸中包好后焚烧，或吐在有消毒液的痰盂中。一般在痰菌阴性时，可取消隔离。

（3）家庭消毒指导：①居室消毒。患者居室一般早晚各开窗通风 1 小时；有条件时每天居室用过氧乙酸进行喷雾消毒，也可用紫外线消毒。②痰具消毒。及时焚烧一次性痰杯及擦拭口鼻分泌物的纸张，不要随处乱扔；痰液可用含氯消毒液浸泡 30 分钟再倒掉。③餐具消毒。患者的餐具应该专人专用，单独放置；用过的餐具在开水中煮沸 20 分钟后晾干，剩余食物煮沸 20 分钟后倒弃；每天的洗漱用品用含氯消毒液浸泡 30 分钟并冲洗晾干备用。④用物消毒。患者的被褥等要经常在日光下暴晒消毒，一般每次直接暴晒 6 小时；家具、陈设品、墙壁和地面可用含氯消毒液擦拭消毒；门把手、水龙头、门窗、洗手池、卫生间、便池等很容易受到污染的物体表面，每天用含氯消毒液消毒，再用洁净水擦拭干净。⑤人员消毒：家属直接接触排菌患者时应戴口罩，护理患者后及时认真洗手消毒，必须用流动的皂液水或聚维酮碘溶液洗净双手。

（4）健康教育：对患者及家属进行结核病防治知识宣传教育。指导患者做到坚持按时按量服药，完成规定的疗程。按时复查，并了解患者用药情况和不良反应。指导患者保持科学、健康的生活方式，注意个人卫生以避免呼吸道、消化道感染，并做好居家隔离。建议患者的家属、办公室同事、经常接触的好友等密切接触者，及时到定点医疗机构进行结核菌感染和肺结核筛查。

4. 手足口病患者的随访管理 手足口病是由肠道病毒引起的急性传染病，多发生于5岁以下的儿童，尤以3岁以下儿童发病率最高。患者和隐性感染者为主要传染源，通过消化道、呼吸道和密切接触等途径传播。手足口病传染性强、流行强度大、传播快，在短时间内可出现大规模流行。

（1）日常生活指导：隔离患儿直至体温正常、皮疹基本消退、水疱结痂脱落。①环境：居家隔离患儿，环境温度、湿度合理，定时开窗通风，限制外出。②饮食指导：进食富含蛋白质、维生素的易消化的半流质或者流质食物，进食适量水果；鼓励患儿多喝温开水。③服药指导：遵医嘱进行治疗，按时服药，密切观察患儿病情，出现持续高热者及时就诊。④口腔护理：维持患儿口腔清洁，进食前后漱口，避免口腔感染；对于口腔溃疡的患儿，可遵医嘱使用喷雾剂或涂抹剂。⑤皮肤护理：保持患儿的皮肤干燥、清洁，每日温水洗澡，穿着宽松、柔软的棉质衣物为宜；及时修剪指甲，避免患儿抓破疱疹而引发感染。

（2）家庭消毒指导：用沸水或含氯消毒液对患儿的餐具、用品、玩具等进行消毒，无法消毒的物品或玩具可放在太阳下暴晒。密切接触者接触患儿后及时消毒手及相应物品。

（3）健康教育：对患儿的照护者做好疾病传播特性、消毒隔离方法、日常护理措施的健康教育，提高其对疾病的认识。开展疾病预防教育：流行期间儿童避免到人群聚集、空气流通差的公共场所；培育儿童良好的个人卫生习惯，减少感染；照顾者照护婴幼儿过程中注意饮食卫生、家居卫生；对于高危儿童建议及时接种手足口疫苗。

二、社区护士在传染病预防和控制中的职责

社区护士作为基层卫生机构的重要组成成员，在传染病的预防和控制中发挥着重要的作用，参与传染病的预防、监测、控制、管理等各过程，并深入家庭开展各项干预工作，提高居民对疾病的认知和疾病管理成效。

1. 开展健康教育，提高居民认知 开展人群传染病预防健康教育，提高居民防病知识水平，提升居民健康素养。针对不同传染病流行特点，有目的地开展系列专题教育活动，做好居民传染病的防控管理。

2. 实施预防接种，保护易感人群 社区护士依据国家免疫规划确定的疫苗免疫程序，为辖区内适龄儿童接种疫苗。在传染病流行期间，根据社区疫情特点及传染病季节特征，建议重点人群接种相应疫苗以提高特异性免疫力，降低人群的易感性。如新型冠状病毒肺炎疫情暴发后，在居民知情、自愿情况下我国实行全民免费接种新型冠状病毒疫苗措施，实现符合条件的居民"应接尽接"，快速建立免疫屏障，阻断新型冠状病毒在国内的传播。

3. 监测传染病疫情，协助流行病学调查 配合卫生防疫工作人员进行传染病疫情监测，掌握传染病发生、发展动态，利用社区各种途径筛查病例，及时上报社区居民感染、发病、计划免疫情况。

4. 管理传染源，落实防控措施 对传染病患者进行管理，协助相关部门落实隔离、治疗措施。对疫情相关家庭、社区采用消毒隔离技术以减少传染病扩散与蔓延。

5. 实施随访计划，做好居家护理 通过访视帮助传染病患者及其家庭掌握传染病防治知识及技能，追踪病情进展及康复过程，评价防疫措施落实情况，指导患者及其家庭成员的居家护理，缓解其紧张或焦虑情绪。

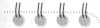

第三节 突发公共卫生事件的社区管理

近年来，全球范围内突发公共卫生事件频发，严重影响人民的生命安全。社区护理人员必须掌握突发公共卫生事件的预防、应急处置和管理措施，才能在突发公共卫生事件社区管理中发挥重要的作用。

一、突发公共卫生事件的概念与分级

（一）突发公共卫生事件的概念

突发公共卫生事件（public health emergency）是指突然发生，造成或者可能造成社会公众健康严重损害的重大传染病疫情、群体性不明原因疾病、重大食物和职业中毒及其他严重影响公众健康的事件。它具有突发性、群体性、复杂性、严重社会危害性等特点，需要政府统筹、社会动员、快速反应，采取有效应对措施最大限度地减少对公众健康的危害。

（二）突发公共卫生事件的分级

根据《国家突发公共卫生事件应急预案》，突发公共卫生事件按照其性质、危害程度、涉及范围划分为特别重大（Ⅰ级）、重大（Ⅱ级）、较大（Ⅲ级）和一般（Ⅳ级）四级。根据响应等级的不同，相应的决策层次和紧急程度也会发生变化。

特别重大突发公共卫生事件（Ⅰ级）主要包括7类：①肺鼠疫、肺炭疽在大、中城市发生并有扩散趋势，或肺鼠疫、肺炭疽疫情波及2个以上的省份，并有进一步扩散趋势；②发生传染性非典型肺炎、人感染高致病性禽流感病例，并有扩散趋势；③涉及多个省份的群体性不明原因疾病，并有扩散趋势；④发生新传染病或我国尚未发现的传染病发生或传入，并有扩散趋势，或发现我国已消灭的传染病重新流行；⑤发生烈性病菌株、毒株、致病因子等丢失事件；⑥周边及与我国通航的国家和地区发生特大传染病疫情，并出现输入性病例，严重危及我国公共卫生安全的事件；⑦国务院卫生行政部门认定的其他特别重大突发公共卫生事件。

一旦启动特别重大突发公共卫生事件，立即Ⅰ级响应，需要在全国突发公共卫生事件应急指挥部的统一领导和指挥下，省突发公共卫生事件应急处理指挥部组织协调本行政区应急处置工作。特别重大级别以下的突发公共卫生事件应急处理工作，由地方各级人民政府负责组织实施。

二、突发公共卫生事件的应急管理

（一）突发公共卫生事件管理模式

突发事件的应急管理是对政府执政能力的重要考验，我国初步建立了以"一案三制"为核心的应急管理体系，即制定并修订突发公共卫生事件应急预案，建立健全应急的体制、机制和法制。遵循预防为主、常备不懈的方针，建立统一领导、综合协调、分级负责、条块结合、属地管理的应急管理体制，设立各级卫生应急指挥机构，建立突发公共卫生事件预警机制、突发公共卫生事件分级和应急处理工作方案、国家突发公共卫生事件相关信息报告管理工作规范等。形成全国公共卫生信息系统、全国公共卫生实验室快速诊断应急网络系统、现场流行病学调查控制机动队伍和网络系统、全国大都市医学应急网络系统、全国医药器械应急物品救援快速反应系统的五网协同体制。确立预防与准备机制、监测与预警机制、应急处置与救援机制、事后恢复与重建机制等。经过近年的发展，我国突发公共卫生事件的管理模式不断完善，在国务院的指导下，各级政府积极参与，快速整合社会资源，共同应对突发公共卫生事件。

2019 年底我国暴发新型冠状病毒肺炎疫情，严重威胁我国人民的身体健康和生命安全。党中央统筹部署，成立疫情工作领导小组，及时研究部署工作，国务院联防联控机制加大政策协调和物资调配力度，各地区、各部门、各行业分工明确、协调联动，保障疫情下高效的应急管理。疫情之初，启动应急医疗服务人员和场地提供、应急医疗物资储备和生产策略。各地医疗人员迅速集结成立支援医疗队奔赴抗疫前线，10 天时间建成火神山医院，保障持续生产和供应口罩等医疗物资。各地方政府落实属地责任，成立应急指挥中心，建立信息报告、工作例会、工作台账、对外沟通联络、督导检查、应急演练、城市支援等工作机制和制度，建设应急处置信息平台以研判疫情风险及统筹调配资源，严格监测、管控本地进出通道，构建社区疫情防控网、民生服务保障网，落实本地疫情防控工作。

（二）社区突发公共卫生事件的报告制度

建立有效的突发公共卫生事件信息报告制度，及时准确掌握突发公共卫生事件相关信息，才能快速有效地处置各种突发公共卫生事件。

1．报告时限、方式 责任报告单位和责任报告人获得突发公共卫生事件相关信息后，应当在 2 小时内以电话或传真等方式向属地卫生行政部门指定的专业机构报告，具备网络直报条件的同时进行网络直报。不具备网络直报条件的，应采用最快的通信方式将《突发公共卫生事件相关信息报告卡》报送属地卫生行政部门指定的专业机构。接到《突发公共卫生事件相关信息报告卡》的专业机构，对信息进行审核，确定真实性，2 小时内进行网络直报。社区卫生服务中心承担责任范围内突发公共卫生事件监测信息报告任务，指定专门的部门和人员，完成突发公共卫生事件监测信息的网络直报与按临时疫情报告制度规定的日报或零报告。如新冠肺炎疫情期间，各级各类医疗机构一旦发现发热等可疑患者及时开展实验室检测，对病例及发现的无症状感染者应在 2 小时内通过中国疾病预防控制信息系统进行网络直报。

2．报告内容 报告分为初次报告、进展报告和结案报告。初次报告时按照《突发公共卫生事件相关信息报告卡》，报告突发公共卫生事件的名称、事件类别、发生时间、地点、涉及的区域范围、人数、主要症状与体征、可能的原因、已经采取的措施、事件的发展趋势、下步工作计划等（表 12-1）。重大及特别重大突发公共卫生事件至少按日进行进程报告，报告事件的发展与变化、处置进程、势态评估、控制措施等。事件结束后，进行结案信息报告。

表12-1　突发公共卫生事件相关信息报告卡

□初步报告　□进程报告　□结案报告

填报单位（盖章）：_____ 填报日期：_____年_____月_____日
报告人：_____ 联系电话：_____
事件名称：_____
信息类别：1．传染病；2．食物中毒；3．职业中毒；4．其他中毒事件；5．环境卫生；6．免疫接种；7．群体性不明原因疾病 8．医疗机构内感染；9．放射性卫生；10．其他
公共卫生突发事件等级：1．特别重大；2．重大；3．较大；4．一般；5．未分级；6．非突发事件
初步诊断：_____ 初步诊断时间：_____年_____月_____日
订正诊断：_____ 订正诊断时间：_____年_____月_____日
确定分级时间：_____年_____月_____日 订正分级时间：_____年_____月_____日
报告地区：_____省_____市_____县（区）
发生地区：_____省_____市_____县（区）_____乡（镇）
详细地点：_____

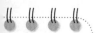
事件发生场所：1. 学校；2. 医疗卫生机构；3. 家庭；4. 宾馆饭店写字楼；5. 餐饮服务单位；6. 交通运输工具；7. 菜场、商场或超市；8. 车站、码头或机场；9. 党政机关办公场所；10. 企事业单位办公场所；11. 大型厂矿企业生产场所；12. 中小型厂矿企业生产场所；13. 城市住宅小区；14. 城市其他公共场所；15. 农村村庄；16. 农村农田野外；17. 其他重要公共场所；18. 如是医疗卫生机构，则：（1）类别：①公办医疗机构；②疾病预防控制机构；③采供血机构；④检验检疫机构；⑤其他及私立机构；（2）感染部门：①病房；②手术室；③门诊；④化验室；⑤药房；⑥办公室；⑦治疗室；⑧特殊检查室；⑨其他场所；19. 如是学校，则类别：（1）托幼机构；（2）小学；（3）中学；（4）大、中专院校；（5）综合类学校；（6）其他

事件信息来源：1. 属地医疗机构；2. 外地医疗机构；3. 报纸；4. 电视；5. 特服号电话95120；6. 互联网；7. 市民电话报告；8. 上门直接报告；9. 本系统自动预警产生；10. 广播；11. 填报单位人员目睹；12. 其他

事件信息来源详细：_____

事件波及的地域范围：_____

新报告病例数：_____ 新报告死亡数：_____ 排除病例数：_____

累计报告病例数：_____ 累计报告死亡数：_____

事件发生时间：_____年_____月_____日_____时_____分

接到报告时间：_____年_____月_____日_____时_____分

首例病人发病时间：_____年_____月_____日_____时_____分

末例病人发病时间：_____年_____月_____日_____时_____分

主要症状：1. 呼吸道症状；2. 胃肠道症状；3. 神经系统症状；4. 皮肤黏膜症状；5. 精神症状；6. 其他

主要体征：

主要措施与效果：

（三）社区突发公共卫生事件的处理

1. 患者医疗救治和管理　对突发公共卫生事件伤者进行急救，及时转诊，书写医学记录及其他有关资料并妥善保管。对传染病患者、疑似患者采取隔离、医学观察等措施，严防疫情传播。

2. 密切接触者和健康危害暴露人员的管理　协助开展传染病接触者或其他健康危害暴露人员的追踪、查找、登记，对密切接触者采取集中或居家医学观察，对隔离者进行定期随访。

3. 流行病学调查　协助对突发公共卫生事件开展流行病学调查，快速确定事件发生的可能原因，判定事件的危害程度和潜在危害，确定疫区和目标人群。

4. 疫点疫区处理　做好医疗机构内现场控制、消毒隔离、个人防护、医疗垃圾和污水的处理工作。协助对被污染的场所进行卫生处理，开展杀虫、灭鼠等工作。

5. 应急接种和预防性服药　协助开展应急接种、预防性服务、应急药品和防护用品分发等工作，并提供指导。

6. 宣传教育　根据突发公共卫生事件的性质和特点，开展相关防控知识和法律法规的宣传教育。

小 结

传染病是由病原微生物引起的能在人群中传播的疾病。其流行过程发生需要有三个基本条件，即传染源、传播途径和易感人（动物）群。采取传染病一级预防原则和三环节管理原则相关措施进行传染病的预防与控制。根据我国《传染病防治法》及相关文件，将法定的40种传染病分为甲（2种）、乙（27种）、丙（11种）三类，按照规定时限完成传染病的上报，并积极开展流行病学管理，包括传染病疫情监测、传染病防控措施、传染病家庭访视管理等。针对近年来频发的突发公共卫生事件，建立健全应急预案及相关应急体制、机制和法制，落实信息报告制度，开展社区突发公共卫生事件的现场处置、应急管理和社区管理。

思考题

1. 简述传染病流行过程的三个基本条件。
2. 简述对传染病患者首次随访的时间与访视内容。
3. 试述手足口病患者的随访管理内容。
4. 突发公共卫生事件分为几个级别？
5. 重大突发公共卫生事件如新型冠状病毒肺炎疫情给世界各国人民的身体健康和生命安全带来了深重的影响。

请思考：

（1）作为社区护士，如何与相关卫生部门共同进行社区突发公共卫生事件的处理？

（2）2020年5月，国务院公布我国新型冠状病毒肺炎疫情防控向好态势进一步巩固，防控工作已从应急状态转为常态化。社区护士在疫情常态化下如何开展新型冠状病毒肺炎的社区预防与控制？

（程　蕾）

社区灾害应急管理与护理

导学目标

通过本章内容的学习，学生应能够：

◆ **基本目标**

1. 描述灾害、社区灾害、预检分诊的概念。
2. 复述灾害的分类、分级。
3. 阐释灾害救援中社区护士应具备的能力。
4. 解释社区灾后的心理问题及心理干预方法。

◆ **发展目标**

1. 对社区灾害风险进行简要评估，并能提出预防措施。
2. 对社区灾害进行预检分诊和患者转运。

◆ **思政目标**

树立救死扶伤的思想意识、为人民健康服务的意识，以及协同合作精神。

　　我国是世界上灾害最为严重的国家之一，地震、台风、洪涝、火灾等给社区居民带来巨大的生命及财产损失。我国灾害具有种类多、分布地域广、发生频率高、造成损失重等特点。社区是承受各类灾害的主体，是防范灾害性突发事件的前沿阵地。社区护士是医疗卫生系统的重要组成部分，无论是在灾害预防、灾害救援，还是在灾后重建，都发挥着重要的作用。因此，社区护士掌握与社区灾害护理相关的知识和技能，提高应急管理能力和责任感，对维护人民生命和财产安全具有重要作用。

第一节　社区灾害

一、概述

（一）概念

1. 灾害　灾害（disaster）是指任何能引起设施破坏、经济严重受损、人员伤亡、健康状况及社会卫生服务条件恶化的事件，当其破坏力超出事件发生地区的承受能力而不得不向外部地区寻求援助时，即可称之为灾害。灾害对人类社会的影响主要包括：①人员伤亡；②财产损失；③生态环境破坏；④社会、心理负面效应。

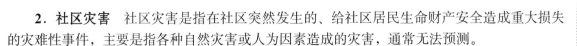

2．社区灾害　社区灾害是指在社区突然发生的、给社区居民生命财产安全造成重大损失的灾难性事件，主要是指各种自然灾害或人为因素造成的灾害，通常无法预测。

（二）灾害特点与分类

1．特点　灾害具有突发性、危害性和非常规性的特点。

（1）突发性：指灾害往往突然发生，没有征兆或征兆不明显，难以察觉，又常常无法预测，导致人们没有足够的时间准备充分后去应对。

（2）危害性：指灾害的规模和强度超出社区的自救能力或承受能力，造成的损害涉及面广、影响力大。灾害性事件的危害性增加了人们处理危机的难度，如新型冠状病毒肺炎造成的危害影响范围很大，给全世界人民生活带来非常严重的影响。

（3）非常规性：指灾害的发展超出了一般事件发生发展的规律，进展迅速，且呈"多变式"，甚至呈"跳跃式"发展。灾害的非常规性使得救援难度增大，不得不采取应急处理措施。

2．分类　根据灾害发生的原因和性质，主要分为以下四类。

（1）自然灾害：由于自然原因导致的突发事件，主要包括洪涝灾害、气象灾害、地震灾害、地质灾害、海洋灾害、生物灾害和森林草原火灾等。

（2）事故灾难：由于人为原因造成的紧急事件，包括由于人类活动或人类发展所导致的计划之外的事件或事故，主要包括工、矿、商、贸等企业的各类安全事故，交通运输事故，公共设施和设备事故，环境污染和生态破坏事件等。

（3）公共卫生事件：通常是由病菌或病毒等引发的大范围疾病流行事件，主要包括传染病疫情、群体性不明原因疾病、食品安全和职业危害、动物疫情及其他严重影响公众健康和生命安全的事件。

（4）社会安全事件：因人们主观意愿产生，危及社会安全的突发事件，主要包括恐怖袭击事件、经济安全事件和涉外突发事件等。

3．灾害分级　灾害按其性质、严重程度、可控性和影响范围等因素，一般分为四级，并分别用红、橙、黄、蓝四种颜色代表不同的灾害级别。

（1）Ⅰ级灾害（特大灾害）：灾害范围广，涉及多个省市、几百个县，人员伤亡和经济损失巨大，对一定区域社会经济造成严重影响，需要中央政府组织指挥救灾工作。Ⅰ级灾害用红色表示。

随堂测 13-1

（2）Ⅱ级灾害（重大灾害）：灾害范围涉及 1 ~ 2 个省、几十个县，造成人员伤亡和经济损失严重，对灾区人民生活和经济发展造成严重影响，由中央有关部门和省政府组织领导抗灾。Ⅱ级灾害用橙色表示。

（3）Ⅲ级灾害（较大灾害）：灾害范围为 1 个省，造成一定人员伤亡和经济损失，对灾区人民生活和经济发展造成严重影响，由中央及他省支援、省政府依靠当地组织进行抗灾救灾。Ⅲ级灾害用黄色表示。

（4）Ⅳ级灾害（一般灾害）：在局部地区发生，造成一定人员伤亡。灾区人民生活和经济发展受到一定影响，由省级政府支援，主要依靠当地组织进行救灾。Ⅳ级灾害用蓝色表示。

二、灾害医学发展

1864 年，由瑞士发起在日内瓦召开国际会议成立了"红十字会"，其成立之初的目的是为了改善战伤抢救条件，后来该组织逐渐发展成为各种自然灾害提供救援、护理等支持的国际人道主义团体。1976 年由 7 个国家麻醉科和内科医师组成的团队在德国美茵茨（Mamz）发起成立了急救和灾害医学俱乐部，之后更名为世界急救和灾害医学协会（World Association on Emergency and Disaster Medicine，WAEDM），自此，世界第一个探讨急诊医学与灾难医学的

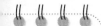

学术机构问世。之后各发达国家相继成立了全国性的灾害医学学术机构和全国范围的应急管理体系。为唤起国际社会对防灾减灾工作的重视，敦促各地区和各国政府把减轻灾害作为工作计划的一部分，推动国家和国际社会采取各种措施以降低灾害的影响，1989 年 12 月，第 44 届联合国大会做出决议，决定从 1990 年至 1999 年，开展"国际减轻自然灾害十年"活动，并将每年的 10 月份第二个星期三确定为"国际减灾日"，借此在全球倡导减少自然灾害，包括灾害防止、减轻和准备。

我国灾害医学起步稍晚，1989 年 4 月，我国首次成立国家级的减灾防灾机构——国家救灾委员会。2005 年 4 月 17 日，国务院印发《国家突发公共事件总体应急预案》，标志着我国将应对突发灾害事件纳入了法制化轨道。2008 年 5 月 12 日发生的四川汶川特大地震，造成重大人员伤亡和财产损失，给中国人民带来巨大伤痛，中国政府决定，自 2009 年开始，每年的 5 月 12 日为国家"防灾减灾日"。

近年来，灾害医学的发展已从学术研究逐渐演变为一些国家的政府行为，呈现灾害救援社会化、结构网络化、抢救现场化、知识普及化发展，灾害救援发展呈现出跨学科、跨部门、跨地区、跨国界的合作趋势，但是灾害救援需要科学的组织指挥，尤其需要政府与相关机构的密切配合，协同运作，充分利用现有资源，使灾害救援工作顺利进行。

三、灾害救援中社区护士应具备的能力

社区护士是灾害救援队伍中的重要组成部分，在灾害预警、应对救援及恢复中发挥重要作用，因此，社区护士的专业知识、灾害救护技能和良好的心理素质对灾害有效救援至关重要。

1. 灾害应对和救援能力　灾害现场要求社区护士反应敏捷、判断准确，熟练运用急救护理技能，如评估伤情、现场救护、预检分诊、现场疏散等，还要具备心理评估、心理疏导、传染病防控和健康教育等能力。

2. 稳定的心理素质和抗压能力　灾害发生时社区护士需具备良好的心理素质和抗压能力，以冷静应对现场救护时所面对的各种突发场景。同时还要安抚社区受灾居民，做好心理疏导工作。灾后社区护士一方面要进行自我心理调适，另一方面还要为社区居民提供心理评估和心理干预服务。

3. 灾害现场管理能力　灾害现场社区护士既要做好伤病员的救护工作，同时又要做好应急救援的组织管理工作，如志愿者分配、物资管理，及时与各组织、各部门进行沟通协调，以保证救援工作顺利开展。

4. 安全防护能力　社区护士除具备救援能力外，还应做好个人防护，具备独立评估和判断能力，对危险环境进行有效识别。

第二节　社区灾害管理

确立社区灾害管理的组织体系和工作原则，建立良好的运行机制、应急保障机制和监督管理机制，是应对灾害发生强有力的保证。

一、社区灾害管理的组织体系和工作原则

（一）组织体系

灾害发生后，社区所属地方各级人民政府应立即成立应急处理指挥中心，统一指挥协调预防和应急处置工作。首先对灾害事件进行综合评估，初步判断事件的类型及危害程度；然后向上级管理部门提出是否启动预警机制，提出紧急应对措施；组织、协调各部门成员，配合开展

灾害应对工作。

1．确定社区应急灾害的职能　根据应急指挥中心的安排，社区卫生服务中心承担以下职责：①对社区受灾区域进行卫生整体健康状况评估，提出灾害相关疫情的预防、控制及监督措施，制定灾害医疗救援方案；②组建、培训医疗急救队伍；③对灾害现场进行消毒处理，对灾害相关疫情人员、场所进行健康管理；④对社区居民开展灾害相关疫情防控的健康教育；⑤协调政府及各相关部门开展灾害应对工作。

2．组建应急救援队伍　灾害发生后，社区应急指挥中心立即组建应急救援队伍，社区卫生服务人员组建医疗救护队伍，负责预检分诊、现场医疗救护、转运、灾区环境消毒、疫情防控等工作。

（二）工作原则

根据《国家突发公共事件总体应急预案》的要求，为及时有效防控灾害对社区居民身体健康和生命财产安全的危害，社区应急管理部门的工作原则有：①以人为本，减少危害；②居安思危，预防为主；③统一领导，分级负责；④依法规范，加强管理；⑤快速反应，协同应对；⑥依靠科技，提高素质。

社区护士在此基础上，还要加强宣传和教育培训工作，提高社区居民自救、互救能力，增强社区居民的忧患意识和社会责任意识，努力形成全民动员、预防为主、全社会防灾救灾的良好局面。

二、社区灾害管理的运行机制

（一）社区风险评估

风险评估是社区预防与应对灾害事件的重要措施。社区风险评估包括人群评估、环境评估和资源评估。

1．人群评估　人群是社区的主体。人群评估指收集包括人群的数量、重点人口的构成和分布情况，以及人群的防灾意识、自救能力等方面资料，评估社区中目标区域内是否存在具有灾害隐患的人群。

2．环境评估　评估社区中是否存在具有灾害隐患的环境，如地质状况是否存在地震、山体滑坡、泥石流等隐患，城市排水系统是否存在洪涝灾害风险，生态植被是否存在森林火灾等隐患。

3．资源评估　评估社区中应对灾害可利用的资源，包括社区内的人力资源、物力资源，以及本社区的外部支持资源等。其中，人力资源又包括参与救援人员可支配的数量、救援能力等；物力资源包括社区储备的防灾抗灾物资、场地等方面。

（二）社区灾害预防

"防患于未然"是应对灾害的基础。灾害发生前的管理除了预警和保障机制建设外，日常预防和演练也是非常重要的环节。通过熟悉和实践突发事件的应对流程，在事件来临时，才能快速反应和正确应对。

1．评估社区环境、资源　社区护士应熟悉周边环境，在相关部门的配合下，了解社区在交通、卫生、饮食、安全等方面存在的隐患，及时采取措施，杜绝这些危险因素，预防各种突发事件的发生；熟悉可利用的救援机构、救援路径，在事件发生时能及时联系，帮助居民疏散。

2．宣传和培训　通过图书、报刊、音像制品、电子出版物、广播、电视、网络等渠道，广泛宣传应急法律法规和预防、避险、自救、互救、减灾等常识，增强社区居民的忧患意识、社会责任意识和自救、互救能力。社区各有关方面要有计划地对应急救援人员和管理人员进行培训，提高其专业技能。

3．预案演练　社区要结合实际，有计划、有重点地组织有关部门对相关预案进行演练，如建立应急小组、物资准备、人员配备，并开展模拟现场救护和卫生处置等，提高社区医护人员的预防和急救技能。

知识链接

中国第一次全国自然灾害综合风险普查的目标

开展自然灾害综合风险普查能够提高灾害防治能力。我国第一次全国自然灾害综合风险普查于2020年至2022年开展。普查的主要目标如下。

1．摸清自然灾害风险底数。全面获取全国地震灾害、地质灾害、气象灾害、水旱灾害、海洋灾害、森林和草原火灾六大类22种灾害致灾信息，以及人口、经济、房屋、基础设施、公共服务系统、三次产业等重要承灾体信息，掌握历史灾害信息，查明区域综合减灾能力。

2．把握自然灾害风险规律，提出全国自然灾害综合防治区划和防治建议。

3．构建自然灾害风险防治的技术支撑体系，建立全国自然灾害综合风险调查评估指标体系，形成分区域、分类型的国家自然灾害综合风险基础数据库。

随堂测 13-2

（三）预警响应机制

灾害预警是指为了在灾害发生时及时采取相应的应急措施，将灾害带来的影响降至最小，各地区、各部门需要在平时针对各种可能发生的灾害做好应急准备，制定各类灾害的应急预案，建立预警系统，完善预警机制，做到早发现、早报告、早处置。

1．预警响应分级　预警级别依据突发公共事件可能造成的危害程度、紧急程度和发展势态，一般划分为四级：Ⅰ级（特别严重）、Ⅱ级（严重）、Ⅲ级（较重）和Ⅳ级（一般），依次用红色、橙色、黄色和蓝色表示。

2．预警信息发布　依据灾害可能造成的危害程度、紧急程度和发展态势，发布预警信息。预警信息的主要内容应该具体、明确，要向公众讲清楚灾害的类别、预警级别、起始时间、可能影响范围、警示事项、应采取的措施和发布机关等。

为使更多的人"接收"到预警信息，从而能够及早做好相关的应对、准备工作，预警信息的发布、调整和解除要通过广播、电视、报刊、通信、信息网络、警报器、宣传车或组织人员逐户通知等方式进行。对老、幼、病、残、孕等特殊人群及学校等特殊场所和警报盲区，要视具体情形采取有针对性的公告方式。

（四）灾害报告制度

1．报告时限　特大灾害或重大灾害发生后，省级人民政府、国务院有关部门要在4小时内向国务院报告，同时通报有关地区和部门。应急处置过程中，要及时续报有关情况。在报告的同时，事发地的省级人民政府或国务院有关部门必须做到"双管齐下"，根据职责和规定的权限启动相关应急预案，及时、有效地进行处置，控制事态。

2．报告内容　包括灾害的名称、初步判定的事件类别和性质、发生地点、发生时间、发病人数、死亡人数、可能原因、已采取的措施、报告单位、报告人员及通信方式等。

3．向社会发布　发生灾害后，有关部门应及时准确地向公众发布事件信息，这对于公众了解事件真相，避免误信谣传，稳定人心，调动公众积极投身抗灾救灾具有重要意义。

灾害信息的发布应当及时、准确、客观、全面。要在灾害发生的第一时间向社会发布简要信息，随后发布初步核实情况、政府应对措施和公众防范措施等，并根据灾害处置情况做好后

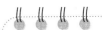

续发布工作。信息发布要积极主动，准确把握，避免猜测性、歪曲性的报道。政策规定可以发布的，要在第一时间内向社会公布，诸如授权发布、散发新闻稿、组织报道、接受记者采访、举行新闻发布会等发布形式都可以视具体情况灵活采用。保证在整个事件处置过程中，始终有权威、准确、正面的舆论引导公众。

三、社区灾害管理的应急保障机制

建立应急保障体系是正确应对灾害、减少和避免损失、保证应急救援工作正常进行的重要条件。社区应急指挥中心和各有关部门要按照职责分工和相关预案做好灾害的应对工作，同时根据社区灾害总体预案切实做好应对灾害事件的人力、物力、财力、交通运输、医疗卫生及通信保障等工作，保证应急救援工作的需要和灾区群众的基本生活，以及恢复重建工作的顺利进行。

社区卫生部门负责组建医疗卫生应急专业技术队伍，根据需要及时赴现场开展医疗救治、疾病预防控制等卫生应急工作，及时为受灾地区提供药品、器械等卫生和医疗设备。

知识链接

拉美国家灾害管理风险识别的创新理念与成功实践经验

拉美国家在灾害管理风险识别方面的创新理念和成功实践经验对其他国家和地区的灾害管理有重要启示。首先是建立了风险监测系统和风险信息研判系统，能够更全面、及时地掌握有关国家、地区和地方层面潜在风险的诱因、性质、发生频次和规模程度等信息。拉美很多城市采用有关灾害和损失的数据系统，用以对灾害及其影响进行分类识别。拉美灾害防范社会研究网开发的"拉美灾害目录系统"是拉美国家城市风险的信息收集和发布的先行者。"拉美灾害目录系统"根据已有数据、报刊信息和机构报告等收集、汇编和发布关于灾害的信息。建于2008年的"风险概率评估系统"以一段时期内的风险发生频次和强度作为参考，评估风险发生的概率，帮助决策者预估未来可能发生的灾害及其影响，并制定减灾策略。其中，"风险地图"是"风险概率评估系统"的主要模块，用于评估每个国家、地区或城市在遭受一种或几种危险的情况下可能的量化损失。风险地图和危险（或伤害）模拟绘图帮助拉美国家政府和民众更深入地了解和认识他们所面临的风险。例如，秘鲁的"可持续城市"项目，在近20年的时间里完成了对157个城市的数百项风险研究，惠及500多万人。

资料来源：范蕾. 拉美国家的灾害管理 [J]. 西南科技大学学报（哲学社会科学版），2020，37（6）：10-17.

第三节　社区灾害救护

案例 13-1

王某，女，12岁，在一次洪涝灾害中出现了呼吸、心搏骤停，经医生、护士及时抢救，现呼吸存在，为35次/分。其母因一同受灾且见证了王某呼吸、心搏骤停的瞬间，

案例 13-1（续）

出现了听力障碍。

请回答：

1. 社区护士在预检分诊时应予以呼吸为 35 次/分的王某何种颜色标识？
2. 王某的母亲发生了什么心理反应？

社区灾害救护主要包括伤病员的预检分诊和灾害现场救护。灾害发生时，对伤病员的处理应按照"快速分诊、分级处理"的原则进行分诊并及时上报；按照"对症处理为主、先救护后转运"的原则处理不同伤情的人，并送至不同地方救治。

一、社区灾害的预检分诊

预检分诊（pre-examination of triage）也称检伤分类，是指评估伤病员健康状况的紧急和严重程度，并判断伤病员处理的优先顺序。灾害现场的预检分诊是灾难医学的重要组成部分，是灾害现场医疗急救的首要环节。

通过预检分诊可以将众多的伤员分为不同等级，按伤势的轻重缓急有条不紊地展开现场医疗急救和梯队顺序后送，从而提高灾害救援效率，合理救治伤员，积极改善预后。同时，通过预检分诊可以从宏观上对伤亡人数、伤情轻重和发展趋势等做出一个全面、正确的评估，以便及时、准确地向有关部门汇报灾情，指导灾害救援，决定是否增援。

（一）预检分诊的颜色标识与救治顺序

按照国际公认的标准，灾害现场的预检分诊分为四个等级，即轻伤、中度伤、重伤与死亡，统一使用不同的颜色加以标识，必须遵循下列的救治顺序。

1. 第一优先：重伤员（红色标识） 伤员的重要部位或脏器遭受严重损伤，生命体征出现明显异常，呼吸、心搏随时可能骤停；常因严重休克而不能耐受根治性手术，也不适宜立即转运（但可在医疗监护的条件下从灾难现场紧急处置后转运），因此，重伤员需要得到优先救治。重伤员治愈时间需 2 个月以上，预后较差，可能遗留终身残疾。

2. 其次优先：中度伤员（黄色标识） 伤员的重要部位或脏器有损伤，伤情介于重伤与轻伤之间，生命体征不稳定，如果伤情恶化则有潜在的生命危险，但短时间内不会发生心搏、呼吸骤停。及时救治和手术完全可以使中度伤员存活，预后良好，治愈时间需 1～2 个月，可能遗留功能障碍。

3. 延期处理：轻伤员（绿色或蓝色标识） 轻伤员的重要部位和脏器均未受到损伤，仅有皮外伤或单纯闭合性骨折。轻伤的预后很好，一般在 1～4 周内痊愈，不会遗留后遗症。

4. 最后处理：死亡遗体（黑色标识） 创伤造成的第一死亡高峰在伤后 1 小时内，严重的重伤员如得不到及时救治就会死亡。死亡的标志为脑死亡和自主循环停止，心电图持续呈一条直线；同时伤员心脏停搏时间已超过 10 分钟且现场一直无人进行心肺复苏，或者伤员明显可见的头颈胸腹任一部位粉碎性破裂、断离甚至焚毁，即可现场诊断其生物学死亡，已无抢救价值。

（二）预检分诊的方法

RPM 初步预检分诊法主要监测三个指标：呼吸、灌注量、意识。其中 R 代表呼吸（respiration），P 代表灌注量（perfusion），M 代表意识（mind）。RPM 初步预检分诊的判断依据如下。

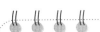

1. R（呼吸）　无呼吸，立即给予畅通呼吸道；依然无呼吸者标识为黑色；呼吸恢复者标识为红色；呼吸存在，且超过 30 次 / 分者，标识为红色；低于 30 次 / 分者，应进一步检查其灌注情况。

2. P（灌注量）　桡动脉搏动消失或毛细血管充盈时间超过 2 秒者标识为红色；桡动脉搏动存在或毛细血管充盈时间小于 2 秒者，应进一步检查精神状态。

3. M（意识）　不能听从简单的指令（无意识）者标识为红色；能听从简单指令者标识为黄色或绿色。

（三）预检分诊的分检人员和现场登记要求

1. 分检人员要求　实施现场预检分诊的分检人员，应当由急救经验丰富和组织能力较强的主治医师以上职称的医生和主管护师担任。在预检分诊过程中，要求在 1 分钟内完成对一个患者的现场预检分诊，承担分诊工作的救护人员穿专门衣服（如马甲），佩戴臂套。完成预检分诊后，由参加急救的医护人员按伤情标识给予相应的顺序处理。

2. 伤情识别卡　预检分诊标志国际通行采用"伤情识别卡"。伤情识别卡可用不同材料制作（最好是硬纸卡），必须采用国际公认的四色系统颜色加以显著区别。整张卡片用一种纯颜色明显标识；卡片上必须记录伤员的重要资料，格式化打勾选择伤情和注明检伤评分分值；卡片一式两联、预先编好号码（两联同号），一联挂在每一位伤员身体的醒目部位，另一联现场留底以方便统计。

3. 现场登记　预检分诊的同时，必须安排专人负责灾害现场的登记和统计工作，边分类边登记。现场登记有利于准确统计伤亡人数和伤情程度，正确掌握伤员的转送去向与分流人数，以便及时汇报伤情，有效地组织调度医疗救援力量。

（四）灾害现场心理问题的判定

在灾害现场，除关注伤病员的身体健康状况外，受灾人员、救灾人员的心理状况判定同样也十分重要，常见灾害现场心理问题可分为以下五种情况。

1. 正常反应　通常表现为紧张、害怕、寒战、恶心、呕吐，能正常执行命令。

2. 外伤性抑郁　常表现为呆坐，像"正常反应"，能参与简单的救助活动。

3. 惊吓　丧失判断力，对人群充满恐惧，最好对其进行隔离护理。

4. 过度反应　表现为常常讲恐怖故事，到处乱串等过度反应。

5. 转换反应　出现听力障碍、视力障碍、癔症性昏迷、麻痹等躯体症状，需及时给予护理。

二、社区灾害的现场救护

灾害现场组织管理尤为重要，社区应快速组成临时现场救护小组，统一指挥，避免慌乱。社区护士运用急救知识和护理技术，尽可能对伤病员进行及时有效的救护。

（一）灾害现场救护原则与技术

1. 救护原则　灾害现场要求救护人员在紧急情况下，利用现场有限资源，最大限度地救护伤病员，体现"立即救护、快速反应、防护生命"的救护原则，提高救护的成功率。

2. 常用救护技术　救护技术不仅包括心肺复苏（cardiopulmonary resuscitation，CPR），止血、固定、搬运等创伤性急救技术，还包括溺水、电击、中毒、低温、中暑等非创伤性救护技术。社区护士在平时应注重急救技术知识和技能的准备，在灾害现场才能全力以赴地救治伤病员。

（二）灾害现场社区护士的职责

在灾害现场，社区护士服从社区应急指挥中心调度安排，主要参与预检分诊、评估现场伤亡情况、实施救护、转运伤员、灾害现场消毒、疫情相关人员管理、卫生物资管理等现场救护，并与相关救援部门协调、沟通，配合开展救援工作。

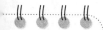

（三）灾害现场伤病员的转运

受灾地区在遭受重大灾害侵袭后其地理交通环境、居民房屋建设及各工作部门的服务体系等都会受到不同程度的打击，甚至出现运作瘫痪，特别是当灾区医疗服务机构由于种种原因，无法向大批灾区伤员提供及时的救治时，批量伤员的转运工作便成为灾害救援中的重要工作之一。及时高效的转运不仅可以减少危重伤员的病死率，而且使医疗卫生资源得到合理利用。

1. 确定伤员转运时机和转运顺序 由于重大灾害的现场往往缺乏足够的医疗设备、人力资源和手术场地，伤员的转运、深入治疗工作的迫切性凸显。但伤员转运的最佳时机、确定伤员转运顺序的标准等在目前尚无统一规定。伤员的转运顺序目前仍遵从先"急症"后"轻症"的原则。对大出血、创伤性休克等已危及生命的伤员应尽量在现场实施救治，待伤情稳定后方可考虑向当地三级医院或专科医院转运；伤员伤情较轻，一般估计可在 30 分钟内到达救治医院者，则应尽量缩短现场急救时间或采取边转运边急救的策略；而离医院较远，估计要在 30 分钟后才能完成转运任务，伤员伤情不稳定或难以预测途中伤情是否可能发生变化者，则应考虑先在就近基层医疗单位实施救治或在现场控制伤情后再开始转运。

2. 确定转运方式 由于灾害种类各不相同、转运距离长短不一、地区路况各有差异及伤员病情的千变万化，转运方式的选择十分复杂。目前常见的转运方式为空运和陆运，具体的转运工具有汽车、火车、飞机和摩托车等。伤员距离医院半径 290 km 以内者（约 2 小时车程）仍以救护车为主；而同样的转运距离，由于路况原因往往转运时间差异很大（砂石路的转运时间比高速路的转运时间长 1 倍），应该注意的是转运花费时间正是选择转运方式的关键，一般转运时间应该控制在 2 小时内。对复合伤、危重伤患者，则以空运为首选。

3. 转运途中的管理 伤员在转运途中随时可能出现病情恶化，因此转运前必须对准备转运的伤员进行再次详细的检查和处理，以稳定病情、控制并发症的发生，为安全转运救治提供良好的条件；严格遵循重伤员按照"先抬出，后抬进"的原则进行转运的计划；除此之外，对参与转运的医护人员的能力要求、配置比例、抢救装备、急救药品、飞机飞行状态等方面也要有充分的考虑和准备。

第四节　社区灾后重建的健康管理

社区灾后重建的健康管理主要包括躯体问题的健康管理、心理问题的健康管理及环境卫生的管理，其中心理问题的健康管理尤为重要但常被忽视。社区护士在灾害发生后，及时对社区居民进行躯体问题的治疗、心理问题的救助和疏导及环境卫生的改善和维持，能够帮助居民消除对灾害的恐惧，恢复生活的信心。

一、社区灾后躯体问题的健康管理

由于灾害种类的不同，灾后导致的躯体问题也有所差别，如地震灾害后导致的肢体残疾、冰雪灾害后引发的骨折、火灾后导致的烫伤。社区护士在对居民躯体问题进行管理时，一方面要注意及时对因对症提供治疗，另一方面，也要做好灾后康复期的延续护理服务，尤其应关注独居老人、行动不便者及交通不便者的健康管理。

二、社区灾后心理问题的健康管理

灾害事件发生后，由于目击或遭遇巨大的财产损失乃至生命伤亡，对社区居民的心理造成了巨大的冲击，有些居民灾后能够自我调整，面对现实，积极适应新的生活状态，但也有部分居民出现各种心理问题，无法自行恢复。常见的灾后心理问题有急性应激障碍（acute

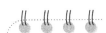

stress disorder，ASD）、创伤后应激障碍（post-traumatic stress disorder，PTSD）及适应障碍（adjustment disorder）等。

（一）灾后社区居民常见的心理反应

1．生理方面的反应 常表现为失眠、梦魇、呼吸困难、窒息感、乏力、食欲缺乏等。

2．情绪方面的反应 常表现为悲观、恐惧、抑郁、焦虑、愤怒、烦躁、易激惹等。

3．认知方面的反应 常表现为记忆力下降、理解力困难、判断失误、言语功能障碍、兴趣爱好丧失、不爱参加活动等。

4．行为方面的反应 常表现为逃避、喜独处、呆坐、常常回忆受灾情景、对他人过度依赖等。

（二）社区灾后心理问题干预的对象

1．一级人群 指亲历灾害事件的幸存者。一级人群在灾害过后常常表现为恐惧、失眠、悲痛、心有余悸、抑郁等不良情绪，有些幸存者因失去亲人而愧疚、有负罪感、对生活失去信心和勇气。

2．二级人群 指目睹过灾难现场，与一级人群有密切关系的人群，如现场救援人员、志愿者、新闻报道者。二级人群虽未亲历灾害，但目睹了灾害现场，常表现为惊骇、悲痛、内疚、无能为力感、挫折感等。

3．三级人群 指未曾到过现场，但与一级、二级人群有关联的人群，如不在灾害现场的受灾者亲属、救援人员的亲属。三级人群虽未亲眼见到灾害现场，但不断在脑海中想象灾害发生的场景，尤其是未收到亲人消息的人群，常常表现为担忧、焦虑、后悔、自责，恨不得立刻奔赴现场，心中无法放下，无法接受事实等。

4．四级人群 指灾区以外地区向灾区提供援助、参与后方救援的组织人群。四级人群虽然未曾亲身经历灾害，但灾害造成的结果会通过现场的幸存者和救援人员直接传递给他们，往往表现为震惊、悲伤、失眠、焦虑等。

5．五级人群 指从媒体或其他途径获得灾害消息的非灾区人群。五级人群虽然未曾亲身经历灾害，但可从电视、网络等媒体获得灾害信息，能够对灾区灾民感同身受，也会产生焦虑、恐惧、抑郁、震惊等情绪。

（三）社区灾后心理干预

事实上，灾害发生后每一个见证灾害的人心理上都会受到影响。但大部分社区居民没有意识到他们需要心理卫生服务，也不会主动去寻求心理协助，部分存在心理问题的居民甚至还会拒绝各种方式的心理协助。因此，社区护士需要协助专业的心理咨询师首先对社区居民进行心理状况评估和优先排序，再进行分类干预。亲历灾害事件的幸存者是最容易出现心理问题的人群，需要社区护士重点予以关注。

1．保证干预对象安全、与干预对象建立信任关系 首先，社区护士应注意协助解决干预对象的生活问题，积极对干预对象进行妥善安置，使其远离危险环境，关注干预对象在食物、衣物、睡眠和卫生等生活方面的需求。其次，干预人员在与干预对象的密切接触中，应充分体现自己的职业素质，向对方保证谨守双方谈话内容，保守对方秘密，有任何要求需要先征得干预对象的同意，让干预对象有充分的安全感。

2．提供应对技巧 引导干预对象叙述所经历的事件，鼓励干预对象说出自己内心真实的想法，干预人员重在倾听和理解，不要催促，不用说服。在干预对象充分认识自身状况的基础上，干预人员引导其尝试一些便于操作、积极有效的应对技巧。例如，学会接纳、取悦自己；转移注意力；采取倾诉、哭泣等方式宣泄情绪；尝试运动、音乐、香薰等疗法缓解情绪。

3．社会支持干预 社会支持系统包括社会组织机构、单位、家庭、亲友、社区等。在干预过程中，为了达到良好效果，干预人员需要尝试多种解决问题的方式和途径，充分利用社

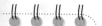

支持系统和环境资源的正性作用，积极寻找有利干预对象康复的各种可能途径，对干预对象摆脱负性情绪、尽早恢复有着重要的意义。干预人员应以干预对象熟悉的生活环境和社会资源为依靠，积极调动这些社会资源，给予干预对象最大限度的支持。

4. 建立跟踪随访 在实施干预过程中，为了防止干预对象中途退缩、放弃，干预人员应对计划实施方案进行跟踪随访，经常鼓励干预对象，使其树立信心，找到达到目标的成就感和喜悦感，监督、鼓励干预对象坚持下去。

5. 调动各方力量参与 与当地负责受灾者服务的部门或组织取得联系，争取协助参与，如民政部门、学校、社区工作者或志愿者组织。值得注意的是，为避免对受灾人员造成二次伤害，进行心理干预的人员最好是精神科医生、护士或获得心理咨询师从业资格的专业人员。心理干预应避免单独盲目地进行，应与灾害管理部门取得联系，征得同意后，以团队形式开展工作。

科研小提示

叙事疗法、体育干预、阅读疗法三种教育对策，可作为灾后心理干预行为教育的方法借鉴。

三、社区灾后环境卫生的管理

洪涝灾害中的细菌、病毒、原虫、寄生虫等也会随着洪水的传播而扩散，这些病原体既可以造成轻微的腹泻，也可以造成严重的痢疾、传染性肝炎等严重的疾病；地震次生灾害可引起传染病流行、工厂毒气泄漏、医院细菌污染或放射性污染等。因此，卫生防疫工作是社区灾后重建的重要工作，应第一时间开展。

在灾害恢复期，社区应建立有效的防疫体系以改善和维持良好的社区环境。社区护士参与的工作内容包括：①对社区环境进行评估，采取有针对性的消杀措施，预防传染病的发生，与相关社会组织合作，保障用水和食品安全；②加强卫生防疫科普宣传，为社区居民提供疫苗接种等防疫服务；③在社区开展多种方式的健康教育，激发社区活力，鼓励社区居民积极加入维护环境卫生的队伍中来。

小 结

社区灾害是指在社区突然发生的、给社区居民生命财产安全造成重大损失的灾难性事件，通常无法预测，具有突发性、危害性和非常规性的特点，容易造成巨大的人员伤亡、财产损失、生态环境破坏和社会、心理的负面效应。社区护士是灾害救援队伍中的重要组成部分，在灾害预警、应对救援及恢复中发挥重要作用，社区护士的专业知识、灾害救护技能和良好的心理素质对灾害有效救援至关重要。为了提高灾害救护的能力，社区护士需要了解社区灾害管理的组织体系和工作原则，社区灾害管理的运行机制、应急保障机制以及监督管理机制，掌握社区灾害的预检分诊和现场救护技能，熟悉社区灾后躯体问题、心理问题及环境卫生的管理。

思考题

1. 简述灾害的分类。

2. 灾害共分几级? 各级用什么颜色标识?

3. 灾害救援中社区护士应具备哪些能力?

4. 简述灾后社区居民常见的心理反应。

5. 社区灾后心理问题干预的对象有哪些?

6. 患者, 女, 40 岁, 在一次地震中自己受了皮外伤, 但被告知孩子已当场死亡, 事故发生时, 孩子在学校上学, 而该患者在家。得到消息后该患者无法接受事实, 一定要前往孩子事发现场查看。问题:

(1) 事故发生时, 根据预检分诊原则应分别为该患者和孩子标识为何种颜色?

(2) 社区护士应如何协助精神科医生帮助这位事故幸存者?

(郭　军)

社区安宁疗护

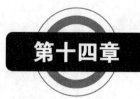

导学目标

通过本章内容的学习，学生应能够

◆ **基本目标**

1. 描述安宁疗护的概念、主要照护内容。
2. 复述终末期患者的主要症状，常见症状的评估工具及使用方法，能运用适当措施控制症状。
3. 解释舒适照护、哀伤辅导的概念和内容。

◆ **发展目标**

阐释生死教育的意义，能运用生命哲学观点对终末期患者及家属进行生死教育。

◆ **思政目标**

树立正确的生命观，培养患者为本、尊重生命、关爱生命、为患者减轻临终痛苦的职业精神。

随着医学模式与人类健康需求的转变，饱受病痛折磨的临终患者及其家属对"有尊严的死亡"愈加渴望，人们在追求生命长度的同时，更加关注生命的宽度。以提高生命质量为主要目的的安宁疗护被越来越多的临终患者及其家属所需要，并逐渐进入医疗健康照护体系，且意义日益凸显。社区安宁疗护因其供给量和服务便利性的特点，更符合中国广大民众"落叶归根"的传统观念，为终末期患者生命周期的"最后一公里"提供健康保障和人性温暖。

第一节 概　述

案例 14-1

李某，男，58岁，恶性淋巴瘤患者，恶病质，骶尾部压疮，自述浑身疼痛，食欲差，进食后恶心、呕吐。患者有一女儿，工作繁忙，因无法全身心照顾患者而内疚痛苦。患者在三甲医院化疗后拒绝再住院治疗，欲转入社区卫生服务中心。

案例 14-1（续）

请回答：
1. 该患者可接受社区卫生服务中心哪一类的照护？
2. 什么样的患者能接受此类照护？
3. 社区护士在照护此类患者过程中发挥怎样的职能和作用？

一、安宁疗护概念与起源

随堂测 14-1

安宁疗护是指为疾病终末期或老年患者在临终前提供身体、心理、精神等方面的照料和人文关怀等服务，控制痛苦和不适症状，提高生命质量，帮助患者舒适、安详、有尊严地离世。

"安宁疗护"一词源于英文"hospice"，最早出现的形式是安宁院，原指朝圣途中休息的驿站，19 世纪作为专门用于救治不治之症患者场所的代称。1967 年，西西里·桑德斯博士（Cicely Saunders）在英国伦敦创建圣克里斯托弗临终关怀院（Saint Christopher Hospice），旨在为身患绝症、长期疾病的患者解除疼痛、减轻痛苦和不适症状，让其尽可能享受最后的时光，能够平和、温暖、没有痛苦地生活。

Hospice 最初被翻译成临终关怀，天津医学院在 1988 年成立临终关怀中心时正式使用。此外还有 palliative care 翻译为缓和医疗、安宁缓和医疗、姑息治疗或姑息关怀，end-of-life care 和 hospice care 等翻译为临终关怀或安宁疗护等。2017 年，国家卫生和计划生育委员会将临终关怀、舒缓医疗、姑息治疗等统称为安宁疗护（hospice palliative care），考虑了传统文化和生死观对于"临终"和"死亡"的避讳。

安宁疗护以终末期患者和家属为中心。目前关于生命终末期的界定没有统一标准，现有医学技术无法准确预测生存期，只要患者有需求和意愿，都应获得安宁疗护。

科研小提示

上海市静安区静安寺街道社区卫生服务中心采用专家咨询法研究了社区安宁疗护服务对象准入和准出标准。

二、社区安宁疗护服务模式

安宁疗护不仅需要社区医院、医养结合机构、护理院、居家照顾者提供的服务，也是全社会的共同责任。社区安宁疗护采用多学科协作的服务模式，在社区医生、护士、社工人员、志愿者共同协作下开展服务。服务形式有多种，可以是住院机构病区服务，也可以是门诊及居家相结合的服务。

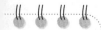

知识链接

我国社区安宁疗护的引领者

近年来我国出台了系列文件积极推进社区安宁疗护服务的发展。2006 年，卫生部发布的《城市社区卫生服务机构管理办法（试行）》中明确提出，有条件的社区卫生服务中心可设置临终关怀科。相对于香港、台湾地区，我国其他地区社区安宁疗护发展起步较晚，而"上海模式"引领了中国社区安宁疗护服务的发展。上海于 1980 年后期在肿瘤患者安宁疗护方面开始了积极的探索，1988 年在上海市浦东新区老年医院建立了最早的临终关怀科，1994 年在上海市临汾路街道社区卫生服务中心成立了临终关怀病房，2001 年在上海市新华医院崇明分院建立了宁养中心，2006 年成立了复旦大学附属肿瘤医院姑息治疗科，2012 年上海市共有 18 家社区卫生服务中心被作为安宁疗护试点机构，开始设立安宁疗护病房。2018 年，国家卫生健康委员会老龄健康司在上海召开全国安宁疗护试点工作经验交流会，会议指出试点地区已构建了多层次服务体系，形成了医院、社区、居家、医养结合和远程服务 5 种安宁疗护服务模式。2019 年 8 月上海市发布了《上海市安宁疗护试点实施方案》，明确提及 2020 年全市所有社区卫生服务中心需开展安宁疗护服务，并将其纳入上海社区健康服务清单基本项目。截至 2020 年 10 月，上海全市 246 家社区卫生服务中心中已全部开展安宁疗护服务，其中开展居家安宁疗护服务的有 217 家，开展住院安宁疗护服务的有 106 家；同时开展居家与住院安宁疗护服务的有 98 家。

三、社区安宁疗护机构设置

当前我国社区安宁疗护大多是以在社区卫生服务中心成立安宁疗护科为主，建设安宁疗护门诊与病房，组建安宁疗护多学科团队（multidisciplinary team，MDT），按照"生理、心理、社会、精神""四位一体"照护及优逝理念，为疾病终末期患者及家属提供安宁疗护。

1. 设置标准　社区安宁疗护的设置以国家卫生和计划生育委员会发布的《安宁疗护中心基本标准和管理规范（试行）》（2017 年发布）为基本依据，具体根据各地区情况，按照当地卫生健康管理部门的要求和指引进行设置。例如，上海社区安宁疗护的科室设置按照《上海市社区卫生服务中心（临终关怀）科设置标准》（2022 年 2 月 1 日起实施），原则上要求配置安宁疗护门诊诊室和相对独立的病区，病区一般设置 10 张及以上安宁疗护住院床位，门诊诊室使用面积不少于 15 m^2。

2. 环境要求　社区安宁疗护科门诊与病区的选址应当满足一定的功能与环境要求。选择服务便利、环境相对独立且安静的区域，室内采光、色彩设计符合安宁疗护的要求，病房装修符合实用、经济、美观的原则。安宁疗护环境建设可以通过内部装饰来实现，包括设计传播安宁疗护知识、介绍安宁疗护理念和方法的宣传栏，布置朴素、温馨、幽静的艺术作品，营造良好的安宁疗护教育文化氛围。

3. 队伍建设　社区安宁疗护科至少需要配备具有市级及以上培训资质的执业医师 2 名和注册护士 4 名，其中至少包括中级资格以上的临床执业医师 1 名、注册护士 1 名。科室需配备护士长 1 名，每增加 4 张病床至少多配备 1 名执业医师，1 名注册护士。同时应当配备与诊疗业务相适应的药师、心理咨询师或精神科医生、中医医生、临床营养师等其他医技人员，同时建议在社区安宁疗护病房配备医务社工和社会志愿者。

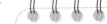

四、社区安宁疗护程序

社区护士应用早期识别、积极评估、控制疼痛和治疗其他痛苦症状的适宜技术，遵循"四全照顾"原则为终末期患者提供包括症状控制、舒适照护、心理关怀等的全方位照护，以改善终末期患者的生命质量，维护患者尊严，缓解家属痛苦。

（一）评估

1. 收集患者个人资料 包括姓名、年龄、民族、文化程度、生活方式、生活来源、医疗保险方式、居室环境。

2. 评估患者整体状况 包括睡眠、食欲、排尿情况、排便情况、不适感等；同时还需采集生命体征、现病史、既往史；分析现存和潜在的护理问题、心理状况、情绪变化等，还需定期评估临终患者的生存期。

3. 评估家庭情况 包括家庭结构、家庭功能、家庭成员亲密程度、家庭经济情况、家庭对患者的照顾能力，以及生活压力和家庭危机来源等。

4. 评估患者需求 包括生理需求、心理需求、社会需求、灵性需求、生前愿望、对死亡的态度等。

（二）计划

计划的制订需经与患者和家属共同协商，从患者实际出发，护士及患者家属均可操作，以减轻患者痛苦、维护身心舒适，最大限度地改善患者的不适症状为总目标。

（三）实施

社区护士应和家属共同实施完成护理计划，并根据患者情况不断完善和改进计划，以满足患者各方面的需求。在实施过程中护士应始终尊重患者人格和权利，关注其情感需求。

（四）评价

检查患者整体状况是否达到护理目标，未达到目标者应及时寻找原因，修正计划，针对患者出现的新问题重新制订计划。

五、社区安宁疗护护士角色

1. 实施者 社区护士是社区安宁疗护的实践者，是服务对象症状控制、舒适照护和心理、社会、精神支持及逝后护理的主要操作者。

2. 协调者 安宁疗护实践以多学科协作模式进行，护士在构建和维持多学科团队照护网络中发挥着重要的沟通、联络、协调作用。

3. 代言者 护士在安宁疗护中是与患者接触最多的专业人员，是评估的主要完成者，患者生理、心理需求直接或间接通过护士的评估和护理计划表达。

4. 教育者 护士是安宁疗护过程中健康教育的主要实施者，通过有效的健康教育，指导患者及照顾者增加疾病知识，正确认识生命和死亡，减少死亡带来的负性情绪。

5. 研究者 安宁疗护是一门专业性很强的专科，专科的发展离不开科研创新及临床实践，社区护士需要在实践中开展科学研究，为患者及家属提供最佳循证实践，不断改进安宁疗护质量。

知识链接

安宁疗护专科护士资质要求

2019年中华护理学会开始了第一期安宁疗护专科护士的培养，标志着我国安宁疗护专科护士培养开启了新的篇章。结合国际及国内其他专科护士选拔的经验，中华护理学会安宁疗护专科护士的资质要求如下。

1. 具备护士执业资质。

2. 大专以上学历。

3. 5年以上临床护理实践经验，包括2年以上急危重症、肿瘤及其他疾病晚期护理工作经验的护理骨干。

4. 进行为期2个月的安宁疗护专业的相关培训，其中包括集中学习理论知识1个月（160学时）和临床实践技能学习1个月（160学时），考核合格后颁发安宁疗护专科护士培训合格证书。

安宁疗护专科护士在不同的国家根据不同的国情有不同的培养模式、培训制度及分层体系。不同国家对申请者护理实践及安宁疗护专科实践时长规定不同。美国规定申请者在申请前1年完成500小时或前2年完成1000小时的安宁疗护专业实践；日本规定申请者应至少有5年的护理实践或3年的安宁疗护专业实践，且在半年至1年内完成至少600小时的通科及专业课的学习或在国外已经完成同等教育课程；英国规定申请者需完成英国护士与助产士协会（Nursing and Midwifery Council，NMC）认可的安宁疗护护士培训项目中相关课程的学习，脱产或半脱产学习的时间均不得少于32周。

资料来源：谌永毅，刘翔宇. 安宁疗护专科护理［M］. 北京：人民卫生出版社，2018.

六、安宁疗护患者转介管理

受限于社区卫生服务机构的软硬件资源配置与业务开展许可范围，某些个案需要在医院、社区、家庭之间转介管理。在建立安宁疗护综合医院准入和准出标准、社区卫生服务机构准入和准出标准基础上，安宁疗护个案转介遵循以下流程。

1. 社区卫生服务机构接诊个案后，进行准入评估，满足安宁疗护综合医院准入标准的转入综合医院，既不满足社区标准也不满足综合医院标准的，居家观察并保持观察评估。

2. 满足社区准入标准，在社区住院接受服务期间，根据患者需求及评估实际，满足社区-综合医院转介标准的，将患者信息及转介需求通过信息平台汇总，征得患者同意，并与专科医师商定好远程会诊及治疗方案，转至综合医院。

3. 患者在综合医院对应治疗完成并达成转介指征后回到社区病房继续接受服务。

4. 患者亦可在医院与居家之间双向转介，亦可经社区过渡，或在居家与社区间相互转介。

科研小提示

2021年6月，上海市普陀区利群医院安宁疗护中心发表了非肿瘤类患者安宁疗护服务的双向转介标准与流程研究结果。

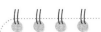

第二节　社区安宁疗护实施

> **案例 14-2**
>
> 　　王某，男，78岁，确诊为肝癌晚期，全身黄染，恶病质，浑身乏力。患者食欲缺乏，进食后恶心、呕吐，睡眠差，情绪低落，经常哭泣。在某三级医院治疗一段时间后，要求出院转入社区卫生服务中心治疗，患者及家属签署《安宁疗护病房入院同意书》。
>
> 　　**请回答：**
> 　　1. 如何评估王某的照护需求？
> 　　2. 针对王某的情况，社区护士应提供哪些方面的护理措施？

一、疼痛及其他症状控制

终末期患者常有疼痛、呼吸困难、恶心、呕吐、睡眠障碍等不适症状，使患者在身体、精神、心灵上饱受痛苦，因此症状控制及护理是安宁疗护的核心内容，也是心理、社会、精神层面照护的基础。

（一）疼痛

疼痛是终末期患者最主要的躯体症状。癌性疼痛以慢性疼痛为主，常伴有疼痛综合征。采取安全有效的措施控制疼痛，可有效提高终末期患者的生活质量。

1. 疼痛评估　根据"常规、量化、全面、动态"的原则，对患者疼痛情况进行持续评估。评估患者疼痛的部位、性质、发生时间、持续时间，以及加重或减轻疼痛的因素、伴随症状等。评估工具可根据患者特点及评估目的进行选择，如单维度的视觉模拟评分量表、数字疼痛评估量表，多维度的简明疼痛评估量表，特殊的老年痴呆患者疼痛量表、危重症患者行为疼痛量表等。

2. 药物护理　按照世界卫生组织建议的"三级阶梯药物镇痛方案"按需给药、按时给药和预防给药，是目前药物镇痛的有效方法。

3. 非药物护理　可为患者提供按摩、冷热敷、放松训练、冥想、催眠等多种非药物镇痛护理，并指导患者家属自己实施。

4. 健康教育　采用一对一或集体宣教的方式，鼓励患者主动讲述疼痛、记录疼痛，指导患者进行疼痛的自我监测，教会患者避免疼痛的自我护理方法。

随堂测 14-2

> **知识链接**
>
> ### 疼痛管理的 5A 目标
>
> 　　2016 年美国国立综合癌症网络（National Comprehensive Cancer Network，NCCN）《成人癌痛临床指南》（2016 年第 2 版）中首次提出 4A 癌痛管理目标，即优化镇痛（analgesia）、优化日常生活（activities）、最小的副作用（adverse effect）和避免异常的用药行为（aberrant drug taking）。
>
> 　　2018 年 NCCN《成人癌痛临床指南》（2018 年第 1 版）将癌痛管理目标更新为 5A，

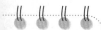

新增的第五个 A 为情感（affect），即重视癌痛和情绪的关系。这 5 个方面内容可以充分反映癌痛控制后患者生活质量的改变。成功的癌痛治疗不仅包括疼痛程度的减轻，还必须包括患者生活质量的改善、心理生理状态的稳定、社会功能的提高、药物摄入量和副作用的控制。"5A"最初只是作为临床医生治疗和记录患者症状改善的工具，后来人们认识到它不仅方便医生使用，而且对于明确治疗目标和帮助患者理解治疗目标都有很大的意义。更新后的癌痛管理目标更加突出了患者的感受，充分体现了以患者为中心的治疗理念。

资料来源：王晶晶，徐君南，王妍，等. 癌痛诊疗的新理念 [J]. 实用疼痛学杂志，2018，14（6）：457-461.

（二）呼吸系统症状

常见呼吸系统症状有呼吸困难、咳嗽、咳痰、咯血等。

1. 评估

（1）通过病史采集结合常用评估工具评估患者呼吸困难临床感知情况、严重程度、呼吸困难的影响和负担三方面。

（2）评估咳痰的难易程度，观察痰液的颜色、性质、量、气味和有无肉眼可见的异常物质等。

（3）评估患者咯血的颜色、性状及量，伴随症状，治疗情况，心理反应，既往史及个人史。

（4）评估患者生命体征、意识状态、面容与表情等。

2. 护理要点

（1）药物护理：根据病情正确给药并观察不良反应，注意用药时间、剂量、方法。

（2）非药物护理：提供安静、舒适、洁净、温湿度适宜的环境；做好口腔和穿刺部位护理；根据病情取坐位或半卧位，改善通气；选择合理氧疗；指导患者进行腹式呼吸、缩唇呼吸等有效的呼吸肌功能训练；指导患者有效咳嗽，结合病情通过气道湿化、背部叩击、体位引流等方式协助患者有效排痰；指导患者有计划地进行休息和活动。

（3）抢救：对于大咯血患者给予抢救护理，及时清理患者口鼻腔血液，给氧，恢复患者气道有效通气，做好病情观察，保持排便通畅，避免用力。

（三）消化系统症状

常见消化系统症状有恶心、呕吐、呕血与便血、腹胀、厌食、恶病质等。

1. 评估

（1）综合评估症状发作时间、性质、加重或缓解因素，以及疾病因素、治疗因素、患者相关因素等。

（2）了解相关检查结果，注意有无水和电解质紊乱、酸碱平衡失调、营养不良、贫血等。

2. 护理要点

（1）掌握合适的给药时机。

（2）出现前驱症状时协助患者取坐位或侧卧位，预防误吸、呕血；呕吐后做好口鼻清洁；保持呼吸道通畅。

（3）记录每日出入量、尿比重、体重及电解质平衡情况等。

（4）做好饮食护理，剧烈呕吐时暂禁饮食，遵医嘱补充水分和电解质。判断有无再次出血的症状与体征。

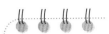

（5）根据病情协助患者采取舒适体位或行腹部按摩、肛管排气、补充电解质等方法减轻腹胀。

（6）合理饮食，适当活动。

（7）恶病质患者遵医嘱给予营养支持、舒适照护。

（四）水肿

1. 评估 评估水肿的临床病史、性质及特征、伴随特征，水肿发生的程度、范围及皮肤的完整性，按照指压恢复情况确定轻、中、重度水肿。

2. 护理要点

（1）做好皮肤护理，预防水肿部位出现压疮，保持皮肤完整性。

（2）根据水肿程度采取不同的体位护理，轻度水肿患者限制活动，严重水肿患者取适宜体位卧床休息。饮食护理方面，限制钠盐和水分的摄入，根据病情摄入适当蛋白质，监测体重和病情变化，必要时记录每日液体出入量。遵医嘱使用利尿药或其他药物，观察药物疗效及不良反应。

（五）发热

1. 评估 重点评估患者发热的时间、程度、诱因及伴随症状。密切观察患者意识状态和生命体征变化。

2. 护理要点 降低体温：结合病情采用温水擦浴、乙醇溶液擦浴、冰袋、冰毯等物理降温法，或遵医嘱药物降温。注意监测体温变化，补充营养和水分。指导患者卧床休息，做好口腔护理、皮肤护理等舒适照护。

（六）口干

1. 评估

（1）症状评估，包括患者口腔黏膜完整性及润滑情况，有无口腔烧灼感，有无咀嚼、吞咽困难或疼痛，以及有无味觉改变。可采用饼干试验、舌叶片试验等客观评估口干症状。

（2）综合评估有无引起患者口干的药物及治疗因素。

2. 护理 饮食方面鼓励患者少量多次饮水。增加病房中空气的湿度。加强口腔护理，必要时常规使用漱口剂。遵医嘱使用药物治疗。

（七）睡眠或觉醒障碍（失眠）

1. 评估 采用睡眠评估工具、睡眠监测仪器评估失眠严重程度。重点评估患者睡眠卫生习惯、失眠发生的药物及环境因素，以及有无睡眠导致的焦虑、抑郁等精神障碍。

2. 护理要点 改善睡眠环境，减少夜间强光及噪声刺激。对于躯体症状如疼痛、呼吸困难引发的失眠应积极控制症状。采取促进患者睡眠的措施，如增加日间活动、听音乐、按摩双手或足部。定期进行失眠症防治的健康教育。

（八）谵妄

1. 评估 评估患者意识水平、注意力、思维、认知、记忆、精神行为、情感和觉醒规律的改变。评估患者谵妄发生的药物及环境因素。

2. 护理要点 改善环境管理，为患者提供舒适、安全的休息环境，避免刺激。积极睡眠管理，提高睡眠质量。安抚患者，对患者的诉说做出反应，帮助患者适应环境，减少恐惧。遵医嘱给予对症药物处理。

二、死亡教育

（一）概念与意义

死亡教育（death education）是将有关死亡与生命的知识传递给个体及社会的特殊教育。死亡教育能够唤醒人们的死亡意识，培养与提升终末期患者及家属事件应对和处置能力，缓解其对死亡的恐惧、焦虑，更好地理解生命的意义，有计划地安排自己的生活。

（二）内容

死亡教育的内容应根据教育对象的年龄、特点来设置，可包括以下三个方面。

1. 死亡的本质教育 包括死亡的基本知识、死亡与生命的辩证关系等内容。

2. 死亡与濒死相关态度及情绪教育 如中西方不同文化背景下的生死观、文学和美学中的死亡文化相关内容的教育。

3. 死亡与情绪应对能力教育 如死亡心理学、死亡权利学、慢性疼痛的治疗、生前预嘱、遗嘱处理方面的教育。

（三）形式与方法

死亡教育的常用形式有文字材料展示、团体讲解、个人指导、电话教育等，可以采用讨论法、模拟想象法、情景教育法、阅读指导法等。

教育过程中，要尊重患者的知情权利，引导患者面对和接受当前疾病状况；引导患者回顾人生，肯定生命的意义；鼓励患者制定现实可及的目标，并协助其完成心愿；鼓励家属陪伴和坦诚沟通，适时表达关怀和爱；鼓励患者与亲人告别。

随堂测 14-3

> **知识链接**
>
> **预立医疗照护计划**
>
> 预立医疗照护计划（advance care planning，ACP）是指患者在意识清楚时，在获得病情预后和临终救护措施的相关信息下，凭借个人生活经验及价值观，表明自己将来进入临终状态时的治疗护理意愿，并与医务人员和（或）亲友沟通其意愿的过程。而用来表达临终治疗护理意愿的口头和书面意见被称为预立医疗指示（advance directive，AD），其中包括生前预嘱（living will，LW）。ACP、AD、LW 三个概念看似相同，实则有差异。ACP 强调的是患者与家属、医护人员在医疗决策上达成一致的沟通过程，而 AD 是此沟通过程的呈现，LW 则是 AD 的书面文件形式之一。国外学者认为 ACP 是一个由多种行为组成的持续过程，主要由 3 个行为构成：设立医疗代理决策者、澄清生活质量价值观、签署医疗意愿文件。ACP 的核心是尊重患者自主权、提高生命质量，与安宁疗护提倡"优逝"的宗旨一致，二者相互促进。在社区试点推广 ACP 过程中，帮助预先设立临终照护计划的部分人群实施安宁疗护，通过 ACP 的制订推动社区安宁疗护的发展。
>
> 资料来源：邢冰玉，缪群芳，章锦升，等. 社区视角下国内外预立医疗照护计划的研究现状 [J]. 中国全科医学，2021，12（34）：4324-4329.

三、舒适照护

（一）概念与内涵

舒适照护（comfort care）是一种整体的、个性化的、创造性的、有效的护理模式，其目的是使患者在生理、心理、社会、精神上达到最愉快的状态，或缩短、降低不愉快的程度。舒适照护的内涵包括身体舒适、心理安慰、社会舒适和精神慰藉四个方面。

1. 身体舒适 是患者身体最直接的感觉，也是舒适照护中首要满足的条件之一。

2. 心理安慰 是指患者平和的心态、愉悦的心境等心理状态。

3. 社会舒适 是指家庭、人际关系、组织环境等多个层面给人带来的舒适。

4. 精神慰藉 是指个人信念或宗教信仰方面带来的舒适。安宁疗护服务中的精神慰藉概

随堂测 14-4

念是指在精神层面给予理解性支持，一般是指行为上的，透过恰当的行为让被照顾者内心生长出力量。

（二）舒适照护方法

1. 生理舒适护理　首先要消除或减轻疾病症状，缓解疼痛；保持正确、舒适的体位；帮助患者做好个人清洁，保持良好的休息、睡眠。运用中医护理技术，如全息治疗、经络按摩、药膳食疗；亦可尝试其他非药物治疗技术，如音乐治疗、芳香治疗、水疗。

2. 心理舒适护理　建立安全、和谐的支持性护理环境；积极开展认知行为疗法、支持性心理疗法、正念减压疗法等心理干预；通过提升社区护士礼仪及业务素质增加患者的心理舒适感受。

3. 社会舒适护理　鼓励亲人、好友陪伴；组织病友会、帮助患者建立新的人际关系。

4. 环境舒适护理　美化环境，完善起居设施。充分评估患者所在环境中的跌倒危险因素，提出预见性环境改造，修正环境危险因素。

四、心理、精神及社会支持

（一）心理和精神支持

1. 评估　评估患者否认期、愤怒期、协议期、抑郁期、接受期五个不同阶段的病情、意识情况、理解能力和表达能力。筛查和评估患者的焦虑、抑郁程度及有无自杀倾向。

2. 支持策略　应用倾听、陪伴、共情等沟通技巧与患者建立信任关系，引导患者面对和接受疾病状况；指导患者使用放松技术应对负面情绪，如深呼吸、放松训练、听音乐；为患者提供医疗护理信息，包括治疗护理计划，允许患者及其家属参与医疗护理决策、医疗护理过程；指导患者制定现实可及的目标和实现目标的计划，尊重患者的意愿做出决策；尊重患者的价值观与信仰，保护患者的隐私权与知情权。

（二）社会支持

1. 评估　观察患者在社区的适应情况，评估患者人际关系状况、家属支持情况。

2. 支持策略　根据患者疾病的不同阶段选择不同社会支持方式。指导患者积极寻求社会支持，充分发挥社会支持的作用。积极发动医务社会工作者和志愿者开展服务，帮助患者获取更多社会资源，建立新的社会关系。

五、逝后护理

安宁疗护的照护对象以家庭为单位。当终末期患者逝世后，如何协助患者家属做好遗体护理、丧葬事宜，为其提供哀伤支持和辅导，使其正常地经历哀伤并从哀伤中恢复，重新开始正常的生活，也是安宁疗护的重要内容。

（一）死者护理

患者死亡后应及时进行尸体料理，以防尸体僵硬。通过尸体料理可以使死者洁净，维护良好的尸体外观，保持皮肤清洁完整、五官祥和。在尸体料理时，要尊重死者，不暴露尸体。在具体环节上，护士要尊重家属意见，并注意尊重死者的宗教信仰和民族习惯。尊重死者对死者家属也是一种心灵安慰，协助家属做尸体料理，向死者行鞠躬告别礼，依照死者生前的嘱托和家人要求安排尸体去向。

护理操作时：①先将尸体仰卧，头下垫枕，双臂放于身体两侧，用被单遮盖患者身体；②清洁尸体，为死者洗脸，闭合双眼，闭合口腔，使用棉球堵塞口、鼻、耳、阴道、肛门等孔道，棉花勿外露，梳理头发；③脱去衣裤，依次擦洗上肢、胸、腹、背、臀及下肢，擦净胶布痕迹；④处理伤口，更换敷料，如有引流管应将其拔除后缝合伤口或用蝶形胶布封闭，再用棉垫覆盖进行包扎；⑤穿上衣裤，包裹身体；⑥运送尸体。

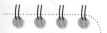

（二）丧亲哀伤辅导

哀伤是在一个人可能失去或已经失去对自己有意义、有价值的人或事物时的心路历程，指失落的生理、社会、心理及精神的反应过程。每个人都生活在一个家庭里，家庭成员的离去，给整个家庭带来负面影响。当死亡来临时，生者感受到的哀伤不仅仅是对痛苦的表达，更是对逝者的缅怀，这些感受可以表现为愤怒、沮丧、孤独、悲哀、愧疚、遗憾、平静等。

1. 评估　观察家属的悲伤情绪及表现，评估家属心理状态、意识情况、理解能力、表达能力和支持系统。

2. 哀伤辅导要点

（1）提供安静、隐私的环境。

（2）尸体料理过程中，尊重逝者和家属的习俗，允许家属参与，满足家属需求。

（3）陪伴、倾听，鼓励家属充分表达悲伤情绪。

（4）采用适合的悼念仪式让家属接受现实，与逝者真正告别。

（5）鼓励家属参与社会活动，顺利度过悲伤期，开始新的生活。

（6）采用电话、信件、网络等形式提供居丧期随访支持，表达对居丧者的慰问和关怀。

（7）充分发挥志愿者或社会支持系统在居丧期随访和支持中的作用。

小结

人生就像一片叶子，由春天的嫩绿，到夏天的生机盎然，再到秋天的橙黄、枯萎，最终还是要归于大地。当时间到达生命的终点站，人们或疲乏或病痛，内心追求生命的"温度"而非"长度"。安宁疗护便是陪伴人能优雅安详地在温情中走完人生最后一段里程的爱与智慧。

社区安宁疗护是医学人道主义的充分体现，社区护士以医者的大爱和专业的智慧，让患者减轻病痛，感受家庭和社会的温暖，寻回内心的宁静，让患者在离家最近的距离得到全人、全程、全家、全队、全社区的照护。

思考题

1. 简述安宁疗护的主要照护内容。

2. 社区安宁疗护可为临终患者及家属提供哪几种服务模式？

3. 王女士，89岁，确诊为"高级别软组织肉瘤"，行3次肉瘤扩大切除术后化疗20余次。近2个月患者食欲减退，体重下降，便秘严重。医院复查后诊断为肉瘤复发，经医生综合评估后，给予其保守治疗。患者及其家属要求转入社区安宁疗护病房。患者在接受社区安宁疗护团队的服务后有尊严地离开，家人也平静温情地陪伴了整个过程。

请思考：

（1）该患者最需要的是什么样的照护？

（2）照护过程中，社区护士需要注意哪些事项？

（丁永霞）

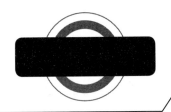

附　录

附录1　社区卫生服务中心实践活动报告

_____市（县）_____区　　机构名称_____

一、机构一般情况

1．服务范围内常住人口数_____（人）

2．服务区域面积_____（平方公里）

3．业务用房建筑总面积_____（平方米）

4．所属服务站数_____（个）

5．是否为医疗保险定点机构：（1）是　（2）否

6．是否为新型农村合作医疗定点机构：（1）是　（2）否

7．是否直报"疫情及突发公共卫生事件"：（1）是　（2）否

8．医院服务性质：综合性为主医院（　　）　专科性为主医院（　　）

9．社区总人口数_____（万人）

二、人员情况

1．机构总人数_____（人）

2．医生数_____（人）

学历：研究生_____（人）、本科_____（人）、大专_____（人）、中专_____（人）、其他_____（人）

职称（医师）：主任医师_____（人）、副主任医师_____（人）、主治医师_____（人）、住院医师_____（人）、全科医师_____（人）、公共医师_____（人）、康复理疗医师_____（人）、中医师_____（人）

3．护士数_____（人）

学历：研究生_____（人）、本科_____（人）、大专_____（人）、中专_____（人）、其他_____（人）

职称（护师）：主任护师_____（人）、副主任护师_____（人）、主管护师_____（人）、护师_____（人）、护士_____（人）、其他_____（人）

三、部门及科室设计

1．主要部门：

2．主要科室：

3．辅助科室：

四、主要接诊对象

五、居民满意度情况

1．居民满意度：

2．主要是哪些方面满意？

3．居民觉得需要加强或改进的方面：

六、感受与体会（社区护理的发展或社区护士的角色地位）

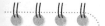

附录2 产后访视记录表

姓名：   编号：□□□-□□□□□

随访日期	年　　月　　日
体温	℃
一般健康状况	
一般心理状况	
血压	/　　　mmHg
乳房	1．未见异常 □　　2．异常 □
恶露	1．未见异常 □　　2．异常 □
子宫	1．未见异常 □　　2．异常 □
伤口	1．未见异常 □　　2．异常 □
其他	
分类	
指导	1．个人卫生： 2．心理： 3．营养： 4．母乳喂养： 5．新生儿护理与喂养： 6．其他：
转诊	1．无 □　　2．有 □ 原因： 机构及科室：
下次随访日期	年　　月　　日
随访医生签名	

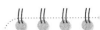

附录3　新生儿家庭访视记录表

姓名：　　　　　编号：□□□-□□□□□

性别			出生日期	
家庭住址				
父/母姓名		职业		联系电话
出生孕周	周	母亲妊娠期患病情况	1. 妊娠期糖尿病　2. 妊娠期高血压　3. 其他：	
助产机构名称		出生情况	1. 顺产　2. 胎头吸引　3. 产钳　4. 剖宫　5. 双多胎　6. 臀位　7. 其他：	
新生儿窒息	1. 无　2. 有		是否有畸形	1. 无　2. 有
新生儿听力筛查	1. 通过　2. 未通过　3. 未筛查　4. 不详			
新生儿疾病筛查	1. 甲状腺功能减退症　2. 苯丙酮尿症　3. 其他遗传代谢病：			
新生儿出生体重	kg	目前体重	kg　　出生身长	cm
喂养方式	1. 纯母乳　2. 混合　3. 人工	吃奶量	ml/次　吃奶次数	次/日
呕吐	1. 无　2. 有	大便	1. 糊　2. 稀　大便次数	次/日
体温	℃	脉搏	次/分　呼吸频率	次/分
面色	1. 红润　2. 黄染　3. 其他：		黄疸部位	1. 面部　2. 躯干　3. 四肢　4. 手足
前囟	cm × cm　1. 正常　2. 膨隆　3. 凹陷　4. 其他：			
眼外观	1. 未见异常　2. 异常		四肢活动度	1. 未见异常　2. 异常
耳外观	1. 未见异常　2. 异常		颈部包块	1. 无　2. 有
鼻	1. 未见异常　2. 异常		皮肤	1. 未见异常　2. 湿疹　3. 糜烂　4. 其他：
口腔	1. 未见异常　2. 异常		肛门	1. 未见异常　2. 异常
心肺听诊	1. 未见异常　2. 异常		外生殖器	1. 未见异常　2. 异常
腹部触诊	1. 未见异常　2. 异常		脊柱	1. 未见异常　2. 异常
脐带	1. 未脱　2. 脱落　3. 脐部有渗出　4. 其他：			
转诊建议	1. 无　2. 有　原因：			
健康指导	1. 喂养指导　2. 发育指导　3. 防病指导　4. 预防伤害指导　5. 口腔保健指导　6. 其他：			
随访日期			随访医生签名	

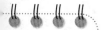

附录4 高血压患者社区管理随访表

编号：

姓名		性别		年龄	
文化程度		家庭住址			
职业		身份证号			
医疗诊断	1. 原发性高血压 □　2. 继发性高血压 □				
首次诊断时间		是否住院治疗	1. 是 □　2. 否 □		
就诊医院					
初始血压		现血压			
是否用药	1. 是 □　2. 否 □	药物名称			
是否定期检查	1. 是 □　2. 否 □				
家族史	1. 有 □　2. 无 □	吸烟史	1. 吸 □　2. 不吸 □　3. 已戒 □		
是否有并发症					
1个月内住院史	1. 有 □　2. 无 □				
1个月内体检史	1. 有 □　2. 无 □				
首次登记日期		随访日期			
下次随访日期		本次随访医生			

（田玉梅）

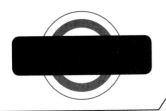

中英文专业词汇索引

B

暴发（outbreak） 31
暴露（exposure） 30
病例对照研究（case control study） 35
病死率（fatality rate） 38

C

抽样调查（sampling survey） 35

D

队列研究（cohort study） 35

E

二级预防（secondary prevention） 33

F

发病率（incidence rate） 37
分析性研究（analytic study） 35

G

感染率（infection rate） 37
骨折（fracture） 214

H

横断面研究（cross sectional study） 34
患病率（prevalence rate） 37

J

疾病分布（distributions of diseases） 30
家庭发展任务（family developmental task） 89
家庭访视（home visit） 99
家庭功能（family function） 89
家庭护理（family nursing） 92
家庭护理程序（family nursing process） 93
家庭护理计划（family nursing planning） 98
家庭护理评估（family nursing assessment） 94
家庭护理评价（family nursing evaluation） 98
家庭护理实施（family nursing implementation） 98
家庭结构（family structure） 88
家庭生活周期（family life cycle） 89

健康促进（health promotion） 42
健康档案（health record） 81
健康教育（health education） 42
居家护理（home care） 102
绝经泌尿生殖综合征（genitourinary syndrome of menopause，GSM） 143

K

康复工程（rehabilitation engineering） 205

L

理论性研究（theoretical study） 36
临床试验（clinical trial） 36
流行（epidemic） 31
流行病学（epidemiology） 30

M

描述性研究（descriptive study） 34

P

盆底功能障碍性疾病（pelvic floor dysfunction，PFD） 139
普查（census） 35

Q

潜在减寿年数（potential years of life lost，PYLL） 38

S

三级预防（tertiary prevention） 33
散发（sporadic） 31
筛检（screening） 35
伤残调整寿命年（disability adjusted life year，DALY） 38
社区干预试验（community trial） 36
社区护理计划（community nursing planning） 78
社区护理评估（community nursing assessment） 68
社区护理评价（community nursing evaluation） 80
社区护理诊断（community nursing diagnosis） 76
社区健康促进（community health promotion） 60

社区健康教育（community health education） 49

社区康复（community-based rehabilitation，CBR）
198

社区康复护理（community rehabilitation nursing，
CRN） 199

生态学研究（ecologic study） 35

实验性研究（experimental study） 36

死亡教育（death education） 249

死亡率（mortality rate） 38

T

突发公共卫生事件（public health emergency） 226

X

现场试验（field trial） 36

心理疗法（psychotherapy） 204

续发率（secondary attack rate） 37

延续护理（continuity of care） 104

Y

言语疗法（speech therapy，ST） 202

腰椎间盘突出症（lumbar disk herniation） 212

一级预防（primary prevention） 32

运动疗法（kinesiotherapy，therapeutic exercise） 200

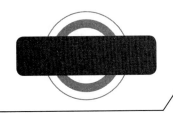

主要参考文献

1. 李春玉. 社区护理学 [M]. 4 版. 北京：人民卫生出版社，2017.

2. 何国平，赵秋利. 社区护理理论与实践 [M]. 北京：人民卫生出版社，2018.

3. 陈长香，侯淑肖. 社区护理学 [M]. 北京：北京大学医学出版社，2015.

4. 冯向先. 流行病学 [M]. 北京：中国医药科技出版社，2016.

5. 罗家洪，李健. 流行病学 [M]. 2 版. 北京：科学出版社，2018.

6. 詹思延. 流行病学 [M]. 2 版. 北京：人民卫生出版社，2017.

7. 田向阳，程玉兰. 健康教育与健康促进基本理论与实践 [M]. 北京：人民卫生出版社，2016.

8. 包家明. 护理健康促进与健康教育 [M]. 2 版. 杭州：浙江大学出版社，2018.

9. 郑振佺，王宏. 健康教育学 [M]. 北京：科学出版社，2016.

10. 李红玉. 社区护理学 [M]. 北京：中国医药科技出版社，2016.

11. 杜雪平，王永利. 实用社区护理 [M]. 北京：人民卫生出版社，2018.

12. 姜新峰，王秀清. 社区护理学 [M]. 2 版. 北京：人民卫生出版社，2020.

13. 谢日华，田玉梅. 社区护理学 [M]. 2 版. 北京：北京大学医学出版社，2017.

14. 刘军，汪京萍. 妇产科护理工作指南 [M]. 北京：人民卫生出版社，2016.

15. 李胜利. 语言治疗学 [M]. 3 版. 北京：人民卫生出版社，2020.

16. 王坤，陈长香. 石家庄某社区老年衰弱现状及影响因素 [J]. 中国公共卫生，2018，34（2）：196-198.

17. 王坤，陈长香，李淑杏. 衰弱综合评估工具的汉化及信效度检验 [J]. 中国康复理论与实践，2017，23（1）：72-76.

18. 陈长香. 唐山市居家 ≥ 75 岁高龄老年人经济和安全照顾需求支持体系 [J]. 中国公共卫生，2018，34（2）：186-190.

19. 常文红，陈长香. 基于健康生态学理论的干预对空巢失能老年人身心健康的影响 [J]. 护理学杂志，2018，33（14）：89-92.

20. 涂英，沈翠珍. 社区护理学 [M]. 3 版. 北京：人民卫生出版社，2018.

21. 刘维维，杨铁花. 慢性病患者延续护理的研究进展 [J]. 护理学杂志，2013，28（23）：16-18.

22. 黄跃师，袁长蓉，宋晓萍，等. "互联网＋护理服务"的发展现状 [J]. 护理研究，2020，34（8）：1388-1393.

23. 谌永毅，刘翔宇. 安宁疗护专科护理 [M]. 北京：人民卫生出版社，2018.

24. 杨森，赵华新，牛晓敏，等. 上海市中心城区社区医疗机构肿瘤安宁疗护资源使用状况调查及医护人员职业满意度分析 [J]. 中国全科医学，2021，24（12）：1541-1546.

25. 赵亚军，陈长香. 头体针点刺治疗对脑卒中后失语症患者语言功能的康复疗效 [J]. 中国老年学杂志，2014，34（6）：1624-1625.

26. 崔兆一，郑芳，陈长香. 饲养宠物行为对老年人运动状况和抑郁情绪影响 [J]. 中国公共

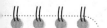
卫生，2021，37（10）：1552-1555.

27．周慧，陈连庆，郝习君，等．城市年轻退休老年人自我效能、自我价值感与社会适应的关系 [J]．护理研究，2021，35（23）：4209-4213.

28．蒋虹，陈长香，郝习君．运动性引导想象训练对脑卒中患者焦虑、抑郁和生活质量的干预效果 [J]．中国康复医学杂志，2020，35（6）：738-740.

29．陈长香．运动引导想象训练在脑卒中患者中的应用研究 [J]．中华护理杂志，2019，54（7）：985-988.

30．孙金菊，陈长香，张敏，等．言语听觉反馈训练对脑卒中患者认知功能障碍的康复效果 [J]．中华行为医学与脑科学杂志，2017，26（6）：524-528.

31．张馨月，张圆圆，陈长香．高低音频 - 运动刺激对农村轻度认知障碍老年人注意力和记忆力的影响 [J]．中华行为医学与脑科学杂志，2021，30（5）：397-400.

32．陈长香，毛荣华．BrainHQ 视觉训练改善脑卒中患者执行功能的效果分析 [J]．中国康复医学，2016，31（4）：439-442.

33．陈长香，徐金献．体感游戏 Kinect 改善脑卒中病人执行功能的效果研究 [J]．中华物理医学与康复杂志，2014，36（3）：211-213.